Karl W. Evers

Wer is(s)t schon gesund?

Vom richtigen Umgang mit Lebensmitteln

W0195731

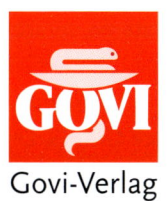

Govi-Verlag

Bibliografische Information der Deutschen Bibliothek

Die Deutsche Nationalbibliothek verzeichnet diese Publikation in der Deutschen Nationalbibliografie; detaillierte bibliografische Daten sind im Internet über http://dnb.d-nb.de abrufbar.

ISBN 978-3-7741-1273-5

© 2015 Govi-Verlag Pharmazeutischer Verlag GmbH, Eschborn
Alle Rechte vorbehalten.

Kein Teil des Werkes darf in irgendeiner Form (durch Fotokopie, Mikrofilm oder ein anderes Verfahren) ohne schriftliche Genehmigung des Verlages reproduziert oder unter Verwendung elektronischer Systeme verarbeitet, vervielfältigt oder verbreitet werden.

Satz: Fotosatz H. Buck, Kumhausen/Hachelstuhl
Druck und Verarbeitung: Bosch-Druck GmbH, Ergolding
Printed in Germany

Karl W. Evers

Wer is(s)t schon gesund?

Vom richtigen Umgang mit Lebensmitteln

Warum Sie dieses Buch lesen sollten

Gehören Sie auch zu den Menschen, die sich gesund ernähren wollen? Dann sollten Sie die Lebensmittel nicht einfach in »Gut und Gesund« oder aber in »Schlecht und Ungesund« einteilen. Wenn Sie nur nach diesem Motto Ihre Speisen und Getränke auswählen, verzichten Sie sehr wahrscheinlich auf eine vernünftige und abwechslungsreiche Ernährung, die für eine gute Gesundheit so wichtig ist.

> *Achten Sie auf eine abwechslungsreiche und ausgewogene Ernährung!*
>
> *Essen Sie nicht zu viel, zu fett, zu süß und zu salzig!*

Es kommt vielmehr darauf an, welche Mengen Sie von jedem einzelnen Lebensmittel über Wochen und Monate hinaus verzehren. Denn viele Lebensmittel enthalten Bestandteile, die der Gesundheit dienen, zugleich aber auch Stoffe, die schädlich sein können. So enthalten Fruchtsäfte Mineralstoffe, Vitamine und andere wichtige Pflanzenstoffe. Wird jedoch zu viel von ihnen getrunken, macht sich ihr hoher Zuckergehalt nachteilig bemerkbar. Um bei unserer Ernährung ein gesundes Mittelmaß zu finden, müssen wir über unsere Lebensmittel Bescheid wissen, wo sie für uns von Nutzen sind und wo bei ihrem Verzehr Gefahren für die Gesundheit bestehen.

In unserer Nahrung müssen ausreichend Kohlenhydrate, Fett, Eiweiß, Mineralstoffe und Vitamine enthalten sein. Wenn in Ihrem Essen nur einer dieser Stoffe auf Dauer fehlt, werden Sie krank. Ungesund ernähren Sie sich auch, wenn Sie regelmäßig zu süß, zu fett, zu salzig oder einfach zu viel von einzelnen Lebensmitteln verzehren. Darüber hinaus sollten Sie sich nicht dauerhaft einseitig mit einigen wenigen Fertigprodukten ernähren. Nur so gewährleisten Sie eine ausreichende Zufuhr lebenswichtiger Lebensmittelbestandteile und vermeiden eine Fehlernährung, die Ursache für die meisten Zivilisationskrankheiten ist.

In diesem Buch erhalten Sie Ratschläge und Empfehlungen zu einem vernünftigen Verzehr, aber auch Informationen zu möglichen gesundheitlichen Gefahren bei einem unsachgemäßen Umgang mit Lebensmitteln. Diese sollten Sie kennen und berücksichtigen. Dies gilt ganz besonders, wenn Sie in Ihrem Haushalt Säuglinge, Kleinkinder, Schwangere, ältere oder kranke Angehörige zu versorgen haben. Durch eigene Vorsichtsmaßnahmen können Sie als Verbraucherin oder Verbraucher das Risiko, durch Lebensmittel krank zu werden, erheblich verringern. Die in diesem Buch beschriebenen Gefahren und Risiken bei Lebensmitteln beruhen insbesondere auf Empfehlungen und Warnungen von Behörden und wissenschaftlichen Vereinigungen.

Es ist wichtig, dass Sie sich beim Kauf verpackter Lebensmittel ein Bild über die Qualität und die Zusammensetzung der Waren machen. Sie können sich hierüber durch die auf den Packungen aufgedruckten Angaben über das Mindesthaltbarkeitsdatum, die Liste der Zutaten und bei vielen Lebensmitteln auch über die Nährwerttabellen informieren. Wahrscheinlich haben aber auch Sie wie viele andere mit so manchen dieser Angaben ihre Schwierigkeiten, wenn die Zutaten nur mit ihren E-Nummern oder mit unaussprechlichen Bezeichnungen angegeben sind. Für viele Konsumenten sind solche Kennzeichnungen eher verwirrend oder sie wundern sich über so viel »Chemie« in Lebensmitteln.

Bei solchen Gelegenheiten erinnert sich so mancher Konsument an Berichte in Presse und Fernsehen über vielerlei gesundheitliche Gefahren bei Lebensmitteln. Es geht dabei um bedenkliche Lebensmittel-Zusatzstoffe in Fertigerzeugnissen, um Pflanzenschutzmittel bei Obst und Gemüse, um Tierarzneimittel im Fleisch, um Dioxin in Eiern und um manche andere gefährliche Chemikalien.

Aufgrund solcher »Lebensmittelskandale« werden die gesundheitlichen Risiken durch die im Handel angebotenen Lebensmittel in der Öffentlichkeit oft sehr hoch eingeschätzt. Weitere, zum Teil sehr viel größere Gefahren drohen Verbraucherinnen und Verbrauchern aber, wenn sie Lebensmittel eingekauft haben und diese in ihrem Haushalt unter ungeeigneten Bedingungen lagern, wenn sie in der Küche Speisen unter unhygienischen Zuständen zubereiten oder wenn sie einzelne Lebensmittel auf Dauer in solchen Mengen zu sich nehmen, dass sie bei ihnen Krankheiten auslösen.

In Deutschland werden jährlich rund 100 000 akute Krankheitsfälle gemeldet, von denen angenommen wird, dass sie durch den Verzehr von Lebensmitteln ausgelöst werden. Das Bundesinstitut für Risikokommunikation schätzt jedoch wegen einer erheblichen Dunkelziffer die Zahl der durch Lebensmittel bedingten Erkrankungen auf etwa zwei Millionen. Die Mehrzahl dieser Erkrankungen dürfte auf eine unzureichende Küchenhygiene sowie auf die Unkenntnis über gesundheitliche Gefahren bei Lebensmitteln zurückzuführen sein. Die beängstigende Zunahme von chronischen Krankheiten, oft schon bei Jugendlichen, ist fast ausschließlich auf falsches Verhalten bei der Ernährung und auf ungenügende körperliche Betätigung, die den Stoffwechsel vielfältig beeinflusst, zurückzuführen.

Leider ist für viele in unserem Land das Thema »Essen« Nebensache. In so manchem Haushalt gibt es nicht mehr jeden Tag eine selbst zubereitete Mahlzeit. Viele Verbraucherinnen und Verbraucher kaufen Fertiggerichte, da ihnen oft die nötige Zeit fehlt, einmal am Tag selbst zu kochen und dadurch für eine gesunde Ernährung zu sorgen. Wenn Sie aber dieses Buch lesen und die Ratschläge und Empfehlungen bei der Auswahl der Lebensmittel und der Zubereitung der Speisen und Getränke berücksichtigen, sind Sie auf dem richtigen Weg, sich gesund zu ernähren!

Bonn, im August 2014
Dr. Karl W. Evers

Inhaltsverzeichnis

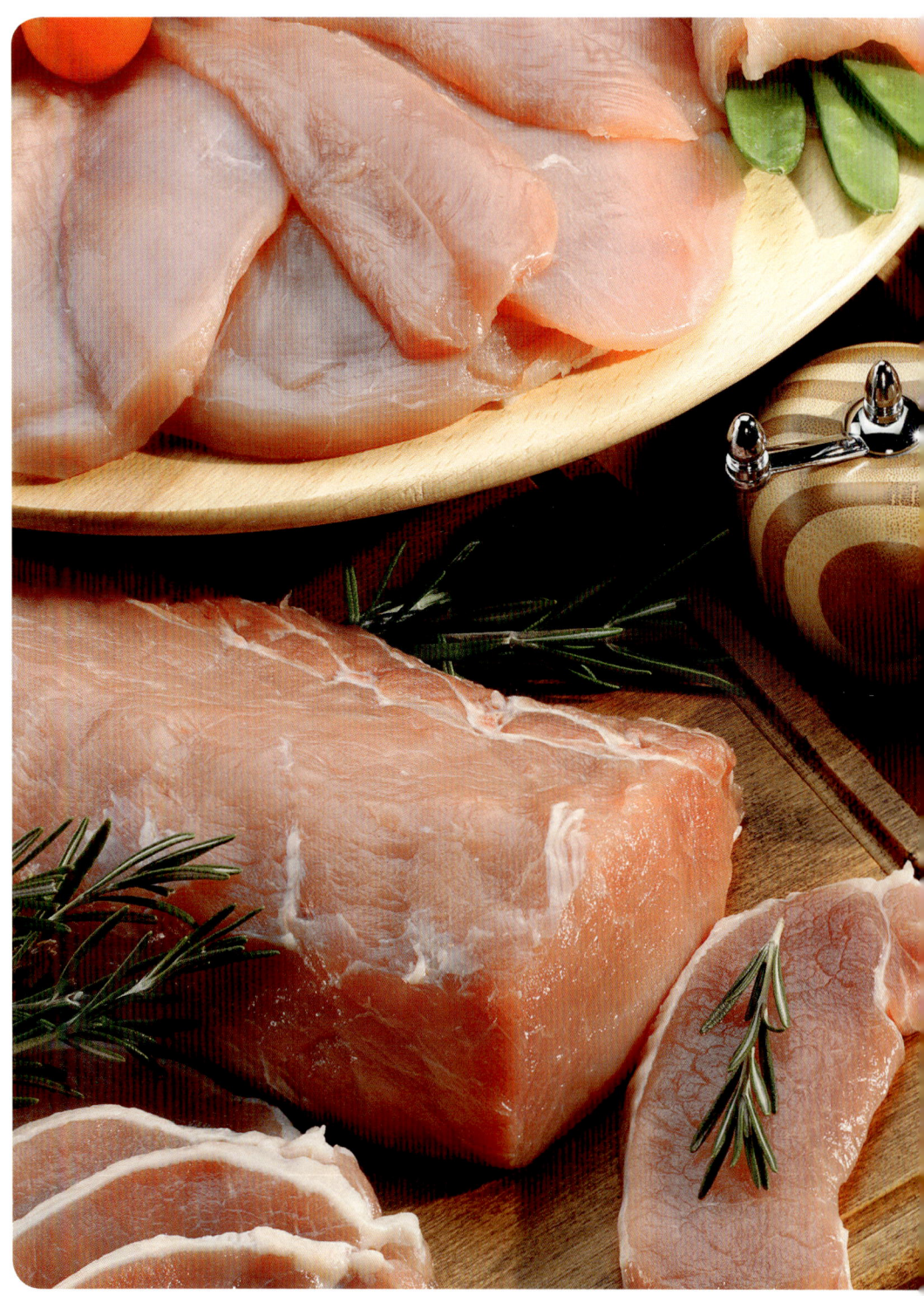

Fleischgerichte
— darauf wollen viele nicht verzichten

Fleisch ist besser als sein Ruf, es liefert insbesondere Vitamin B_{12} und Eisen. Bei der Zubereitung sollte man einige Vorsichtsmaßnahmen einhalten. Vor allem Geflügelfleisch sollte nur gut durcherhitzt genossen werden.

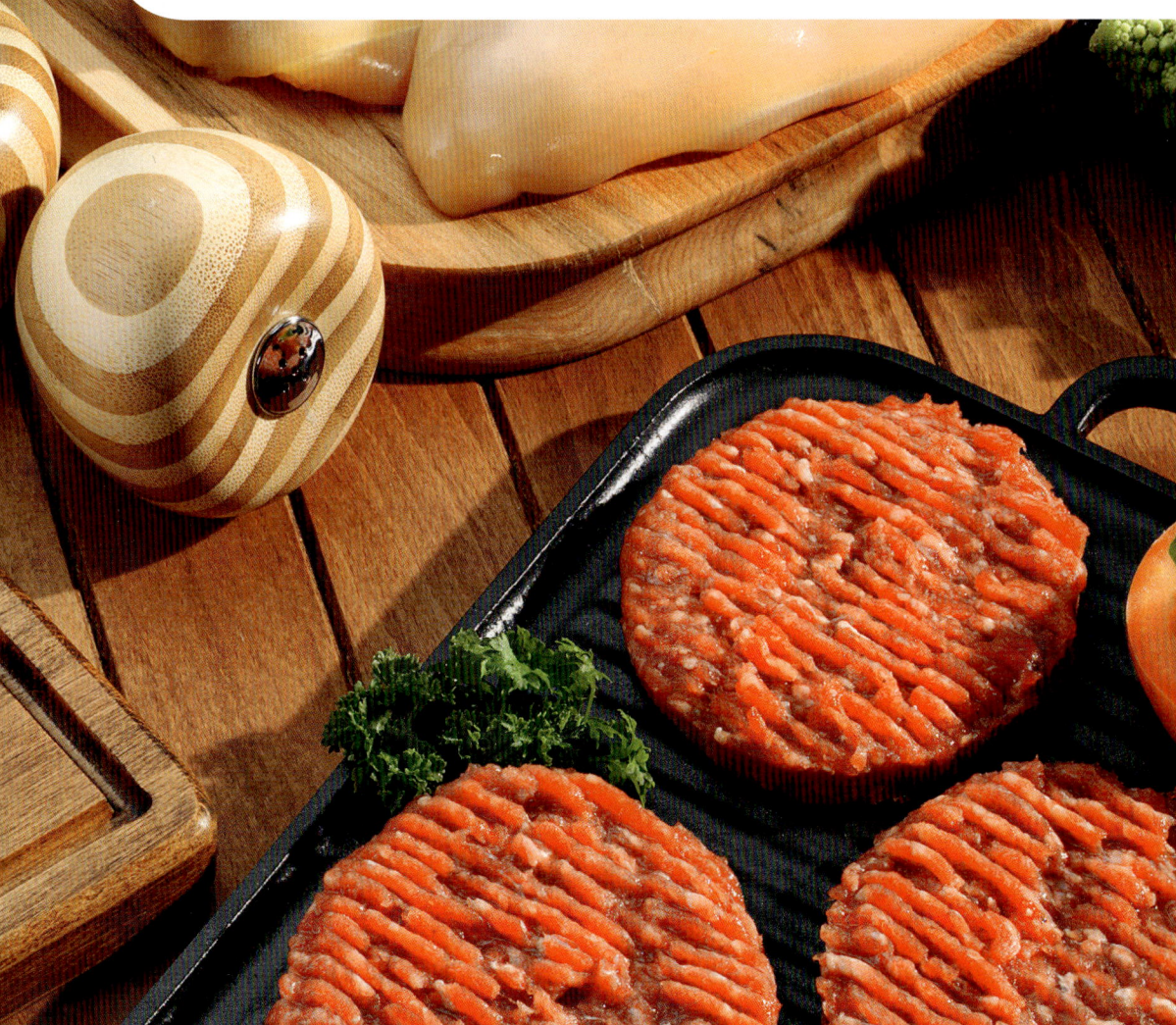

Frisches Fleisch

Vornehmlich sind es die Männer, die nicht gern auf Fleisch verzichten. Sie essen jede Woche etwas mehr als ein Kilogramm Fleisch und damit mehr als doppelt so viel wie Frauen. Am liebsten essen Männer Schnitzel, Braten und Currywurst. Die Deutsche Gesellschaft für Ernährung (DGE) empfiehlt jedoch, in der Woche nicht mehr als 300 bis 600 Gramm Fleisch und Wurst zu essen. Somit genügt es, nur etwa zwei- bis dreimal in der Woche Fleisch und Fleischerzeugnisse zu essen.

Es gibt jedoch auch viele Menschen, die ihren Fleischkonsum stark einschränken oder ganz auf den Verzehr von Fleisch verzichten. Die Gründe für einen solchen Verzicht können ethischer Art sein, oft sind es aber Berichte über Massentierhaltung und über die Belastung von Fleisch mit Arzneistoffen und Umweltgiften, die abschreckend wirken. Wenn Sie zu dem Personenkreis gehören, der auf Fleisch und Fleischerzeugnisse als Nahrungsmittel vollständig verzichtet, sollten Sie darauf achten, dass Sie die hauptsächlich im Fleisch reichlich enthaltenen Nährstoffe durch andere Lebensmittel aufnehmen.

> *Fleisch ist wichtig für die Versorgung des Menschen mit Vitamin B$_{12}$ und Eisen*

Fleisch ist ein wichtiger Lieferant für hochwertiges Eiweiß, ist reich an Vitaminen, vor allem an Vitamin B$_{12}$, das für den Stoffwechsel der Kohlenhydrate wichtig ist. Darüber hinaus versorgt Fleisch den menschlichen Körper mit Mineralstoffen, insbesondere mit Eisen, das in dieser Form vom Körper besonders gut aufgenommen wird.

Fleisch enthält Fett, das weitgehend aus gesättigten Fettsäuren besteht. Diese können beim regelmäßigen und üppigen Fleischverzehr zu gesundheitlichen Problemen führen und mit der Zeit zum Beispiel Herz-Kreislauf-Erkrankungen auslösen. Auch stellt der menschliche Organismus aus der im tierischen Fett enthaltenen Arachidonsäure *Prostaglandine* her, die sich an Entzündungsreaktionen beteiligen. Insbesondere Personen, die an entzündlichen rheumatischen Krankheiten leiden, sollten daher ihren Fleischkonsum einschränken.

Fleisch, das Sie eingekauft haben, ist frisch, wenn es neutral, mild oder leicht säuerlich riecht. Fleisch, das süßlich oder unangenehm riecht, sollten Sie nicht mehr verwenden. Gleiches gilt für Fleisch, das gräulich verfärbt ist oder eine schwammige Beschaffenheit aufweist. Ist bei einem Stück Fleisch die Fettschicht von gelblicher Farbe statt schneeweiß, ist es überlagert oder stammt von einem alten Tier. Achten Sie bei verpacktem Fleisch darauf, dass noch kein oder nur wenig Wasser ausgetreten ist. Frischfleisch in luftdichten Verpackungen weist eine schöne rote Farbe auf, wenn es unter Schutzgas abgepackt ist. Hierauf muss auf der Packung hingewiesen werden.

Das Schutzgas besteht zumeist aus Sauerstoff und Kohlendioxid. Unter diesen Bedingungen bleibt das Fleisch länger haltbar. Die beiden Gase verändern den roten Blutfarbstoff und hemmen die Vermehrung der Keime auf dem Fleisch.

> *Bei Kontakt von Fleisch mit offenen Wunden an den Händen besteht die Gefahr von Infektionen!*

Wenn Sie in Ihrer Küche Fleischgerichte zubereiten, sollten Sie unbedingt auf eine gute Küchenhygiene achten. Denn die Oberflächen von Frischfleisch, insbesondere von Geflügel, sind fast immer mit **Krankheitserregern** besiedelt. Dringen beim Hantieren mit Frischfleisch kleine Knochensplitter in die Haut oder gelangen Fleischbestandteile auf eine kleine offene Wunde an den Händen, müssen Sie sofort für eine ausreichende Desinfektion dieser Stelle sorgen, damit sie sich nicht entzündet. Daher ist es ratsam, Frischfleisch nur mit Plastik- oder Gummihandschuhen anzufassen. Reinigen Sie Schneidebretter und andere Gebrauchsgegenstände sorgfältig mit heißem Wasser und Spülmittel, wenn Sie frisches Fleisch verarbeitet haben. Werden die Gegenstände nur mit einem Tuch oder Schwamm abgewischt, so können die Krankheitserreger auch auf andere Lebensmittel übertragen werden und sich dort vermehren. Auch müssen Sie Ihre Hände gründlich waschen, bevor Sie andere Lebensmittel berühren. Wenn Sie bei der Bearbeitung von Frischfleisch und Fleischzubereitungen Handschuhe tragen, sollten Sie berücksichtigen, dass Bakterien und andere Keime auch auf diesem Material gut haften und an andere Lebensmittel weitergegeben werden können. Waschen Sie rohes Fleisch vor der Zubereitung ab und trocknen Sie es mit Küchenpapier. Tiefgefrorenes Frischfleisch sollten Sie ohne Folienverpackung langsam im Kühlschrank auftauen, bevor Sie es weiterverarbeiten. Auf diese Weise wird beim Braten oder Kochen sichergestellt, dass auch in den dicken Schichten und am Knochen die Temperatur erreicht wird, die zur Abtö-

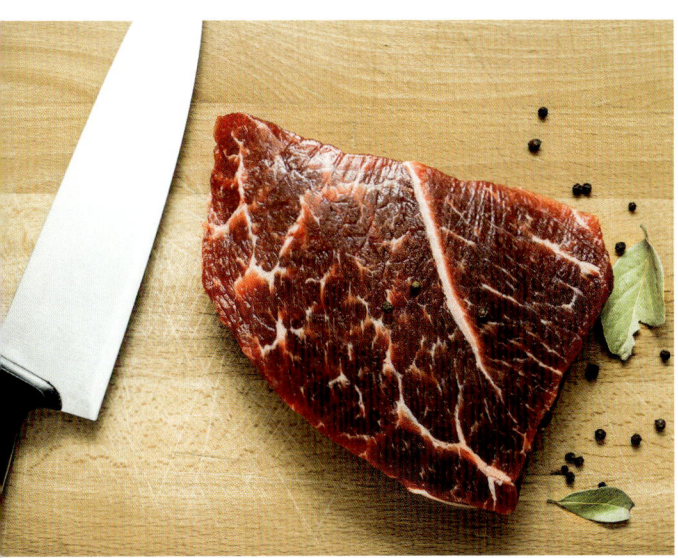

tung von Krankheitskeimen notwendig ist. Gießen Sie das aufgefangene Auftauwasser auf jeden Fall in den Abguss. Aufgetautes Frischfleisch sollten Sie möglichst bald zubereiten, da sich die durch das Einfrieren nicht abgetöteten Keime auf dem Fleisch wieder rasch vermehren und das Fleisch verderben. Aufgetautes Frischfleisch, das nicht erhitzt wurde, sollten Sie nicht wieder einfrieren, da beim erneuten Auftauen der Fleischsaft in großen Mengen austritt.

Auf Frischfleisch befinden sich in großer Zahl **Bakterien**. Es kann sich dabei um **Salmonellen** handeln, die als Krankheitserreger von besonderer Bedeutung sind. Bereits ab 7 °C vermehren sich diese Bakterien. Erst bei einer Hitze von 70 bis 80 °C sterben sie innerhalb von 10 Minuten ab. Durch Tiefgefrieren werden Salmonellen nicht abgetötet. Eine Lebensmittelinfektion mit Salmonellen äußert sich bereits nach einem halben Tag, spätestens nach zweieinhalb Tagen mit Durchfällen, Magenkrämpfen und Kopfschmerzen. In einigen Fällen ist eine Behandlung im Krankenhaus erforderlich. Im Jahr 2010 wurden den Gesundheitsämtern rund 25 000 Fälle von Salmonellen-Erkrankungen gemeldet. Dabei muss mit einer großen Dunkelziffer gerechnet werden, weil bei vielen Erkrankungen keine ärztliche Hilfe in Anspruch genommen wurde und somit auch keine Meldung an die Behörden ging. Ein großer Teil dieser Erkrankungen wurde wahrscheinlich durch Frischfleisch und daraus hergestellte Zubereitungen verursacht.

Geflügelfleisch muss immer gut durcherhitzt werden

Rohes Geflügelfleisch kann insbesondere mit **Campylobacter-Bakterien** belastet sein. Untersuchungen in Baden-Württemberg im Jahr 2012 ergaben, dass 44 % des Hühnerfleisches, 56 % des Entenfleisches und 14 % des Putenfleisches Campylobacter-Keime aufwiesen. Diese Bakterien werden durch Hitze und durch Tiefgefrieren abgetötet. Geflügelfleisch, das nicht ausreichend durchgebraten oder gekocht ist, hat an den Knochen noch rötliches Fleisch. Dies deutet darauf hin, dass die im Fleisch befindlichen Krankheitserreger noch vorhanden sind. Solches Fleisch muss noch einmal in den Backofen, auf den Grill oder in den Kochtopf.

Feinschmecker raten, Entenbrust »rosa« zuzubereiten, das heißt, dass das Fleisch im Kern nicht vollständig durchgegart ist. Diesen Zubereitungstipp sollten Sie im Hinblick auf eventuell noch vorhandene Campylobacter-Bakterien im rosa gebliebenen Fleisch besser nicht befolgen.

Campylobacter-Bakterien lösen erhebliche Magen-Darm-Krankheiten, Fieber und Erbrechen aus. Die Beschwerden können manchmal erst nach drei bis vier Tagen auftreten und bis zu zehn Tagen anhalten. Infektionen mit Campylobacter-Bakterien werden wegen der meist mehrere Tage dauernden Inkubationszeit oft nicht mit dem Verzehr von bestimmten Speisen in Verbindung gebracht. Mit mehreren zehntausend gemeldeten Fällen liegt die Campylobacteriose an zweiter Stelle der bakteriell bedingten Darminfektionen.

Sind Nutztiere krank oder besteht die Gefahr, dass sie krank werden können, erhalten sie die von den Tierärzten verschriebenen *Tierarzneimittel*. Diese können in das Fleisch, die Milch, in die Eier oder in den Honig der Nutztiere gelangen. Bei der heutigen Massentierhaltung von Schweinen, Rindern und Geflügel besteht die Gefahr, dass ein krankes Tier den ganzen Bestand mit Tausenden von Tieren ansteckt. In solchen Fällen werden vorsorglich alle Tiere des Bestandes mit Arzneistoffen behandelt, die dem Tierfutter oder dem Trinkwasser beigegeben werden.

Eine Reihe Vorschriften regelt den Einsatz von Tierarzneimitteln und die zulässigen Höchstmengen dieser Stoffe in Lebensmitteln, die von behandelten Tieren gewonnen werden. Die Vermutung, dass im Fleisch von behandelten Tieren vermehrt Rückstände von *Antibiotika* gefunden werden, konnte in Untersuchungen der Lebensmittelüberwachung nicht bestätigt werden. Nur bei 0,5 % der Mastkälber, bei 0,30 % der Mastschweine, bei 0,25 % der Mastrinder und bei 0,23 % der Hähnchen wurden im Jahr 2010 Rückstände von Antibiotika gefunden. Einige Antibiotika dürfen in der Europäischen Union nicht zur Vorbeugung von Infektionen bei Tieren und als wachstumsfördernde Mittel in der Tiermast eingesetzt werden, weil zu befürchten ist, dass Bakterien mit der Zeit gegen diese Wirkstoffe resistent werden. Der bekannteste resistente Keim, der insbesondere auf frischem Puten- und Hühnerfleisch vorkommt, ist die Bakterie *MRSA* (Methicillin resistenter Staphylococcus aureus). Solche Antibiotika-resistenten Bakterien können Lungen- oder Harnwegsentzündungen auslösen, die nur langwierig mit anderen, weniger wirksamen Arzneimitteln geheilt werden können. Bislang ist jedoch die Gefahr für Verbraucher, über Fleisch an MRSA zu erkranken, äußerst gering. Einerseits sind die Keimgehalte im Fleisch so niedrig, dass sie keine Krankheiten hervorrufen, und andererseits soll der »Tier-MRSA-Keim« im Vergleich zu einem im Krankenhaus erworbenen MRSA-Keim weniger gefährlich sein.

In den USA werden seit elf Jahren in den Schlachthöfen Masthähnchen und Geflügelteile mit Chlorlauge behandelt, um die Keime auf dem Geflügelfleisch abzutöten. Für derartig behandelte Lebensmittel besteht in der Europäischen Union ein Verbot, obwohl sich ein gesundheitliches Risiko beim Verzehr solcher Lebensmittel nicht nachweisen lässt. In den Ländern der Europäischen Union wird das Geflügelfleisch lediglich mit Eiswasser abgewaschen. Auch wird auf eine bessere Haltung der Tiere vor der Schlachtung und auf bessere hygienische Bedingungen bei der Verarbeitung gesetzt.

Nutztiere müssen einwandfreies Futter erhalten, damit die von ihnen gewonnenen Lebensmittel gesundheitlich unbedenklich sind. Den Futtermitteln für die Nutztiere dürfen Zusatzstoffe beigemischt werden, um zum Beispiel den Bedarf der Tiere an Nährstoffen wie Vitamine und Spurenelemente zu decken. Um die Futterverwertung und das Wachstum von Tieren zu fördern und um eine schnellere Gewichtszunahme zu erreichen, können *pharmakologisch wirksame Stoffe*, mit Ausnahme von Antibiotika, Sexualhormonen und die Schilddrüsenfunktion hemmenden Stoffen eingesetzt werden. Betriebe, die ihre Erzeugnisse als Bio-Produkte vertreiben, setzen Tierarzneimittel nur zur Heilung einzelner Tiere ein. Die Fütterung der Tiere ist nur mit biologisch produzierten Futtermitteln erlaubt. Den Futtermitteln dürfen keine Arzneistoffe zur Leistungsförderung zugemischt werden. Doch können Lebensmittel, in industriellen Schweinemastbetrieben und Hühnerfarmen mit Tausenden von Tieren erzeugt, als Bio-Ware verkauft werden, auch wenn die Tiere im Vergleich zu konventionellen Betrieben auf etwas mehr Raum, aber dennoch nicht entsprechend ihren tatsächlichen Bedürfnissen gehalten werden.

In Futtermitteln können darüber hinaus *Schadstoffe* wie zum Beispiel *Dioxine* enthalten sein. Sie gelangen zumeist umweltbedingt auf die Futtermittel, somit in die Nutztiere und in die aus ihnen gewonnenen Lebensmittel. Trotz zahlreicher Vorschriften zum Gesundheitsschutz der Verbraucher kommen durch Fahrlässigkeit oder auch durch kriminelles Handeln immer wieder Schadstoffe in Futtermittel. Bei einem normalen Fleischverzehr ist jedoch die kurzzeitige Belastung mit diesen Stoffen wegen der zumeist sehr geringen Mengen in den Lebensmitteln gesundheitlich unerheblich.

Bei Fleisch von Wildtieren sollten Sie berücksichtigen, dass aufgrund des Atomreaktorunfalls in Tschernobyl im Jahr 1986 radioaktive Stoffe mit langen Zerfallszeiten insbesondere in den süddeutschen Raum gelangt sind. Die Tiere fressen in den Wäldern Pflanzen und Pilze, die weiterhin das radioaktive *Caesium-137* aus dem Boden aufnehmen. Daher kann dort das Fleisch von wild lebenden Tieren noch immer mit diesem radioaktiven Stoff belastet sein. Untersuchungen im Jahr 2012 ergaben, dass bei 20 % der Wildschweine der Richtwert für die Radioaktivität von 600 Bq/kg überschritten wurde. Das mit dem Fleisch der Tiere verzehrte radioaktive Caesium kann durch seine Strahlung die Organe schädigen. Aus diesem Grund sollten Sie Fleisch von Wildtieren aus strahlenbelasteten Gebieten nur gelegentlich verzehren.

Weil Wildtiere Pflanzen fressen, die je nach der geologischen Beschaffenheit der Böden *Blei* enthalten können, kann auch deren Fleisch mit diesem Element belastet sein. Darüber hinaus kann Wildfleisch erhöhte Mengen an Blei enthalten, wenn bei der Jagd Bleischrote und bleihaltige Geschosse verwendet werden. Diese dringen als Bleipartikel und Splitter tief in das Fleisch und lösen sich dort zum Teil auf, auch wenn das Fleisch um den Schusskanal entfernt wurde. Bei Personen, die solches Fleisch häufig verzehren, kann das Blei die inneren Organe, die Blutbildung und das Nervensystem schädigen. Insbesondere Frauen mit Kinderwunsch, Schwangeren und Kindern bis zu sieben Jahren wird empfohlen, auf den Verzehr von geschossenem Wildfleisch zu verzichten. Im Haushalt von Jägern sollte der regelmäßige Verzehr von solchem Fleisch eingeschränkt werden.

Hackfleisch, Mett und Teewürste

Hackfleisch wird roh, meist mit Zwiebeln, Salz und Pfeffer gewürzt, als Mett gegessen oder aber zu Frikadellen, Aufläufen und anderen Gerichten verarbeitet.

> *Bei verpacktem Hackfleisch und Mett das Verbrauchsdatum beachten!*
>
> *Verpackungsmaterial sofort entsorgen!*
>
> *Hackfleisch und Mett sowie daraus ohne Erhitzen hergestellte Speisen umgehend verzehren oder durch Hitzebehandlung weiterverarbeiten!*

Wenn Sie besonders gern und daher häufig frisches Fleisch von Tieren in Form von Hackfleisch, Mett oder Tatar essen, ist dies mit einem gesundheitlichen Risiko verbunden. Es lässt sich nicht abschätzen, wie viele bakterielle Erkrankungen durch solche Lebensmittel jährlich ausgelöst werden. Jedoch dürfte die große Zahl solcher Ausbrüche ihre Ursache im Verzehr von unsachgemäß aufbewahrtem rohem Hackfleisch und Mett sowie in einer unzureichenden Küchenhygiene haben. Beim Arbeiten mit Hackfleisch und Mett müssen Sie darauf achten, dass Reste davon auf den Gerätschaften und Tischplatten sorgfältig entfernt werden. Auch die Hände müssen gewaschen werden, um nach dem Kontakt mit rohen Fleischzubereitungen jegliche Übertragung von Krankheitserregern auf andere Lebensmittel zu vermeiden. Da bei Hackfleisch und Mett die Fleischoberfläche stark vergrößert ist, können sich die im frischen Fleisch bereits vorhandenen

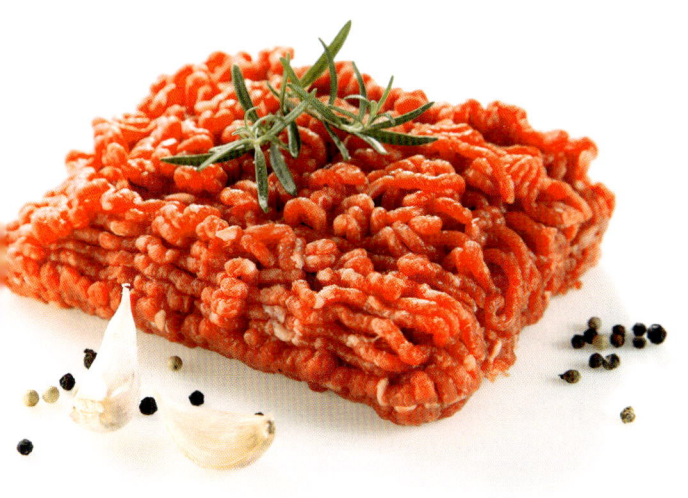

Krankheitserreger besonders schnell vermehren. Noch bevor sich dies durch Veränderungen in Geruch, Aussehen oder im Geschmack des Lebensmittels bemerkbar macht, kann sich die Zahl der Krankheitserreger stark erhöht haben. Beim Verzehr solcher Fleischerzeugnisse reichen die Kräfte des Immunsystems im Körper nicht immer aus und es kommt zu Übelkeit, Durchfall und Erbrechen. Die wichtigsten Erreger sind dabei **Salmonellen, Staphylokokken, Campylobacter, Yersinien** und bestimmte **Coli-Bakterien (EHEC)**.

Auch *Listerien* können im Hackfleisch vorkommen. Das Besondere an diesen Bakterien ist, dass sie sich bei Kühlschrank-Temperaturen, wenn auch langsam, vermehren. Die amtliche Lebensmittelüberwachung stellt Listerien in Hackfleisch und Mett nur in sehr seltenen Fällen fest, wohl auch, weil die Ware im Handel frisch und das Verbrauchsdatum für diese Lebensmittel kurz bemessen ist. Sind im Haushalt jedoch die Lagerbedingungen unzureichend oder wird die Ware nach Ablauf des Verbrauchsdatums ohne Erhitzen verzehrt, können sich die Listerien bereits auf gefährliche Weise vermehrt haben. Werden solche Lebensmittel von älteren oder immungeschwächten Personen gegessen, so können sie an Listeriose erkranken, die in einigen Fällen tödlich enden. Für Schwangere besteht bei einer Infektion mit Listerien die Gefahr von Früh- oder Totgeburten. Über solche Fälle wird jedoch nur sehr selten berichtet.

Einige Bakterien bauen das Eiweiß von frischem Fleisch und Fleischprodukten ab zu **biogenen Aminen** (Cadaverin, Putrescin). Verderben solche Lebensmittel im Haushalt, weil sie unsachgemäß oder zu lange gelagert wurden, so können biogene Amine in solchen Mengen entstehen, dass sie beim Verzehr Schwindel, Blutdruckabfall, Kopfschmerzen bis hin zu Schockzuständen auslösen. Hackfleisch und Mett müssen daher möglichst frisch, spätestens einen Tag nach seiner Herstellung gegessen oder aber unter Hitzebehandlung weiterverarbeitet werden.

Toxoplasmen sind Einzeller, die vom Tier auf Menschen übertragen werden. Die Erreger können aber auch in rohem oder ungenügend erhitztem Schweine- und Schaffleisch enthalten sein. Gut durchgebratenes oder gekochtes Fleisch enthält keine Erreger mehr. Auch gesalzenes, gepökeltes oder getrocknetes Fleisch, wie zum Beispiel Rohschinken und Salami, gilt gemeinhin als unbedenklich. Werden aber rohe Hackfleischzubereitungen, wie zum Beispiel Tatar, lediglich gesalzen oder gewürzt, so werden die aus dem Fleisch stammenden Toxoplasmen nicht abgetötet. Gleiches gilt, wenn Wurstsorten wie Mett- oder Teewurst in nur kurzer Zeit gereift sind. Betroffene merken meist nicht, wenn sie durch Toxoplasmen infiziert sind. Diese Erkrankung macht sich durch schwache grippeähnliche Symptome bemerkbar. Nach der überstandenen Infektion sind die Personen lebenslang gegen die Krankheit Toxoplasmose immun. In Deutschland hat etwa die Hälfte der Bevölkerung Antikörper gegen diese Erreger, weil sie schon eine Infektion durchgemacht hat. Wird jedoch eine Mutter während der Schwangerschaft erstmals infiziert, so kann es zu einer Fehlgeburt oder zu Missbildungen beim Kind kommen. Derart schwere Fälle werden bei uns jedoch nur in seltenen Fällen, meist etwa 20 im Jahr, bekannt. Auch für HIV-Patienten kann eine Infektion bedrohlich werden.

> *Schwangere und immungeschwächte Personen sollten keine rohen Hackfleischzubereitungen oder Rohwürste essen!*

Sarkosporidien sind ebenfalls Einzeller, die fast immer im Muskelfleisch von Wild und Weideschafen, seltener in Schweinen und Rindern als Parasiten leben. Schwach infiziertes Fleisch verursacht beim Menschen meist keine Beschwerden. Essen Menschen jedoch stark infiziertes rohes Fleisch oder Rohwurst, so können Übelkeit,

Bauchschmerzen und Durchfall die Folge sein. Solche Fälle treten in Deutschland nur sehr selten auf. Doch wird über eine Gruppenerkrankung in Niedersachsen im Jahr 2007 berichtet, die durch eine Infektion mit Sarkosporidien ausgelöst wurde. Ausreichendes Erhitzen und Tiefgefrieren über mehrere Tage töten die Erreger ab.

In seltenen Fällen sind Rinder von Mykobakterien befallen, die **Rindertuberkulose** auslösen. Solches Fleisch darf nicht in den Handel kommen. Es kann jedoch vorkommen, dass die Krankheit bei den Tieren nicht frühzeitig erkannt oder dass das Fleisch im Schlachthof mit Tuberkulose-Erregern kontaminiert wurde. Verbraucher können sich mit solchem Fleisch infizieren, wenn sie es roh oder nicht ausreichend erhitzt essen. Dies ist zum Beispiel bei gebratenem Rindfleisch der Fall, wenn das Innere noch blutig ist und es als Roastbeef oder Carpaccio gegessen wird. Das Risiko, sich eine solche Erkrankung zuzuziehen, ist jedoch äußerst gering.

Vielen Fleischerzeugnissen und Fertiggerichten wird aus technologischen Gründen **Phosphat** zugesetzt. Gleiches gilt für Schmelzkäse und einige Cola-Limonaden. Für Nierenkranke und Patienten mit Herz-Kreislauf-Problemen steigt dadurch das gesundheitliche Risiko.

Innereien von Tieren

Sieht man von Rind- und Kalbsleber ab, so sind Innereien von Tieren nur selten auf den Speisekarten von Gaststätten und Restaurants aufgeführt. Auch in der Küche der Verbraucher unseres Landes sind Innereien offensichtlich nicht sehr beliebt, obwohl Leber und Nieren reich an Vitaminen sind. Vielleicht meiden viele Verbraucher innere Organe von Nutztieren auch, weil in der Vergangenheit

Innereien, insbesondere von wild lebenden Tieren, nur im Abstand von zwei bis drei Wochen essen

oftmals in den Medien berichtet worden war, dass in diesen Lebensmitteln Schwermetalle wie **Cadmium, Blei** und **Quecksilber** sowie insbesondere bei Schafleber Umweltgifte wie **polychlorierte Biphenyle (PCB), Dioxine** und andere **Chlorkohlenwasserstoffe** gefunden wurden. Tiere nehmen solche Stoffe mit dem damit verunreinigten Futter auf. In landwirtschaftlichen Betrieben wird zunehmend auf den Einsatz unbelasteter Futtermittel und auf den Schutz von Weiden und Ställen vor Umweltbelastungen geachtet, so dass heute die Innereien von Nutztieren diese Umweltgifte kaum noch beinhalten. Anders verhält es sich bei wild lebenden Tieren wie Hasen, Wildschweinen, Rehen und Hirschen, die zum Teil ihr Futter in Gebieten finden, die mit den genannten Stoffen stark belastet sind. Personen, die Innereien solcher Tiere essen, reichern die Schadstoffe auch in ihren eigenen inneren Organen an, wo sie nur langsam wieder ausgeschieden werden. Daher wird generell empfohlen, Innereien von

Wildtieren nur gelegentlich zu verzehren. Auf Innereien von alten Wildtieren sollte ganz verzichtet werden.

Vitamin A ist für den Menschen ein lebensnotwendiger Bestandteil der Nahrung. In kleineren Mengen kommt das Vitamin in vielen Lebensmitteln vor, zum Beispiel in Milch und Milchprodukten, Eiern, Margarine und Speiseölen. Da alle Tierarten Vitamin A in ihrer Leber speichern, ist es dort in sehr hohen Mengen (bis zu 25 Milligramm pro 100 Gramm Frischleber) enthalten. Bei Personen, die Vitamin A in größeren Mengen über einen längeren Zeitraum aufnehmen, kann dies zu unerwünschten Wirkungen wie Schwindelgefühlen, Kopfschmerzen und Erbrechen führen. Für Kleinkinder wird daher empfohlen, ihnen das Vitamin über die Vitamin-A-Vorstufe als *Betacarotin* in Form von Möhren und grünem Gemüse zuzuführen.

> *In der Schwangerschaft auf den Verzehr von Leber verzichten und bei Leber enthaltenden Erzeugnissen zurückhaltend sein!*

Zu viel an Vitamin A in der Nahrung kann eine fruchtschädigende Wirkung haben. Für Schwangere besteht insbesondere von der dritten bis zur neunten Schwangerschaftswoche eine Gefahr für das Ungeborene. Sie sollten daher nur wenig Leber und Lebererzeugnisse und damit nicht mehr als 3 Milligramm Vitamin A pro Tag zu sich nehmen.

Insbesondere Innereien, aber auch Schweineschinken und viele Wurstwaren sind reich an *Purinen.* Im Körper werden die Purine zu Harnsäure abgebaut und diese im Normalfall von den Nieren wieder ausgeschieden. Bei Gichtkranken verbleibt ein Teil der Harnsäure im Blut. Es bilden sich Harnsäure-Kristalle, die sich in den Gelenken und Harnwegen ablagern. Sie lösen die schmerzhaften Gichtanfälle aus.

Gepökeltes Fleisch und Fleischwaren

Zur besseren Haltbarkeit werden in Deutschland die meisten Wurstwaren und roher Schinken unter Verwendung von *Nitrit-Pökelsalz* hergestellt. Dadurch werden Fleisch und Fleischerzeugnisse vor krankheitserregenden Bakterien, insbesondere vor dem gefährlichen Botulinum-Bakterium geschützt. Darüber hinaus bewirkt das Nitrit, dass Fleisch und Würste ihre rote Farbe behalten und mit der Zeit keine unansehnlichen Grautöne entstehen. Auch bekommen die Erzeugnisse durch das Pökelsalz das erwünschte Aroma. Nitrit verursacht in den Mengen, in denen es durch gepökelte Erzeugnisse aufgenommen wird, noch keine gesundheitlichen Beeinträchtigungen. Jedoch können sich im Magen mit Eiweißstoffen *Nitrosamine* bilden, von denen einige eine krebserregende Wirkung haben. Je stärker Dauerwürste und Schinken geräuchert werden, um so mehr muss mit dem Vorhandensein von krebserregenden *poly-*

cyclischen aromatischen Kohlenwasserstoffen gerechnet werden. Gepökelte und geräucherte Fleischerzeugnisse sollten Sie daher nicht zu häufig in größeren Mengen essen.

Rohwürste wie Salami, Teewurst und Chorizo werden aus Fleisch von Schwein und Rind, aber auch von anderen Tieren hergestellt und durch natürliche Fermentationsprozesse und unter Zusatz von Nitrit-Pökelsalz für längere Zeit haltbar gemacht. Aufgeschnitten lassen sich die Scheiben unter luftiger Verpackung bis zu 2 Wochen im Kühlschrank lagern. Nicht geräuchert, sondern luftgetrocknet ist eine Salami, die mit einer gesundheitlich unbedenklichen *Edelschimmelkultur* überzogen ist.

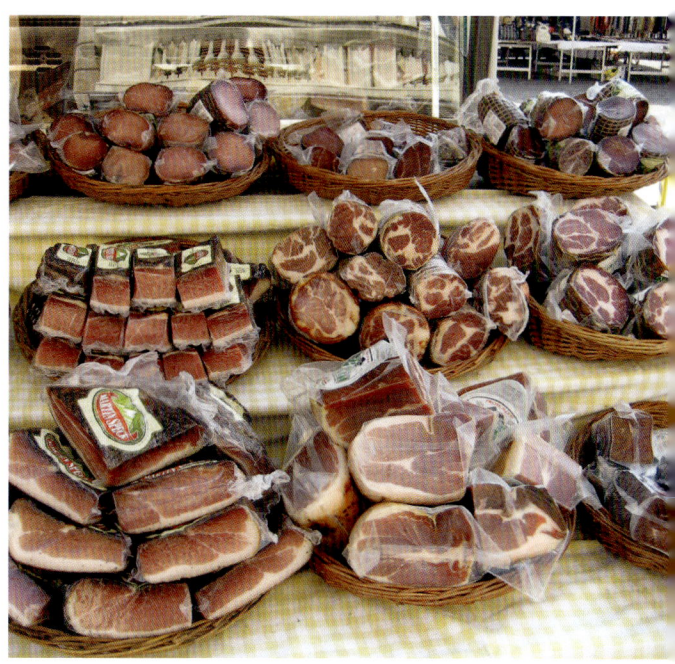

Zum Grillen sollten Sie Würste nur verwenden, wenn in ihrer Produktbezeichnung die Wortbestandteile »Brat-, Grill- oder Weiß-« enthalten sind. Gepökelte Fleisch- und Wurstwaren wie zum Beispiel roher Schinken, Kassler, Salami und Bockwürste, die unter Verwendung von Nitrit-Pökelsalz hergestellt sind, sollten Sie nicht auf den Rost legen. Denn beim Grillen dieser Erzeugnisse können bereits im Lebensmittel aus Nitrit-Pökelsalz und Eiweiß krebserzeugende Nitrosamine entstehen. Wenn gepökelte Fleisch- und Wurstwaren zusammen mit Käse erhitzt werden, entstehen vermehrt gesundheitsschädliche Nitrosamine. Denn dabei kann sich das Nitrit in den Fleischerzeugnissen besonders leicht mit den im Käse enthaltenen Aminosäuren zu Nitrosaminen verbinden.

> *Gepökelte Fleisch- und Wurstwaren nicht auf dem Grill und nicht gemeinsam mit Käse erhitzen!*

Wenn Sie aus gesundheitlichen Gründen Ihren Verbrauch an Speisesalz einschränken müssen, sollten Sie bedenken, dass Rohwürste bis zu 5 % *Speisesalz* enthalten können.

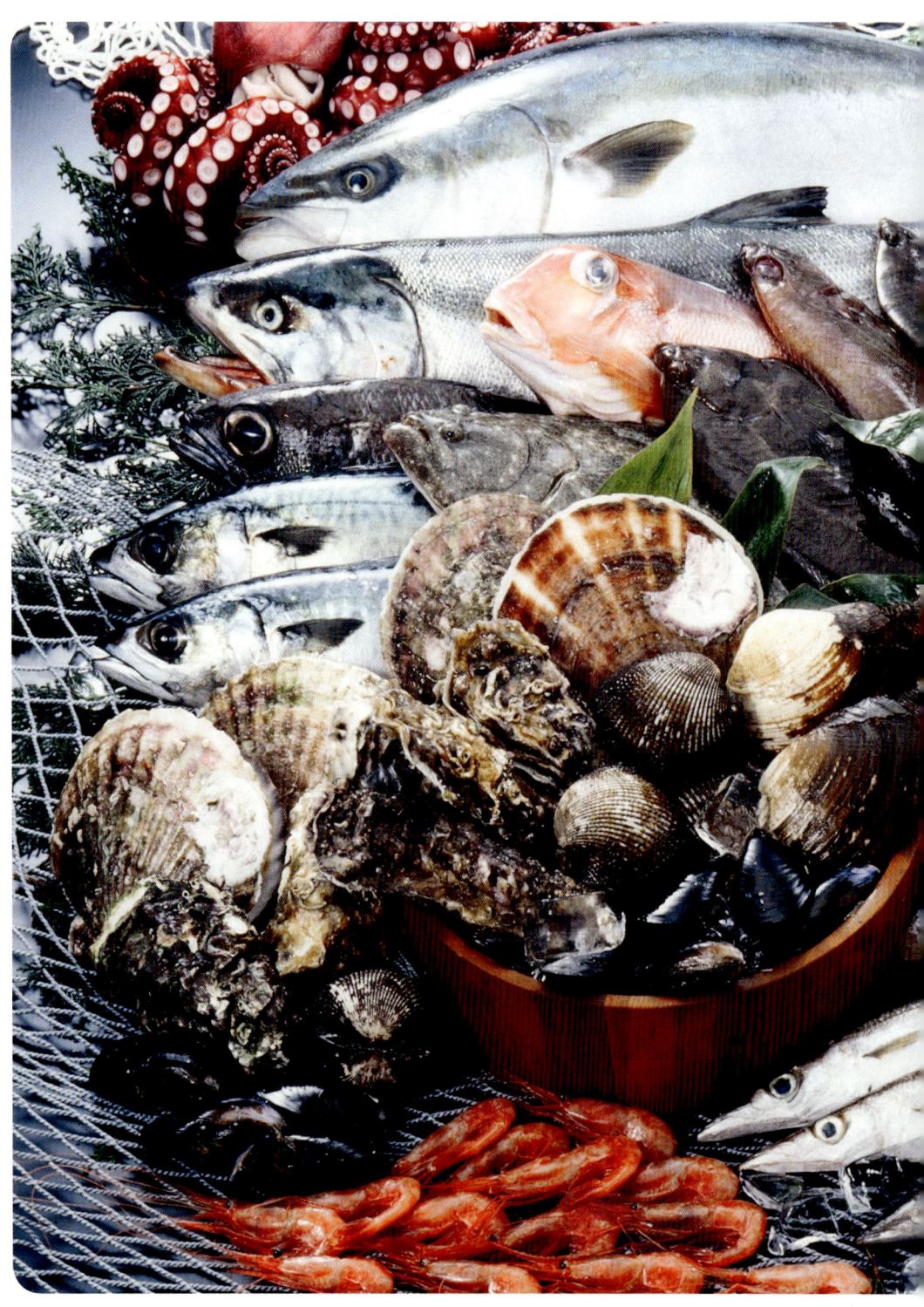

Fische und Meeresfrüchte
— immer ein guter Fang!

Fisch schmeckt am besten, wenn er wirklich frisch ist.
Vor allem Muscheln und Austern sind leicht verderblich.

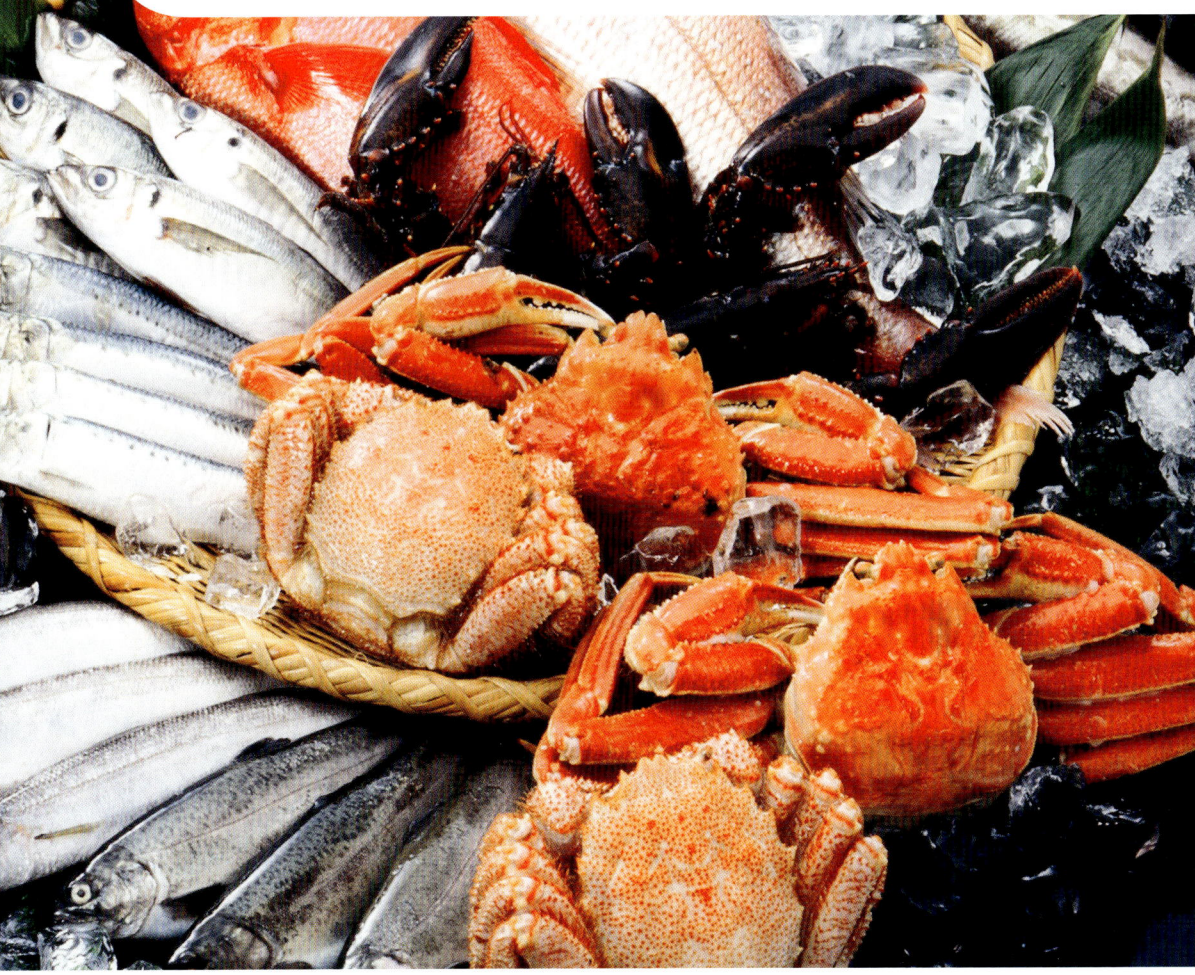

Frische Fische

Fisch sollten Sie möglichst frisch zubereiten und verzehren. Legen Sie frischen Fisch, den Sie gekauft haben, sofort und bis zu seiner Verarbeitung in den Kühlschrank. Auf dem Fischfleisch vermehren sich sonst sehr schnell Keime, was sich durch einen unangenehmen Geruch bemerkbar macht. Wollen Sie frischen Fisch erst am nächsten Tag braten oder kochen, dann sollten Sie ihn nicht in der Verpackung des Fischhändlers lassen, sondern ihn in einem Glas- oder Porzellangefäß zugedeckt im Kühlschrank aufbewahren. Tiefgekühlten Fisch sollten Sie schonend, am besten langsam im Kühlschrank auftauen. Das aufgefangene Auftauwasser, das reichlich Keime enthält, gießen Sie in den Abguss.

Wenn Sie auf Fitness und Wohlbefinden Wert legen, sollten Sie ein- bis zweimal in der Woche Fisch essen. Fische liefern leicht verdauliches Eiweiß, das die für das Wohlbefinden wichtigen Eiweißbausteine *Tryptophan* und *Tyrosin* enthält. Fettreiche Fische enthalten darüber hinaus reichlich *Omega-3-Fettsäuren*, die sich günstig auf den Stoffwechsel auswirken. Auch enthält das Fleisch von Fischen in unterschiedlichen Mengen die Vitamine A, B_1, B_2 und D sowie Mineralstoffe. Wenn Sie regelmäßig Fisch essen, schützen Sie sich vor entzündlichen Gelenkschmerzen und vor Knochenerweichung. Seefische sind darüber hinaus wichtige Quellen für die Versorgung der Bevölkerung mit *Jod*. Die Schilddrüse benötigt Jod, um im Menschen wichtige Hormone zu produzieren.

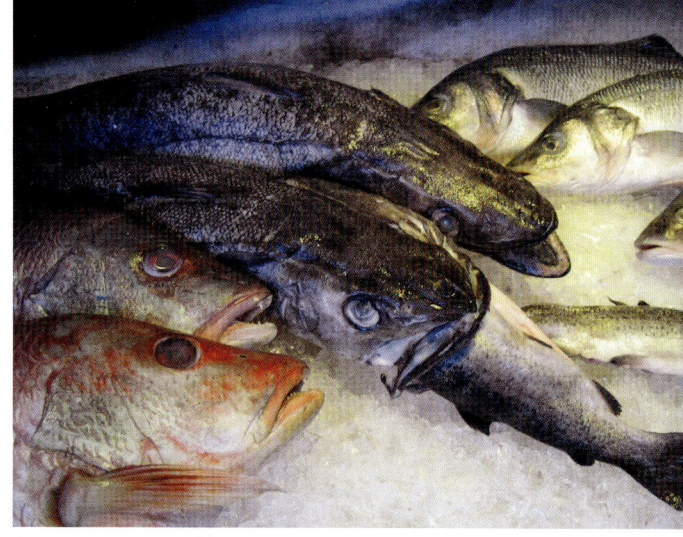

Leben Fische in Gewässern, die ungeklärtes Abwasser enthalten, nehmen sie die darin enthaltenen Umweltchemikalien auf. In dem Fettgewebe von solchen Fischen können daher *Pestizide* wie zum Beispiel *DDT* und *Toxaphen*, *Chlorkohlenwasserstoffe* wie *PCB* und *Dioxin* oder auch Waschmittel-Duftstoffe wie *Moschusverbindungen* und viele andere unerwünschte Stoffe aus der Umwelt eingelagert sein. Da einige dieser Stoffe gesundheitlich bedenklich sind oder aber über ihre gesundheitliche Langzeitwirkung nichts bekannt ist, sollten insbesondere Sportfischer vorsorglich auf den Verzehr fettreicher Fische aus umweltbelasteten Gewässern verzichten. Fische speichern im Laufe ihres Lebens in ihren Organen und Geweben *Quecksilber*, das, insbesondere in der Nähe von

Industriebetrieben, aus der Umwelt in die Gewässer gelangt. Da Quecksilber nicht wie manche andere Nahrungsbestandteile wieder ausgeschieden wird, erhöht sich der Gehalt an diesem Stoff in Fischen umso mehr, je älter sie sind. Bei Raubfischen, die bereits mit Quecksilber belastete kleinere Fische fressen, ist diese Anreicherung besonders stark. Mit Quecksilbergehalten bis zu 1 ppm ist daher insbesondere im Fleisch von großen und alten Schwertfischen, Haien und Thunfischen zu rechnen. Auch in anderen fettreichen Fischen wie Aal, Barsch, Rotbarsch, Steinbeißer, Heilbutt und Seeteufel reichert sich Quecksilber an. Nur wenig Quecksilber enthalten Heringe und Lachs, wenn sie schon in jungen Jahren gefangen werden. Fische aus Ostsee und Mittelmeer sind meistens etwas stärker mit Quecksilber belastet als Fische aus den großen Ozeanen. Bei den meisten hier im Handel erhältlichen Meeresfischen liegt der Quecksilbergehalt unter der zulässigen Grenze von 0,3 ppm.

Das Quecksilber liegt in den Fischen zumeist in der besonders giftigen Form **Methylquecksilber** vor. Im Menschen verbleibt es als schleichendes Gift und schädigt die Organe Leber, Nieren, Milz und auch das Gehirn. Methylquecksilber steht im Verdacht, das Herzinfarktrisiko zu erhöhen. Bei Ungeborenen, Säuglingen und Kleinkindern muss bei Aufnahme von Quecksilber mit erheblichen gesundheitlichen Beeinträchtigungen des Zentralnervensystems und des Gehirns gerechnet werden. Schwangere und stillende Frauen sollten wie auch Kleinkinder auf den Verzehr von großen, alten und fetten Raubfischen verzichten.

> *Schwangere, stillende Frauen und Kleinkinder sollten keine Raubfische essen!*

Wegen der allgemeinen Belastung von Fischen mit Umweltchemikalien sollten Verbraucherinnen und Verbraucher in der Woche nicht mehr als zwei Portionen Fisch essen.

Beim Verzehr von rohem oder ungenügend erhitztem Fisch besteht die Gefahr, dass die darin enthaltenen *Parasiten* wie Fadenwürmer oder Fischbandwürmer sich im Magen-Darm-Trakt des Menschen weiterentwickeln. Beim Befall mit Fadenwürmen kann es zu Bauchschmerzen, Übelkeit, Durchfall und anderen Beschwerden kommen, eventuell auch zu einem Darmverschluss. Fischbandwürmer kommen an Küsten, Flüssen und Binnenseen Europas vor. Sie können im Menschen bis zu 20 m lang werden und verursachen wenig auffällige Krankheitsbilder. Jedoch muss in einigen Fällen mit Komplikationen gerechnet werden, die sich in neurologischen Beschwerden äußern. Durch ausreichendes Erhitzen sowie durch Tiefgefrieren von Frischfisch über mindestens eine Woche werden die Parasiten abgetötet. Fische aus der Tiefsee sind frei von Parasiten. Ansteckungsquellen mit diesen Parasiten können Fischgerichte wie Sushi und Sashimi, aber auch Matjesheringe sein. Zur

> *Für Sushi nur Tiefseefisch oder tiefgefrorenes Fischfleisch verwenden!*

Herstellung dieser Erzeugnisse sollten daher Fische aus küstennahen Gewässern nur nach dem Tiefgefrieren verwendet werden. Sushi ist gesundheitlich unbedenklich, wenn das Lebensmittel in der Tiefkühltruhe lag und vor dem Verzehr aufgetaut wird oder wenn die verwendeten Fische aus der Tiefsee kommen.

Wer im Urlaub in tropischen Ländern dort heimische Raubfische isst, kann sich mit *Ciguatoxinen* vergiften. Es handelt sich dabei um Stoffwechselprodukte von Algen, die auf Korallenriffen vorkommen. Die Algen werden von kleinen Fischen und diese wiederum von Raubfischen gefressen. Bei einer Vergiftung treten bald Magen-Darm-Beschwerden auf, gefolgt von Nervenschädigungen wie Taubheitsgefühle und Muskelschmerzen. In Deutschland waren solche Vergiftungen im Jahr 2013 bei 13 Personen nach dem Verzehr von Red-Snapper-Filets aufgetreten.

Zunehmend werden Fische aus Aquakulturen verkauft. Da solche Fische auf sehr engem Raum leben, besteht die Gefahr, dass eine ganze Kultur von Krankheitserregern und Parasiten befallen wird. In solchen Fällen werden daher zur Behandlung und Vorbeugung die entsprechend erforderlichen *Tierarzneimittel* eingesetzt. Inzwischen gibt es bereits Öko-Aquakulturen, bei denen auf den Einsatz von Tierarzneimitteln und auch auf die Aufzucht von gentechnisch veränderten Fischen verzichtet wird. Auch werden zunehmend für verschiedene Fischarten auf internationaler Ebene Standards für umweltfreundliche und sozialverträgliche Aquakulturen festgelegt.

Fischdauerwaren

Fischerzeugnisse werden bei uns in großer Vielfalt angeboten. In den Regalen der Lebensmittelgeschäfte finden wir Fische zum Beispiel geräuchert und eingeschweißt in Kunststofffolien, in Konservendosen oder in Kunststoffbehältern, eingelegt in einer Marinade oder als Teil von Salaten. Werden Fischerzeugnisse falsch gelagert, so können aus dem Fischeiweiß erhebliche Mengen an *Histamin* entstehen, die je nach Empfindlichkeit der Verbraucher kurz nach der Mahlzeit Hautrötungen, Kopfschmerzen und Übelkeit auslösen. Daher sollten Sie die in Konservendosen verpackten Fische, insbesondere Thunfisch, alsbald nach dem Öffnen der Dosen essen. Geräucherte Makrelen und Matjesheringe bilden bei fortgeschrittener Reifung ebenfalls zunehmend Histamin. Wird zu solchen bereits leicht verdorbenen Lebensmitteln reichlich Alkohol getrunken, können die Krankheitssymptome verstärkt auftreten.

Thunfisch aus der geöffneten Konservendose, geräucherte Makrelen und Matjesheringe nicht längere Zeit bei Zimmertemperatur aufbewahren!

Die mit Fisch hergestellten Salate wie zum Beispiel Heringssalate sollten Sie nicht bei Zimmertemperatur aufbewahren, da sie sonst schnell verderben.

Die geräucherte Buttermakrele, auch geräucherter Butterfisch genannt, hat einen hohen Gehalt an **Wachsestern** im Fett. Werden geräucherte Buttermakrelen in größeren Mengen gegessen, so können sie bei empfindlichen Personen Magen-Darm-Beschwerden hervorrufen.

In Räucherfischen kann in seltenen Fällen das anaerobe Bakterium **Clostridium botulinum** enthalten sein. Wenn an das Lebensmittel Sauerstoff der Luft gelangen kann, entwickeln sich die Bakterien kaum. Befinden sich diese Bakterien jedoch in Lebensmitteln, die luftdicht verpackt sind und werden dabei Temperaturen von mehr als 7 °C erreicht, so vermehren sich die Bakterien und bilden Giftstoffe. Nach dem Verzehr solcher Lebensmittel kann es zu Übelkeit, Durchfall oder Verstopfung und schließlich zu schweren Atemlähmungen kommen. Es ist daher wichtig, Räucherfische in luftdichten Vakuumverpackungen nach dem Einkauf sofort in den Kühlschrank zu stellen.

Auch **Listerien** können gelegentlich in vakuumverpackten Räucherfischen enthalten sein. Diese Bakterien vermehren sich in Lebensmitteln, wenn auch langsam, selbst bei Kühlschranktemperaturen. Für ältere und immungeschwächte Personen sowie für Schwangere besteht die Gefahr, dass beim Verzehr von Räucherfischen, die mit Listerien belastet sind, schwere, manchmal tödlich verlaufende Formen der Listeriose auftreten. Daher sollten Sie beim Kauf von Räucherfischen in Vakuumverpackungen darauf achten, dass die Kühlkette bis zum heimischen Kühlschrank nicht unterbrochen wird.

Untersuchungen haben gezeigt, dass manche Räucherfische in Vakuumverpackungen bereits vor Ablauf des Mindesthaltbarkeitsdatums hohe Gehalte an Keimen aufweisen. Daher sollten Sie diese Erzeugnisse nicht mehr verzehren, wenn das Mindesthaltbarkeitsdatum überschritten ist. Fische, die noch vor Ablauf dieses Datums keinen frischen Geruch mehr aufweisen, sollten Sie ebenfalls entsorgen. Kaufen Sie daher Räucherfische in Vakuumverpackungen möglichst nicht auf Vorrat, sondern essen Sie diese Fische alsbald nach dem Kauf.

Bei in Vakuum verpackten Räucherfischen die Kühltemperatur von + 7 °C nicht überschreiten!

Räucherfische möglichst lange vor Ablauf des Mindesthaltbarkeitsdatums verbrauchen!

Räucherfisch sollte nicht zu häufig in größeren Mengen verzehrt werden, da beim Räuchern auch Spuren von **polyzyklischen aromatischen Kohlenwasserstoffen** wie zum Beispiel das krebserzeugende **Benzpyren** auf das Lebensmittel gelangen.

Muscheln, Austern und Garnelen

Frische Muscheln und Austern sind leicht verderblich. Sie sollten sie daher nicht sehr lange im Kühlschrank aufbewahren. Muscheln müssen vor der Zubereitung noch leben. Lebende Muscheln und Austern haben ihre Schalen geschlossen oder sie öffnen nur einen schmalen Spalt, den sie bei Berührung schließen. Wenn Sie Muscheln in heißes Wasser geben, so öffnen die lebenden Muscheln ihre Schalen. Muscheln mit geschlossenen Schalen müssen Sie nach dem Kochen aussortieren und dürfen sie nicht essen. Bei der Zubereitung von Gerichten müssen die Muscheln ausreichend erhitzt werden.

Wahrscheinlich kennen Sie auch den Ratschlag, dass Muscheln in den Monaten, die kein »r« in ihrem Namen haben (Mai bis August), nicht gesammelt und gegessen werden sollen. Der Grund dafür ist, dass Muscheln in den Sommermonaten *Algengifte* enthalten können.

Muscheln haben die Eigenschaft, aus dem Meerwasser Algen und andere Mikroorganismen aufzunehmen. Dabei können auch solche dabei sein, die Giftstoffe produzieren. Muscheln lagern diese Algengifte in ihrem Fleisch ein. In den Sommermonaten vermehren sich die Algen stark, sodass es zu einer »Algenblüte« kommt und die Muscheln größere Mengen an Algengiften aufnehmen. Algen können unterschiedliche Gifte bilden. Aus diesem Grund variieren die Krankheitsbilder, die beim Verzehr von Muscheln ausgelöst werden, wenn sie Algengift enthalten. In solchen Fällen treten zumeist Magen- und Darmkrankheiten auf. Wenn von den Muscheln aus dem Meeresplankton das Nervengift *Saxitoxin* aufgenommen wird, entstehen neurologische Erkrankungen, wie zum Beispiel Missempfindungen im Mundbereich, Kribbeln, Brennen und Übelkeit. Die meisten Algengifte werden beim Erhitzen nicht zerstört.

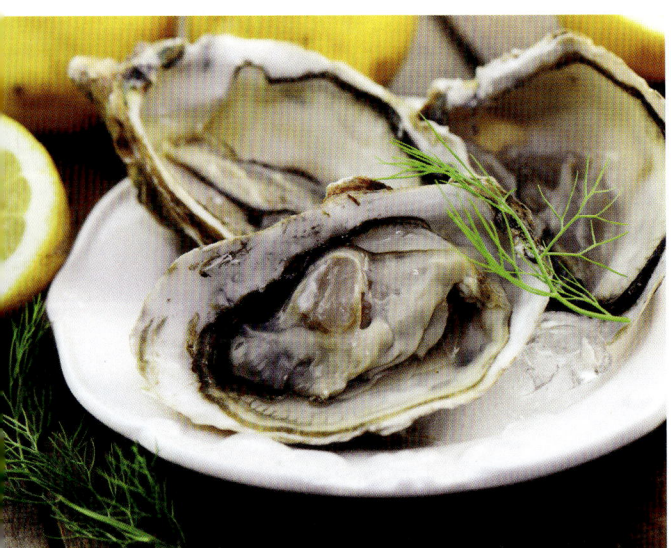

Muscheln und Austern nehmen in verunreinigten Gewässern *Viren* auf und reichern sie an. Häufig sind dies *Noroviren* oder aber auch *Hepatitis-A-Viren*. Noroviren verursachen Magenkrämpfe, Übelkeit und Erbrechen. Hepatitis-Viren rufen bei Menschen Gelbsucht hervor. Um diese Viren abzutöten, müssen Muschelgerichte mindestens zwei Minuten bei Temperaturen von 85–100 °C erhitzt werden. Wer in Urlaubsländern gerne Austern roh isst, sollte sich vorsorglich zuvor gegen Hepatitis-Viren impfen lassen, um einer Krankheit vorzubeugen.

Da die Viren im Küchenbereich von infizierten Muscheln und Austern auf andere Lebensmittel übertragen werden können, sollten Sie bei ihrer Verarbeitung, wie bei anderen tierischen Lebensmitteln, strenge Hygienemaßnahmen treffen. So sind rohe Muscheln und Austern von fertig zubereiteten Lebensmitteln getrennt aufzubewahren. Alle Küchengeräte, die bei der Zubereitung von Muscheln und Austern verwendet werden, sollten Sie sorgfältig reinigen, bevor Sie damit andere Lebensmittel bearbeiten. Sie sollten Muscheln und Austern, die Sie in Strandnähe finden, nicht auflesen und essen. Bei den gewerblich geernteten Muscheln und Austern ist die Gefahr einer Vergiftung durch Algengifte und Viren gering, da an die Gewässergüte von gewerblich genutzten Muschel- und Austernbänken strenge Anforderungen gestellt werden.

Nur lebende Muscheln verwenden, bei denen die Schalen geschlossen oder nur einen Spalt weit geöffnet sind!

Garnelen enthalten reichlich **Cholesterin**, das das Arterioskleroserisiko erhöht.

Darüber hinaus weisen Krustentiere, Jakobsmuscheln, aber auch Ölsardinen, Sardellen und die Haut von Fischen einen erhöhten Gehalt an **Purinen** (Eiweißbestandteile) auf, die bei Personen, die zu Gicht neigen, Anfälle auslösen können. Daher sollten sie diese Lebensmittel nicht regelmäßig in größeren Mengen verzehren.

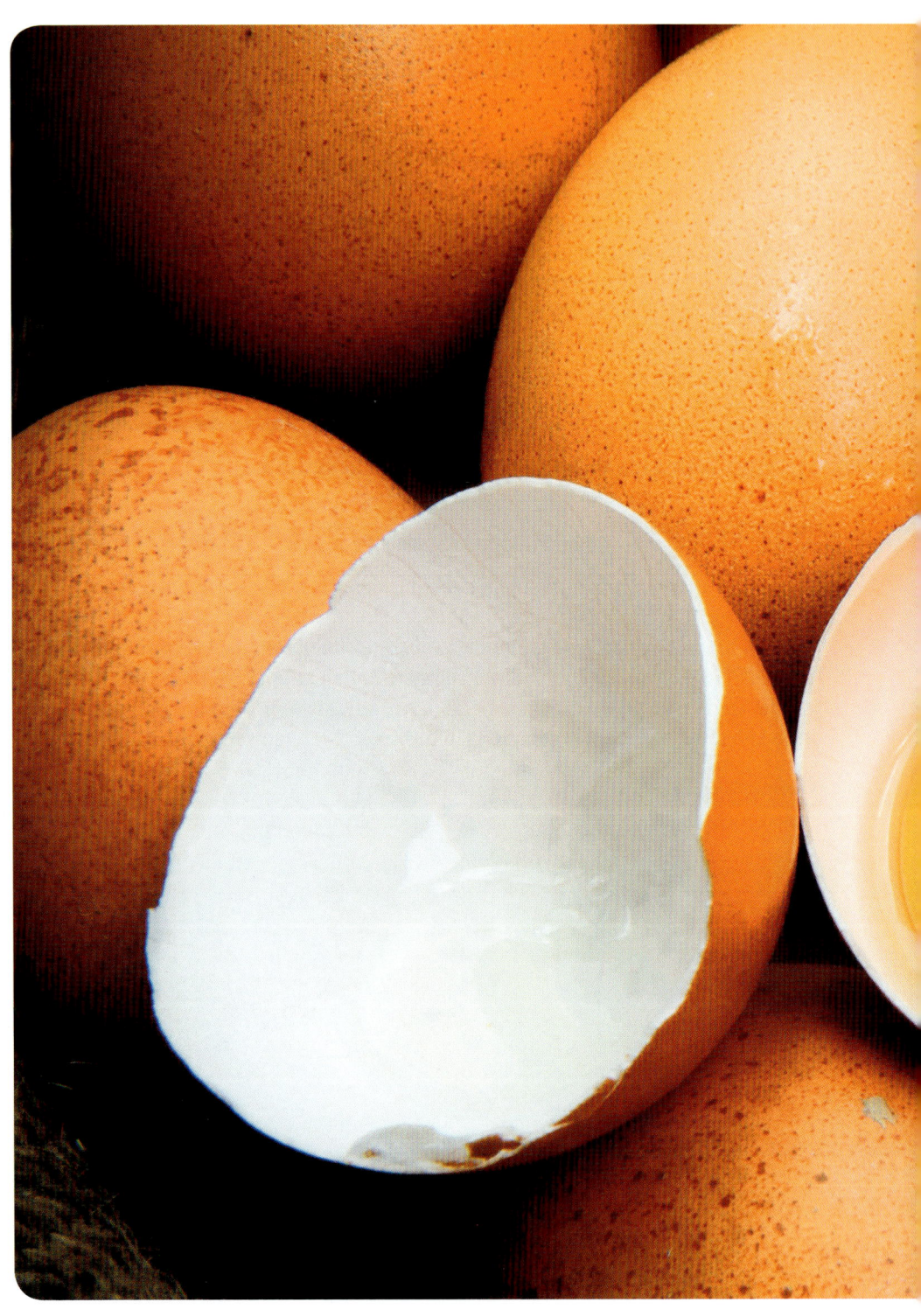

Ein faules Ei verdirbt den ganzen Brei

Eier haben eine geschlossene Schale – sind aber deshalb nicht unbegrenzt lagerfähig. Vor allem zur Zubereitung nicht erhitzter Süßspeisen und Eierlikör sollten frische Eier verwendet werden.

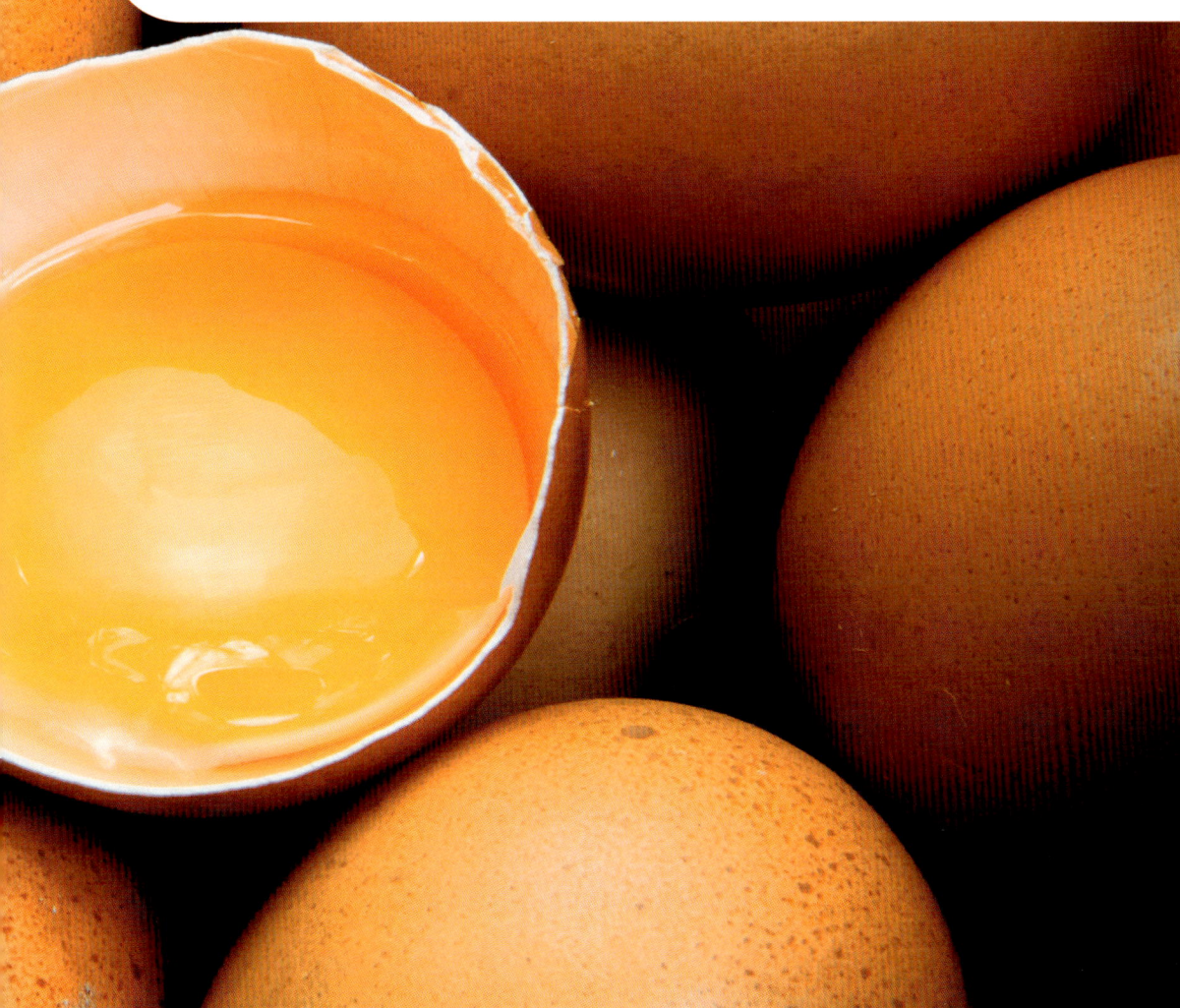

Frische Eier

Sie essen keine Eier zum Frühstück? Wahrscheinlich haben Sie gehört oder gelesen, dass Eier den Cholesterinspiegel im Blut erhöhen und dadurch das Risiko eines Herzinfarktes oder eines Schlaganfalls steigt. Ob dies tatsächlich zutrifft, darüber sind sich Fachleute jedoch nicht einig. Vorsichtshalber sollten Sie aber ihren Konsum an Eiern klein halten und in einer Woche nicht mehr als zwei bis drei Eier essen. Dies gilt insbesondere, wenn Sie einen erhöhten Cholesterinspiegel im Blut haben, an Fettstoffwechselstörungen oder an Herz-Kreislauf-Krankheiten leiden. Auf Eier, ob gebraten, gekocht oder in Form von Eierspeisen, sollten Sie aber nicht völlig verzichten, weil sie wertvolle Nährstoffe, insbesondere hochwertiges Eiweiß, enthalten. Im Eiklar sind die wasserlöslichen Vitamine, im fettreichen Eigelb die fettlöslichen Vitamine eingebunden. Dies sind insbesondere die Vitamine A und Pro-Vitamin A (Carotin) sowie die Vitamine D, B_{12} und Biotin. Darüber hinaus sind im Ei wichtige Mineralstoffe wie zum Beispiel Eisen und Selen enthalten. Eierspeisen sind daher ein- oder zweimal in der Woche ein idealer Ersatz für Fleischgerichte.

> *Keine Eier mit verschmutzten oder gebrochenen Schalen kaufen!*
>
> *Eier nach dem Kauf im Kühlschrank zwischen + 5° und 7°C aufbewahren!*
>
> *Eier, die älter als 10 Tage sind, mindestens 7 bis 8 Minuten hart kochen oder gut durchgaren!*

Doch seien Sie vorsichtig beim Öffnen von rohen Eiern, denn sie können krankheitserregende Keime, insbesondere *Salmonellen,* enthalten. In vielen Hühnerfarmen haben die Tiere solche Bakterien in ihrem Magen-Darm-Trakt. Diese gelangen über die Eierstöcke direkt in die von ihnen gelegten Eier. Salmonellen können aber auch vom Kot der Hühner über die verschmutzte Schale in das Innere der Eier gelangen. Entsorgen Sie daher die Schalen von rohen Eiern sorgfältig und reinigen sie Hände und Gerätschaften von anhaftendem Flüssigei, damit keine Krankheitserreger auf andere Lebensmittel gelangen. Frische Eier, die nicht länger als zehn Tage im Kühlschrank lagen, können Sie in rohem Zustand in der Regel unbedenklich verzehren. Bis zu diesem Zeitpunkt vermehren sich die im Ei enthaltenen Bakterien bei kühler Lagerung nicht wesentlich. Danach verlieren die Schutzsysteme im Ei stetig ihre Wirkung und die Salmonellen können sich bei unsachgemäßer Lagerung explosionsartig vermehren. Werden mit solchen Eiern Speisen ohne Erhitzen hergestellt und gegessen, führt dies nach frühestens sechs Stunden, spätestens aber nach drei Tagen zu Durchfall, oft auch verbunden mit Erbrechen und Kopfschmerzen. Kleinkinder, ältere und kranke Menschen reagieren besonders empfindlich auf Salmonellen.

Das Alter und damit die Frische von Eiern können Sie über das auf der Packung angegebene Mindesthaltbarkeitsdatum berechnen: Das Mindesthaltbarkeitsdatum beträgt bei Hühnereiern generell 28 Tage. Wenn Sie von der Angabe des Mindesthaltbarkeitsdatums (zum Beispiel 30. Januar) 28 Tage abziehen, erhalten Sie das Legedatum (in diesem Fall 2. Januar). Die Zahl der Tage vom Legedatum bis zum Tag des Einkaufs (gekauft am 10. Januar) ergeben einen Hinweis auf die Frische des Eis: Das Ei ist in diesem Beispiel 8 Tage alt.

Eiklar und Eigelb, das beim Backen oder Kochen übrig geblieben ist, können Sie bis zu vier Tagen im Kühlschrank aufbewahren. Sie halten sich im Tiefkühlfach bis zu vier Monaten. Entgegen dem Hinweis auf einigen Verpackungen sollten Sie Eier bereits ab dem zehnten Tag nach dem Legedatum nur noch gut erhitzt essen. Erst bei einer Temperatur von +70 °C werden Salmonellen innerhalb von 10 Minuten abgetötet. Je höher die Temperatur, umso schneller geschieht dieser Vorgang. Beim Zubereiten von Frühstückseiern, Omelette und Rühreiern aus Eiern, die älter als zehn Tage sind, ist daher auf eine ausreichende Erhitzung zu achten. Frühstückseier sollten mindestens 5 Minuten in sprudelndem Wasser gekocht werden. Spiegeleier werden möglichst auf beiden Seiten gebraten. Rühreier sollten nur noch aus festem Eiweiß und Eigelb bestehen. Enteneier und Gänseeier sind fast immer stark mit Salmonellen belastet. Daher dürfen solche Eier nicht für Speisen verwendet werden, die nicht oder nur kurz gegart werden. Enteneier müssen mindestens 10 Minuten, Gänseeier mindestens 15 Minuten gekocht werden, bis auch das Eigelb hart ist. Enten- und Gänseeier eignen sich am besten zum Kochen und Backen.

Auf jedem Hühnerei, das Sie in den Lebensmittelgeschäften kaufen, ist ein Code, bestehend aus Zahlen und Buchstaben, aufgedruckt. Die erste Zahl gibt an, wie die Henne gehalten wurde, die das Ei gelegt hat. Eine 1 bedeutet Freilandhaltung, eine 2 Bodenhaltung und eine 3 Käfighaltung. Die beiden nachfolgenden Buchstaben weisen darauf hin, aus welchem Land das Ei kommt. Zum Beispiel steht DE für Deutschland und AT für Österreich. Die restlichen Zahlen geben bei deutschen Eiern Hinweise, aus welchem Bundesland und von welchem Hühnerhof das Ei stammt.

Dessertspeisen, Saucen und Füllungen bei Backwaren

Bei der Herstellung einer großen Zahl von Speisen im Haushalt wird rohes Eiweiß, meistens als Eischnee, oder rohes Eigelb verwendet. Wenn Sie solche Speisen nicht erhitzen, bleiben die über das Ei in die Speisen eingebrachten Bakterien, zumeist Salmonellen, aktiv und können sich bei Zimmertemperatur stark vermehren. Daher ist es wichtig, dass Sie solche Speisen möglichst nur mit Eiern herstellen, die höchstens zehn Tage alt sind (Berechnung der Frische

Für Speisen, die mit flüssigem Eiweiß oder Eigelb hergestellt, danach aber nicht erhitzt werden, nur frische, höchstens zehn Tage alte Eier verwenden!

Solche Speisen innerhalb von zwei Stunden essen oder aber sofort in den Kühlschrank stellen!

siehe oben), da ältere Eier große Mengen an Salmonellen enthalten können. Speisen mit rohen Eiern sollten Sie nach ihrer Zubereitung möglichst rasch auf Kühlschranktemperatur kühlen, sofern sie nicht alsbald gegessen werden. Bei unsachgemäßer Herstellung im Haushalt können Salmonellen insbesondere in folgenden mit Ei hergestellten Speisen enthalten sein:

>> Dessertspeisen wie Tiramisu, Orangen- und Zitronencremes und Weinschaum;

>> Süßspeisen mit untergehobenem Eischnee oder Eigelb, zum Beispiel Mousse au Chocolat und Pudding;

>> Ei enthaltende Buttercreme und ähnliche Füllungen bei Backwaren;

>> Speisen wie abgekühlter Grießbrei, die mit roher Ei-Masse verfeinert werden;

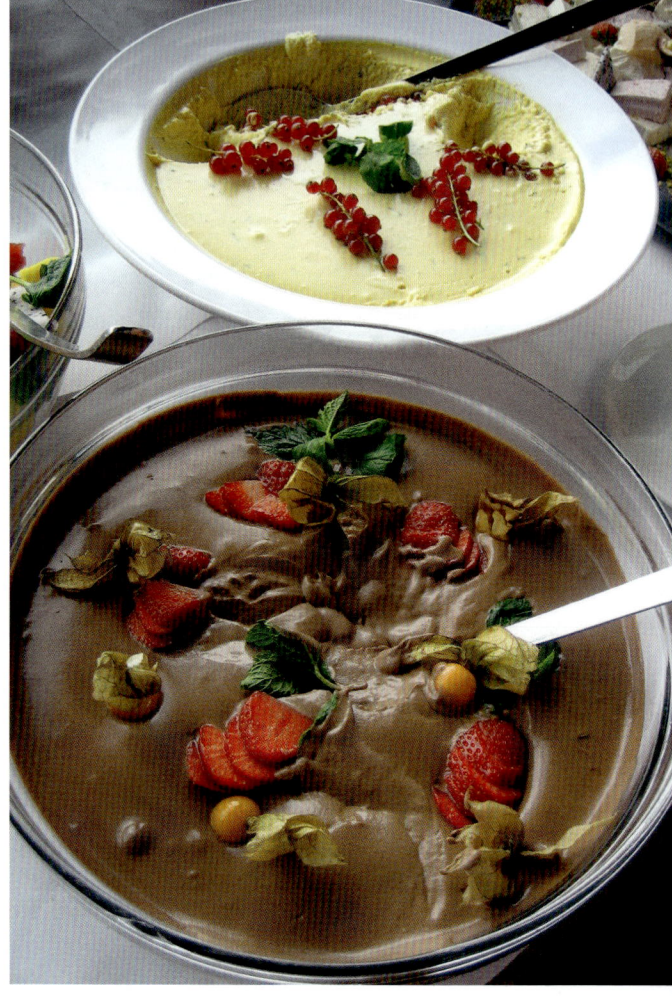

>> Saucen, die nicht ausreichend erhitzt werden, zum Beispiel Mayonnaise, Sauce Hollandaise, Sauce Bearnaise sowie mit solchen Saucen zubereitete Salate wie Kartoffel-, Fleisch- und Nudelsalate.

Werden solche Speisen im Haushalt, in Kantinen, in Heimen und ähnlichen Einrichtungen unter unzureichenden hygienischen Bedingungen zubereitet und nicht sachgerecht aufbewahrt, so muss bei ihrem Verzehr mit gesundheitlichen Beeinträchtigungen gerechnet werden. Eine Infektion mit Salmonellen äußert sich in Durchfällen, Magenkrämpfen und Kopfschmerzen. In manchen Fällen ist der Durchfall so stark, dass eine Behandlung im Krankenhaus erforderlich wird. Da von solchen Speisen häufig mehrere Personen essen, können ganze Gruppen von Personen krank werden.

Erzeugnisse dieser Art, die industriell hergestellt und verpackt in den Handel kommen, enthalten keine Krankheitserreger. Jedoch können zum Beispiel in Konditoreien und Bäckereien Creme-Torten mit Bakterien infiziert werden, wenn sie mit einem Tortenmesser geschnitten werden, das längere Zeit in einem nicht sauber gehaltenen Wasserbehälter aufbewahrt wurde.

Ostereier

Mit ihren bunten Farben und Bemalungen sind Ostereier eine Freude für das Auge. Da sie hart gekocht werden, sind sie bis zu 30 Tage haltbar. Dies gilt jedoch nur, wenn die Eierschalen unbeschädigt sind. Über Risse in der Schale können Bakterien in das Innere von hart gekochten Eiern gelangen und sich dort vermehren. Feine Risse in der Schale entstehen zum Beispiel, wenn Sie die Eier nach dem Kochen mit kaltem Wasser abschrecken. Auch wenn Sie die Schalen der Eier abwaschen und abreiben, können sie ihre Abwehrfunktion gegen Bakterienbefall verlieren. In allen diesen Fällen verderben die harten Eier innerhalb weniger Tage. Sie sollten Ostereier nicht in Körbchen legen, die Sie mit selbst gesammeltem Moos aus dem Wald oder mit frischem Gras gepolstert haben. Befinden sich darauf Krankheitskeime, so können sie durch die feinen Risse in den Schalen in die Eier gelangen. Auch sollten Sie gefärbte Eier nicht längere Zeit der Sonne aussetzen. Über Nacht sind die Ostereier im Kühlschrank am besten aufgehoben.

> *Zum Auspusten nur frische Eier verwenden!*
>
> *Darauf achten, dass bei Kindern kein Flüssigei in den Mund gelangt!*

Haben Sie schon einmal bei einem hartgekochten Ei, das Sie aufgeschnitten haben, festgestellt, dass eine grün-graue Schicht das Eigelb umgibt? Solche Eier können Sie unbedenklich essen. Die Verfärbung tritt bei Eiern auf, die länger als zehn Minuten gekocht wurden. Dabei reagieren die im Ei natürlich enthaltenen Stoffe Eisen und Schwefel im Eiweiß zu dunkel gefärbtem Eisensulfid.

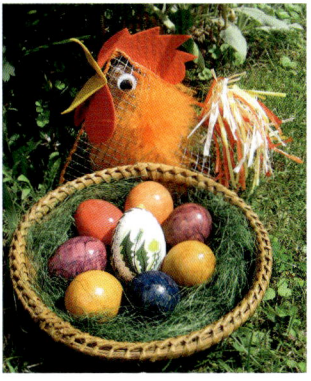

Werden Eier ausgeblasen, um sie anschließend anzumalen, so sollte insbesondere bei Kindern darauf geachtet werden, dass kein flüssiges Ei in den Mund gelangt. Schon kleine Mengen können eine Infektion mit Salmonellen hervorrufen, die zu Durchfällen, oft auch Erbrechen und Kopfschmerzen führt. Flüssiges Ei, das sich nach dem Ausblasen auf den Händen, Arbeitsflächen und auf dem verwendeten Werkzeug befindet, muss sorgfältig entfernt werden, da sonst andere Lebensmittel, die damit in Berührung kommen, infiziert werden.

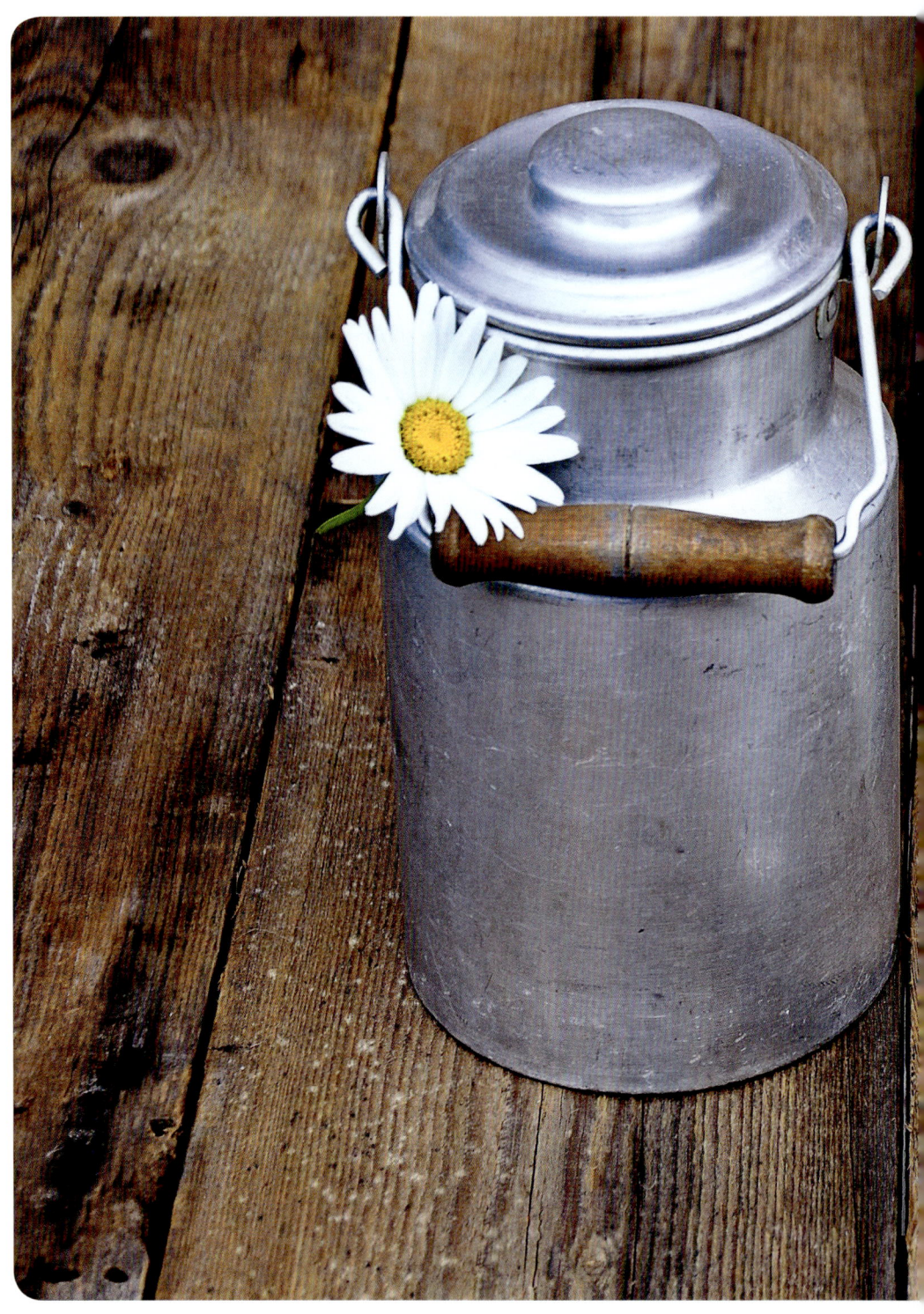

Milch macht munter

Milch und Milchprodukte sind gute Calciumlieferanten, werden von manchen Menschen aber schlecht vertragen. Gesundheitliche Probleme können Rohmilchprodukte verursachen.

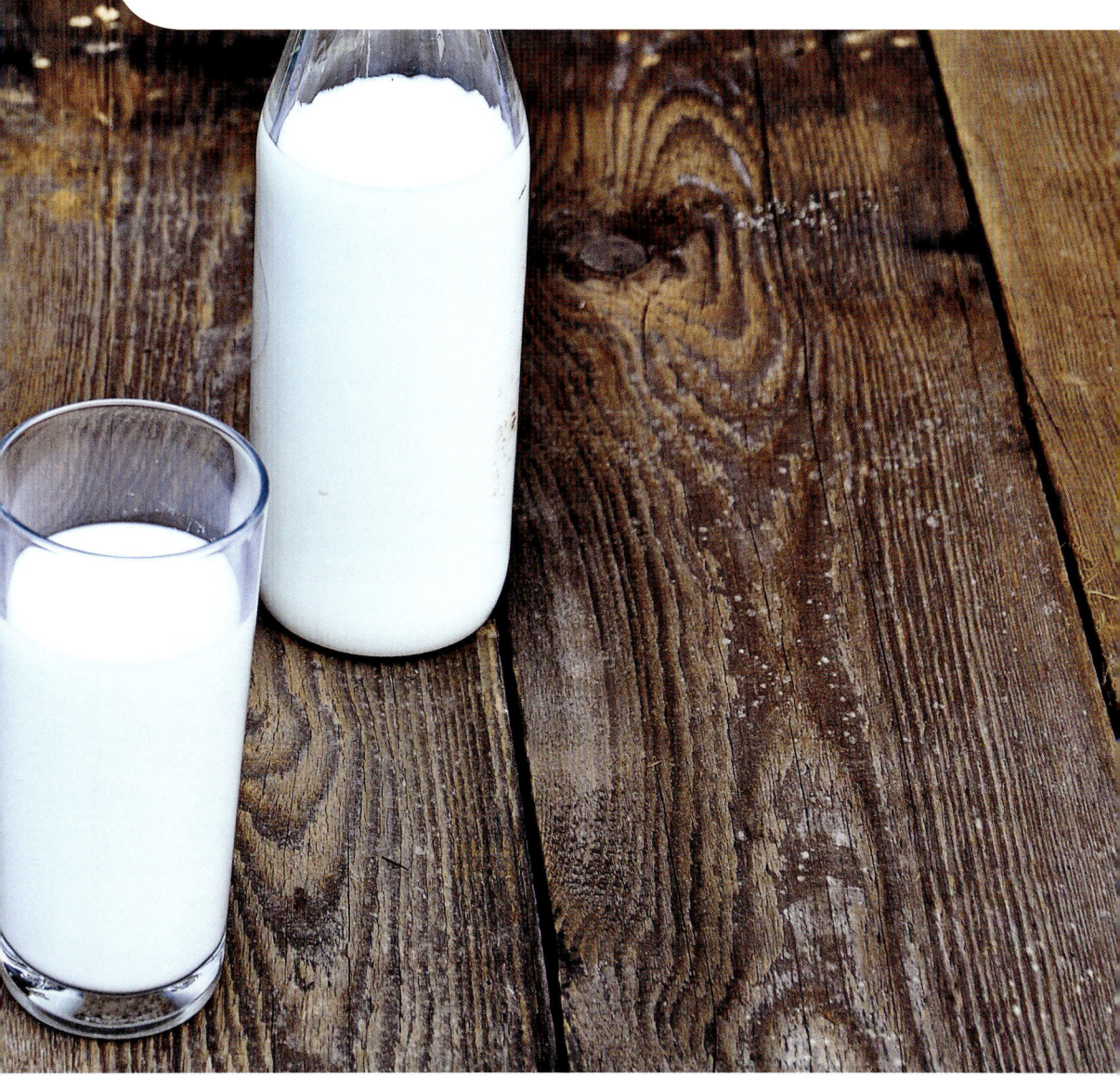

Milch

Milch ist insbesondere für Kinder und Jugendliche ein wichtiger Bestandteil einer gesunden Ernährung, denn sie enthält viele Nährstoffe, die unser Körper braucht: Das Milcheiweiß hat eine hohe biologische Wertigkeit. Kohlenhydrate sind in der Milch in Form von Milchzucker (Laktose) enthalten und verleihen ihr einen leicht süßlichen Geschmack. Milchzucker hat einen positiven Einfluss auf die Darmflora. Laktosefreie Milch wird für Verbraucher angeboten, die an einer Laktoseintoleranz leiden. Milch ist darüber hinaus ein wichtiger Calciumlieferant. Ebenfalls hoch sind die Gehalte an Vitamin A, B_2 und B_{12}. Aber auch die Vitamine A, D, E, K und Folsäure sind in der Milch enthalten. Das Milchfett ist wegen der feinen Emulgierung leicht verdaulich. Es enthält jedoch rund 65 % *gesättigte Fettsäuren* sowie *Cholesterin.* Diese Stoffe können sich bei einem dauerhaften reichlichen Verzehr aus gesundheitlicher Sicht nachteilig bemerkbar machen. Darüber hinaus ist Milch wegen ihres Gehaltes an Fett und Milchzucker kalorienreich. Übergewichtige Personen sollten aus diesem Grund fettarme Milch oder Magermilch bevorzugen. Dies gilt auch für Personen, die einen zu hohen Cholesteringehalt im Blut haben. Wer sich vegan ernährt und somit Lebensmittel meidet, die von Tieren stammen, sollte berücksichtigen, dass Milch und Milchprodukte unsere wichtigsten Quellen für die Zufuhr von Calcium sind. Einige Käsesorten enthalten im Vergleich zu Nüssen und Gemüsearten das 10- bis 20-Fache an Calcium. Dieser Stoff ist ein wichtiger Baustein für unsere Knochen und wird in unserem Körper für viele physiologische Vorgänge benötigt.

Da beim Melken der Kühe krankheitserregende Bakterien, zum Beispiel *Campylobacter*, *Salmonellen (EHEC)* und insbesondere *Listerien,* in die Milch gelangen können, wird Milch üblicherweise vor dem Verkauf erhitzt (pasteurisiert) oder auf andere Weise behandelt, sodass diese Bakterien keine Krankheiten auslösen können. Auch eventuell vorhandene Mykobakterien, die in der Milch von Kühen mit Rindertuberkulose sein können, werden beim Pasteurisieren abgetötet. Die Haltbarkeit von im Handel erhältlicher Milch ist je nachdem, welches Verfahren zu ihrer Haltbarmachung bei ihrer Verpackung angewandt wurde, unterschiedlich lang. Durch die Verfahren treten lediglich bei H-Milch, die kurz auf 135 bis 150 °C erhitzt wird, geringe Nährstoffverluste und leichte geschmackliche Veränderungen auf. Sobald Sie jedoch die Packungen von pasteurisierter Frischmilch, ESL-Milch (Milch mit längerer Haltbarkeit) oder H-Milch (hocherhitzte Milch) öffnen, verdirbt der Inhalt im Kühlschrank meist schon nach zwei bis drei Tagen. H-Milch ist somit nach dem Öffnen einer Packung keineswegs länger haltbar als die beiden anderen Milchsorten. Da in behandelter Milch Milchsäurebakterien fehlen, wird sie nicht sauer, sondern verdirbt.

Rohmilch, die nicht wärmebehandelt ist, wird in den Regalen der Geschäfte als »Vorzugsmilch« angeboten. Sie muss innerhalb von vier Tagen verbraucht werden. Auch auf gut kontrollierten Bauernhöfen kann Rohmilch als »Rohmilch ab Hof« erworben werden. Säuglinge, Kleinkinder, ältere und andere immungeschwächte Personen sowie Schwangere sollten jedoch keine Rohmilch trinken, da es unter Umständen zu schwerwiegenden Krankheiten kommen kann. Wenn Kindergartengruppen oder Schulklassen Ausflüge zu Bauernhöfen unternehmen und die Kinder dort von der frisch gemolkenen unbehandelten Milch trinken dürfen, kommt es immer wieder zu Krankheitsausbrüchen.

> *Schwangere, Säuglinge Kleinkinder, ältere und andere immungeschwächte Personen sollten keine Rohmilch trinken!*

Bio-Milch wird in Betrieben gewonnen, die Tiere artgerecht halten und füttern. Da in Bio-Betrieben die Milchkühe weniger Kraftfutter, dafür mehr frisches Gras, Heu und Silage bekommen, geben sie weniger Milch als Kühe in konventionellen Betrieben. Dies macht sich jedoch im Hinblick auf eine bessere Milchqualität und auf eine bessere Tiergesundheit bemerkbar.

Aus Milch wird eine Vielzahl von ernährungsphysiologisch wertvollen Produkten hergestellt: Butter, Sahne, Joghurt, Quark und Käse sollten daher bei einer gesunden Ernährung nicht fehlen.

Käse

Wussten Sie, dass es bei uns mehr als 3000 Sorten Käse gibt? Diese Vielfalt beruht auch darauf, dass Käse nicht nur aus Kuh-, sondern auch aus Schaf-, Ziegen- oder Büffelmilch hergestellt werden kann. Zur Käseherstellung werden der Milch natürliches Lab, gentechnisch gewonnenes *Chymosin* als Laber satz oder Milchsäurebakterien zugegeben, die die Milch gerinnen lassen. Danach wird die wasserreiche Molke abgetrennt. Aus der Käsemasse werden anschließend durch verschiedene Verfahren die unterschiedlichen Käsesorten hergestellt. Käse enthält das ernährungsphysiologisch hochwertige Eiweiß *Kasein* und je nach der Fettstufe mehr oder weniger Milchfett. Auch die in der Milch enthaltenen Vitamine sind in den Produkten weitgehend enthalten. Der Milchzucker (Laktose) der Milch wird bei verschiedenen Käsesorten im Lauf der Reifung abgebaut, sodass länger gereifter Hartkäse auch von Personen mit Laktoseintoleranz vertragen wird. Sauermilchkäse wie zum Beispiel Harzer Käse und Camembert enthalten nur noch wenig vom wertvollen Calcium der Milch, da der Mineralstoff bei der Käseherstellung mit der Molke abgetrennt wird. Bei Labkäsesorten wie Hart- und Halbhartkäse verbleibt das Calcium dagegen weitgehend in der Käsemasse. Käsesorten mit hohem Fettgehalt sind kalorienreich. Da das Milchfett außerdem einen hohen Anteil an *gesättigten Fettsäuren* aufweist und auch *Cholesterin* im Käse enthalten ist, wird Personen mit Übergewicht oder hohem Cholesterinspiegel im Blut empfohlen, fettarme Käsesorten zu bevorzugen.

Vielen Käsesorten wird bei der Herstellung *Speisesalz* zugesetzt. Besonders hoch ist der Gehalt an Salz bei Schmelzkäse und bei Schimmelpilzkäse. Dies sollten Personen berücksichtigen, die zu höherem Blutdruck neigen und daher wenig salzhaltige Lebensmittel essen sollen.

Bei der Überlagerung einiger Käsesorten, besonders von Rohmilchkäsesorten, werden von Mikroorganismen aus dem Milcheiweiß *biogene Amine*, unter anderem *Histamin,* gebildet.

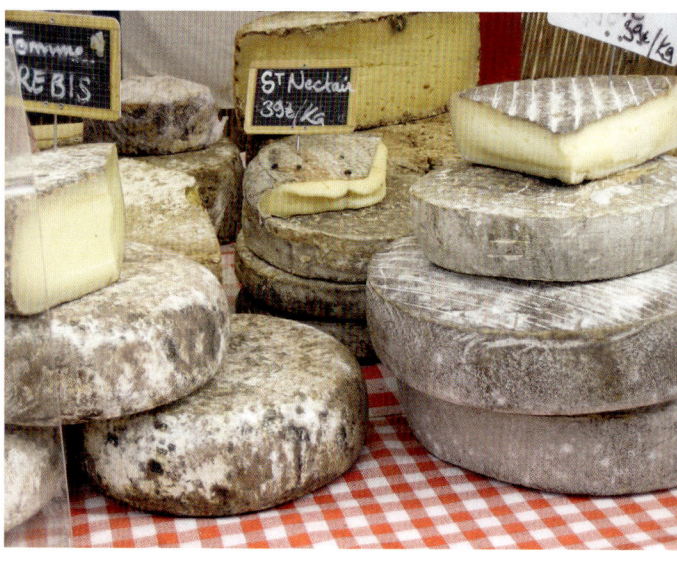

Solche Käse haben einen brennend-beißenden Geschmack. Bei einem kleinen Personenkreis verursachen solche überreifen Käse Kopfschmerzen und Übelkeit.

Das Aroma von Rohmilchkäse ist vielfältiger als das von Käse, der aus pasteurisierter Milch hergestellt wird. Bei der Reifung von Rohmilchkäse beteiligen sich außer den bei der Käseherstellung absichtlich zugesetzten Bakterien auch viele andere Mikroorganismen, die in der Rohmilch enthalten sind. Diese tragen zur Bildung zusätzlicher Aromastoffe bei. Da bei der Herstellung von Rohmilchkäse die Milch nicht pasteurisiert wird, können in den daraus hergestellten Erzeugnissen *Coli-Bakterien, Salmonellen, Staphylococcus aureus* sowie *Listerien* enthalten sein. Alle diese Bakterien können bei immungeschwächten Personen zum Teil schwere Krankheiten auslösen. Sie sollten daher auf Käsearten ausweichen, die aus pasteurisierter Milch hergestellt sind. Bei Käse, der nicht aus pasteurisierter Milch hergestellt wurde, ist auf der Verpackung ein Hinweis auf die Verwendung von Rohmilch angebracht.

Kleinkinder, Schwangere, ältere und andere immungeschwächte Personen sollten keinen Rohmilchkäse essen!

Listerien befinden sich häufig in der Rinde von Rohmilchweich-Käse. Während bei Personen mit gutem Immunsystem nach einer Infektion mit Listerien keine Krankheitssymptome auftreten, bekommen immungeschwächte Personen Magen-Darm-Beschwerden und grippeartige Erkrankungen. Im weiteren Verlauf können zentralnervöse Störungen auftreten. Bei Schwangeren kann die Infektion mit Listerien zu Früh- oder Fehlgeburten führen. Jedoch werden solche Fälle mit Listerien nur selten beobachtet.

Bei Hart- und Halbhartkäse, hergestellt aus pasteurisierter Milch, können während der Reifung und bei der Lagerung Krankheitserreger auf die Rinde gelangen. Bei einigen Käsearten wird daher die Rinde mit dem Antibiotikum *Natamycin* behandelt, um Infektionen zu vermeiden. Gelangt das Antibiotikum in den Magen-Darm-Trakt, so kann es möglicherweise die Darmflora nachteilig beeinflussen. Aus diesen Gründen sollte bei Hart- und Halbhartkäse die Rinde bis zu einer Tiefe von 5 Millimeter entfernt und nicht mitgegessen werden.

Haben sich auf Hartkäse bei der Lagerung im Haushalt Schimmel und somit auch *Schimmelpilzgifte* gebildet, so sollten Sie bei Hartkäse die betroffenen Stellen großzügig abschneiden. Bei Halbhartkäse, Weich- und Frischkäse kann sich der Schimmelpilz jedoch bereits im gesamten Lebensmittel ausgebreitet haben. Daher sollten Sie solchen Käse nicht mehr essen. Ausgenommen davon sind Schimmelpilzkäse wie Camembert und Roquefort, die mit gesundheitlich unbedenklichen Schimmelkulturen hergestellt werden.

Manche Arzneimittel sollten Sie nicht zusammen mit Milch oder Milchprodukten einnehmen. Einige Arzneistoffe, zum Beispiel in Mitteln zum Knochenaufbau und gegen Osteoporose (Bisphosphonate), können durch die Bindung mit dem Calcium der Milch in ihrer Wirkung geschwächt werden. Bei einer Therapie mit bestimmten Antibiotika wie Tetracyclin (nicht Doxycyclin) müssen zwischen der Arzneimitteleinnahme und dem Verzehr von Milch und Milchprodukten mindestens 2 Stunden liegen. Näheres ist den Beipackzetteln oder der Spezialliteratur zu entnehmen.

Haben Sie schon einmal »Kunstkäse« gegessen? Er wird gewerblich gern auf Pizzen oder beim Überbacken von Brötchen und Croissants verwendet. Käse-Imitate werden aus Pflanzenfett, Wasser, Eiweißpulver, Aromen und Farbstoffen preiswert hergestellt. Bei diesen Erzeugnissen darf auf die Verwendung von Käse nicht hingewiesen werden. So muss eine Pizza mit Käse-Imitat zum Beispiel als »Pizza mit Belag aus Pflanzenfett« angeboten werden. Wenn der Bäcker aber sein »Käse-Brötchen« frech mit einer Mischung aus Käse und Käse-Imitat überbäckt, werden Sie den »Kunstkäse« wahrscheinlich nicht wahrnehmen.

Speiseeis

Je heißer die Tage im Sommer, umso stärker ist die Lust auf Speiseeis, insbesondere bei Kindern. Speiseeis enthält viel Zucker und oft auch reichlich Fett und trägt somit, besonders wenn es zusätzlich zu den Hauptmahlzeiten gegessen wird, zur Aufnahme von zusätzlichen Kalorien bei. Speiseeis wird je nach Sorte aus Milch oder Milcherzeugnissen, Eiern, Wasser, Zucker, Früchten, Gewürzen und Aromastoffen durch Gefrieren hergestellt. Auch Farbstoffe und verschiedene Zusatzstoffe wie

Emulgatoren und Stabilisatoren dürfen dem Speiseeis zugesetzt werden. Speiseeis ist leicht verderblich. Daher wird so manches frisch zubereitete Speiseeis in Eisdielen und Verkaufswagen von der Lebensmittelüberwachung beanstandet, weil es zu viele Keime hat. Ursache dafür ist zumeist ein zu sorgloser Umgang bei der Herstellung und bei der Aufbewahrung von Speiseeis. Zwar vermehren sich die Bakterien in gefrorenem Speiseeis kaum, wenn es jedoch auftaut, finden die Keime einen guten Nährboden vor und vermehren sich rasch. Meist sind es **Enterobakterien**, die im Speiseeis der Eisdielen vorkommen. Diese können bei Menschen mit geschwächtem Immunsystem zu Magen- und Darmerkrankungen führen und Durchfälle auslösen.

Salmonellen kommen in Speiseeis nur noch selten vor, da heute in Eisdielen zur Speiseeisherstellung kaum noch Frischei verwendet wird.

> *Eisdielen meiden, die einen unhygienischen Eindruck machen!*

Doch sollten Sie vor dem Kauf von Eis in einer Eisdiele oder von einem reisenden Eisverkäufer einen Blick über die Theke werfen: Macht der Verkäufer oder die Verkäuferin und die Einrichtung einen ungepflegten und unsauberen Eindruck oder ist das Eis in den offenen Behältern an der Oberfläche leicht geschmolzen, so sollten Sie auf einen Kauf besser verzichten. Gleiches gilt, wenn die Eisportionierungszange in Töpfen mit schmutzigem Wasser steht, denn die Bakterien können sich darin besonders rasch vermehren. Von dort werden sie mit den Portionierern auf alle Eissorten in den Behältern übertragen. Von einem Kauf von abgepacktem Speiseeis in Kiosken und Gaststätten sollten Sie absehen, wenn dort die Packungen in stark vereisten, verschmutzten oder überfüllten Kühltruhen angeboten werden. Im Supermarkt sollten Sie Speiseeis erst zum Schluss in den Einkaufskorb legen, an heißen Sommertagen das Eis in isolierten Taschen sofort nach Hause bringen und es dort rasch in die heimische Kühltruhe stellen, wenn es nicht alsbald gegessen werden soll.

Joghurt

Werden der Milch bei Temperaturen von etwa 35°C Joghurt-Kulturen zugefügt, so bilden die darin enthaltenen Milchsäurebakterien nach wenigen Stunden aus dem Milchzucker Milchsäure. Die Milch wird auf diese Weise sauer und gerinnt. Je nachdem, welche Milchsäurebakterienarten in der zugesetzten Joghurt-Kultur enthalten sind, erhält der Joghurt einen frisch-sauren oder aber einen mild-säuerlichen Geschmack.

Milchsäure weist in ihrem Molekülaufbau zwei Formen auf, die sich durch ihr optisches Verhalten unterscheiden lassen. Milchsäure, die einen Lichtstrahl links herum dreht, wird als D-minus-Laktat, die rechtsdrehende Milchsäure als L-plus-Laktat bezeichnet. Die rechtsdrehende Milchsäure kommt im menschlichen Körper natürlich vor. Aus Joghurt wird sie daher leichter aufgenommen und ist aus ernährungsphysiologischer Sicht günstiger als die linksdrehende Form. Das Milchsäurebakterium *Lactobacillus acidophilus*, die einen milden Joghurt produziert, bildet zum Beispiel sehr viel mehr die erwünschte rechtsdrehende als die linksdrehende Milchsäure. Joghurt mit viel linksdrehender Milchsäure ist für Kleinkinder im Säuglingsalter ungeeignet, da sie diese Milchsäure noch nicht verarbeiten können.

Milchsäurebakterien sind nicht magensäure- und gallensaftresistent und gelangen daher nur selten durch Magen und Dünndarm bis in den Dickdarm. Dort sollen sie nach Angaben der Werbung für Joghurt das Immunsystem verbessern und weitere gesundheitsdienliche Eigenschaften ausüben. Die Lebensmittelindustrie

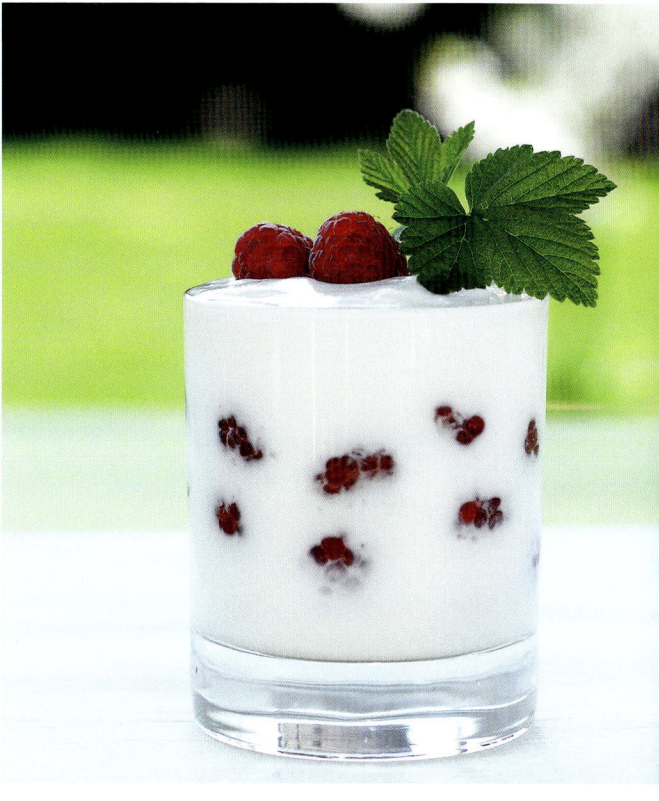

hat zu diesem Zweck Bakterienarten gezüchtet, die weniger empfindlich sind und in größerer Menge lebend bis zum Dickdarm gelangen. Da sich dort bereits Milliarden anderer Bakterienarten befinden, ist umstritten, ob sich die im Vergleich wenigen Milchsäurebakterien dort ansiedeln und ihre in der Werbung hervorgehobenen Wirkungen ausüben können.

Diese als »probiotisch« bezeichneten Joghurtprodukte verkürzen aber offensichtlich bei Magen-Darm-Infektionen oder bei einer Behandlung mit Antibiotika die gesundheitlichen Beeinträchtigungen. Durchfälle lassen in der Regel beim Verzehr von probiotischem Joghurt um durchschnittlich einen Tag früher nach. Zu diesem Zweck sollten möglichst viele probiotische Bakterien in den Dickdarm gelangen. Daher sollte über längere Zeit jeden Tag probiotischer Joghurt gegessen werden. Darüber hinaus sollte der Joghurt möglichst frisch sein, denn bis zum Ablauf des Mindesthaltbarkeitsdatums sterben bei ungünstigen Lagerbedingungen die meisten Bakterien ab.

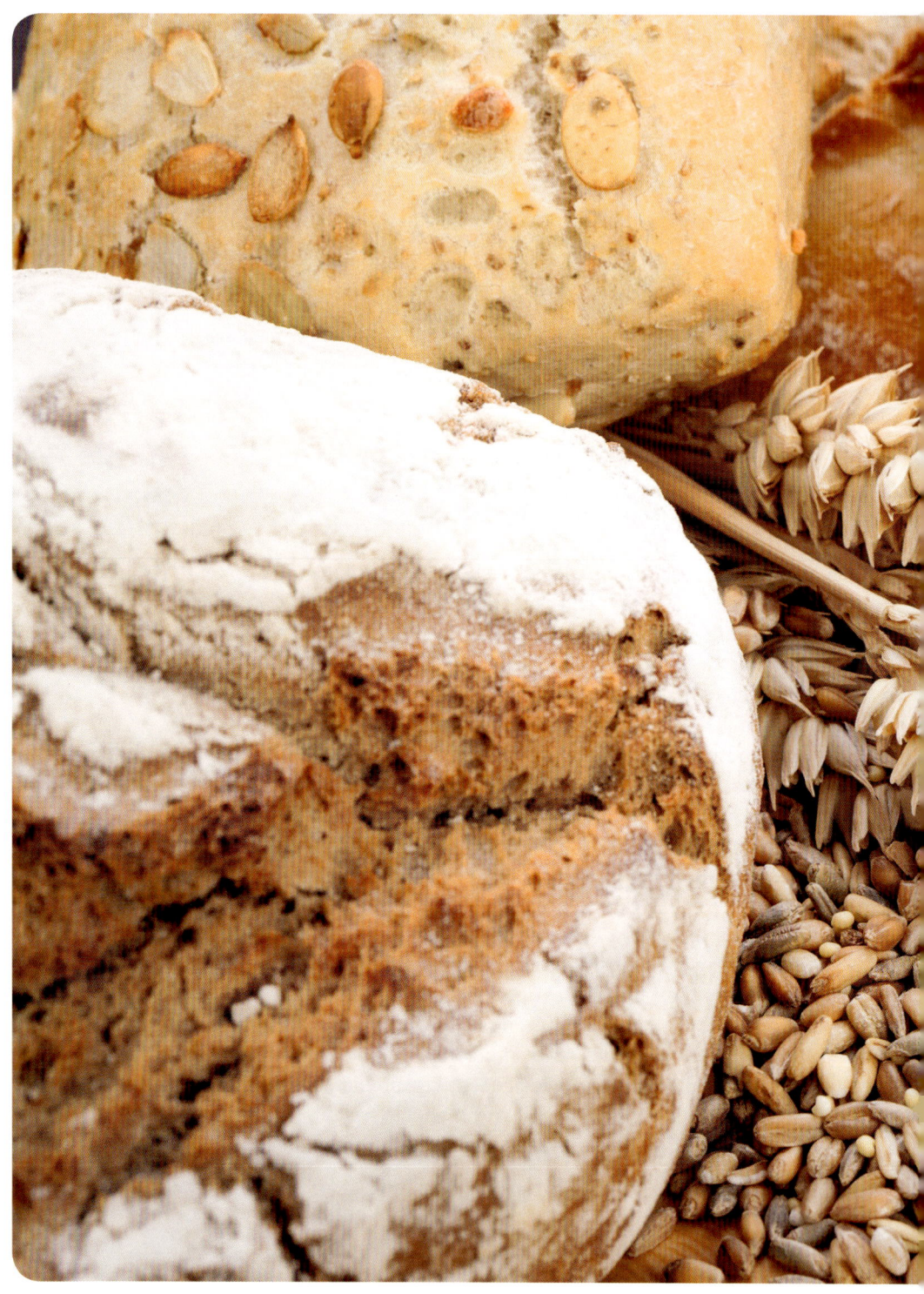

Getreideprodukte

— wichtige Bestandteile unserer Nahrung

Erzeugnisse aus Vollkorn enthalten viele Ballaststoffe. Diese haben vielfältige Funktionen beim Stoffwechsel unseres Körpers.

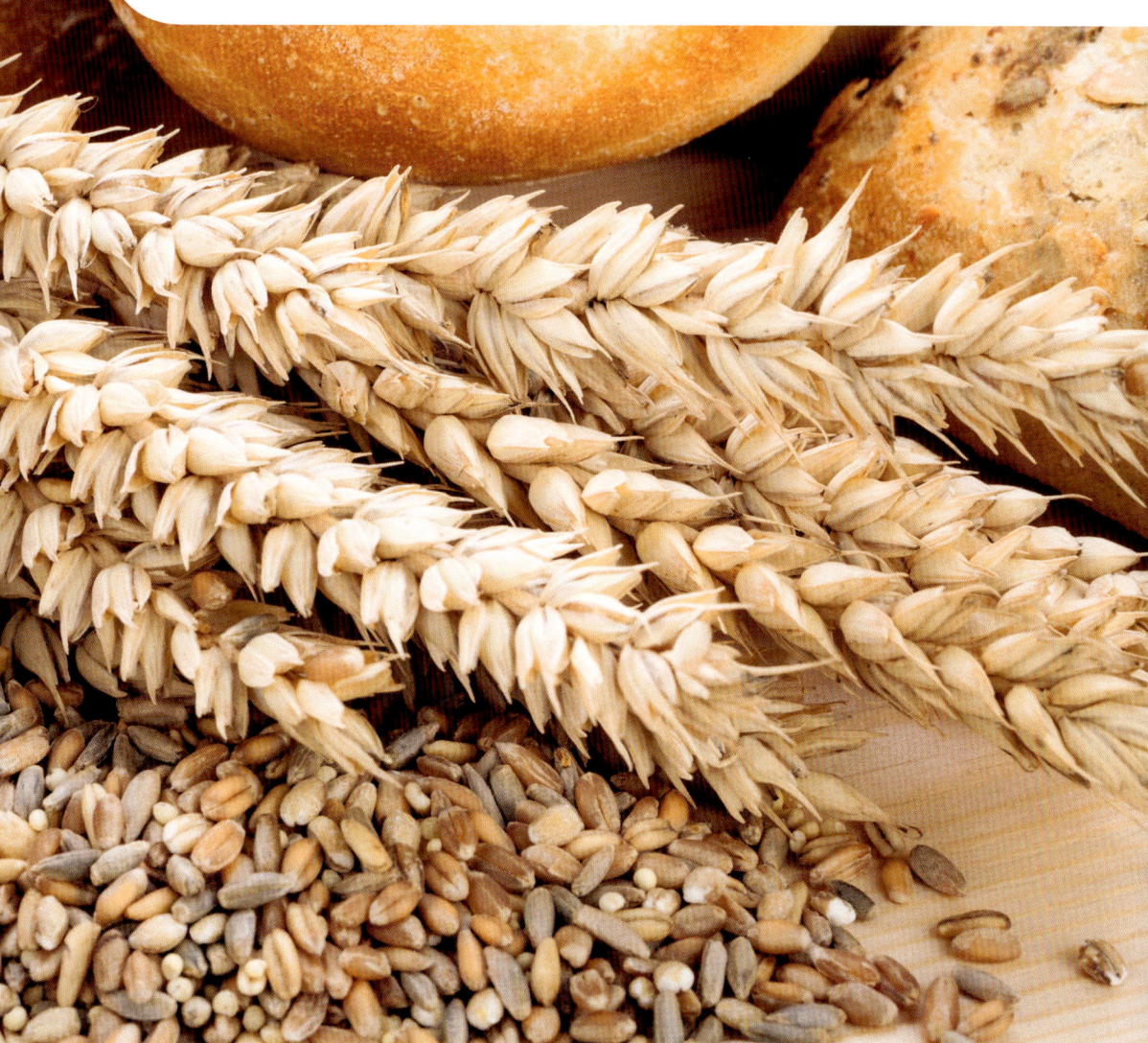

Brot, Backwaren und Getreideflocken

Brot ist eines unserer wichtigsten Grundnahrungsmittel, das vorwiegend aus Weizen- oder Roggenmehl oder aus dem Schrot dieser Getreidearten gebacken wird. Es liefert Kohlenhydrate und je nach Ausmahlung der Körner mehr oder weniger Getreideei- weißstoffe, Ballaststoffe, B-Vitamine und Mineralstoffe. Am liebsten werden in un- serem Land Weizenmischbrot und Roggenmischbrot sowie Toastbrot und Weißbrot gegessen. An dritter Stelle folgen Körner-, Vollkorn- und Schwarzbrot. Wenn Sie zu den Personen gehören, die gern weißes Brot, Toastbrot und Kleingebäck aus weißem Mehl essen, sollten Sie doch häufig auch Brot und Backwaren einkaufen, die aus dem Mehl des ganzen Getreidekorns gebacken wurden. Denn Vollkornbrot hat im Vergleich zu Brot, das mit weißem Mehl gebacken wird, günstigere Eigenschaften für den Stoffwechsel, weil in ihm der Gehalt an Ballaststoffen, Mineralstoffen und Vitaminen deutlich höher ist. Die Ballaststoffe, von denen wir mit unserer täglichen Nahrung etwa ein Drittel über Getreideprodukte aufnehmen, sorgen im Darm durch Wasserbindung für eine Zunahme der Stuhlmenge und verbessern dadurch die Verdauung. Ballaststoffe beeinflussen unseren Stoffwechsel günstig und senken das Risiko für Herz-Kreislauf-Erkrankungen und Krebserkrankungen. Nach einer Mahl- zeit mit Lebensmitteln, die viel Ballaststoffe und Stärke enthalten, entleert sich der Magen erst allmählich. Auf diese Weise steigt der Blutzuckerspiegel nur langsam und es wird weniger Insulin ausgeschüttet. Daher erkranken Menschen, die regelmäßig Vollkornerzeugnisse essen, seltener an Typ-2-Diabetes.

Brot und Brötchen aus weißem Mehl sind jedoch keineswegs »tot«. Sie enthalten Koh- lenhydrate in Form von Stärke, die wichtige Energielieferanten für unseren Körper sind. An Ballaststoffen enthält Weißbrot immerhin noch etwas mehr als 3 Gramm pro 100 Gramm Brot und somit knapp halb so viel wie Vollkornbrot aus Roggen. Im Weißbrot kommt darüber hinaus nicht wie bei Vollkornprodukten *Phytinsäure* vor, die im Darm die Aufnahme von Mineralstoffen hemmt. Es besteht somit kein Grund, auf Weißbrot und helle Brötchen völlig zu verzichten.

Nicht immer enthält »dunkles« Brot reichlich Vollkorn. Einige Bäcker setzen hellem Weizenmischbrot dunkles Malz zu. Es bekommt dadurch nicht nur eine braune Farbe, sondern auch einen besonderen Geschmack. In neuerer Zeit werden in den Bäckereien vermehrt Brot und Backwaren angeboten, die mit Dinkel hergestellt sind. Dinkel wird im Vergleich zu Weizen aufgrund seines höheren Proteingehaltes, der in ihm enthaltenen Aminosäuren und auch wegen seines geringeren Gehaltes an Phytinsäure ernährungsphysiologisch günstiger bewertet. Brot, das mit Sauerteig hergestellt ist, bleibt länger frisch. Durch die Säuerung werden einige Bestandteile des Vollkorns besser verdaulich. Brote aus Weizenmehl können nicht mit Sauerteig hergestellt werden, da sie nicht die entsprechenden Bestandteile des Vollkorns ent- halten.

Sie werden vielleicht schon bemerkt haben, dass manche Bäcker bei der Brotherstellung reichlich *Speisesalz* verwenden. Wenn Sie von solchen Broten täglich größere Mengen essen, so überschreiten Sie beim zusätzlichen Verzehr weiterer salzhaltiger Speisen bald die von Wissenschaftlern empfohlene Grenze für die tägliche Aufnahmemenge an Speisesalz. Bei gefährdeten Personen kann dies zu einer Erhöhung des Blutdrucks und damit zu Herz-Kreislaufbeschwerden führen. Lediglich bei einigen abgepackten Broten können Sie den Salzgehalt berechnen, da bei ihnen in der Nährwerttabelle der Natriumgehalt angegeben ist. Wenn Sie den Wert für Natrium mit dem Faktor 2,54 multiplizieren, erhalten sie den Gehalt an Salz. 100 Gramm Brot sollten nicht mehr als 0,45 Gramm Natrium enthalten. Dies entspricht etwa 1,1 Gramm Speisesalz.

> *Der Salzgehalt im Brot kann sehr hoch sein*

Kennen Sie auch einen Bäcker, der sein Brot so stark bäckt, dass es eine sehr dunkle Kruste aufweist? Das Brot erhält dadurch einen kräftigen Geschmack. Je dunkler jedoch das Brot, die Pizza oder Backwaren wie Lebkuchen und Spekulatius gebacken werden oder das Toastbrot geröstet wird, umso mehr entsteht neben den gewünschten Geschmacksstoffen auch das gesundheitlich bedenkliche *Acrylamid*, das wahrscheinlich beim Menschen karzinogen wirkt. Es wird beim Backen, Rösten, Braten und Frittieren von Getreide- und Kartoffelerzeugnissen aus den Bestandteilen dieser Lebensmittel gebildet. Besonders viel Acrylamid wurde in Kartoffelchips nachgewiesen. Auch in Knäckebrot und gerösteten Frühstückscerealien ist Acrylamid enthalten. Sie sollten daher stark gebräunte Teile von Brot und anderen Backwaren möglichst nicht mitessen.

> *Bei Brot und Pizza sehr dunkle Krusten abschneiden und nicht essen!*

Wenn Brot und andere salzhaltige Getreideerzeugnisse auf Temperaturen deutlich über 100 °C erhitzt werden, kann *3-Monochlorpropandiol (3-MCPD)* entstehen. Mit zunehmendem Bräunungsgrad steigt der Gehalt an diesem Stoff in solchen Lebensmitteln an. Daher sind in der sehr dunklen Kruste von Brot und in dunkel geröstetem Toastbrot größere Mengen an 3-Monochlorpropandiol enthalten. Sie sollten daher Toastbrot nur kurz und leicht anrösten. Brot, Kuchen und Gebäck sollten Sie nur so kurz wie möglich bei 180 °C mit Umluft oder bei 200 °C ohne Umluft backen. 3-Monochlorpropandiol löst bei Tieren, in größeren Mengen verfüttert, Nierenschäden und Tumore aus. Es wird jedoch vermutet, dass die Aufnahme geringer Mengen dieses Stoffes beim Menschen gesundheitlich unbedenklich ist. Vorsorglich sollten Sie aber auf eine regelmäßige Aufnahme größerer Mengen an stark gerösteten Getreideerzeugnissen verzichten.

Wenn Sie Roggenmehl und Roggenschrot in kleinen Mühlenbetrieben einkaufen, um damit selbst Brot zu backen, so sollten Sie sich darüber informieren, ob der Betrieb

Geräte verwendet, die eine weitgehende Auslese von **Mutterkorn** bewirken. Mutterkorn ist eine dunkelviolette Dauerform des Mutterkornpilzes (Claviceps purpurea), der insbesondere auf den Ähren des Roggens wächst. Die dunkelviolett gefärbten Gebilde des Pilzes gelangen mit den Getreidekörnern in die Getreidemühlen. Große Mühlen sortieren das Mutterkorn mit Auslesegeräten, deren Anschaffung mit hohen Investitionen verbunden ist, weitgehend aus. Trotzdem ist in manchen Jahren mit regenreichem Sommer in fast jedem zweiten Roggenmischbrot etwas Mutterkorn enthalten. Die im Mutterkorn enthaltenen Alkaloide sind stark wirksam und wurden in der Vergangenheit als Arzneimittel eingesetzt. Werden größere Mengen an Mutterkorn über Lebensmittel aufgenommen, so kann sich dies durch Kribbeln in den Fingern und Zehen, Übelkeit, Kopfschmerzen, Herz-Kreislauf-Problemen und Gebärmutterkontraktionen bemerkbar machen. Beim Verzehr von in Bäckereien gekauftem Roggenbrot und Backwaren werden solche Reaktionen nicht beobachtet, da meist gut ausgelesene Mehle verwendet werden und weil beim Backprozess der geringe Gehalt an Alkaloiden noch weiter abnimmt. Gleichwohl empfiehlt das Bundesinstitut für Risikobewertung insbesondere empfindlichen Verbrauchergruppen wie Schwangeren und Kindern die Aufnahme von Mutterkornalkaloiden über Brot dadurch einzuschränken, dass sie unterschiedliche Brotsorten essen.

Getreideflocken sind die Grundlage vieler Müslis, die gern zum Frühstück oder als Zwischenmahlzeit verzehrt werden. Sie spenden einerseits durch die Kohlenhydrate Energie und enthalten andererseits gesundheitlich bedeutsame Ballaststoffe, Vitamine, insbesondere B-Vitamine, und Mineralstoffe. Hirseflocken, Dinkel und Amarant enthalten zum Beispiel besonders viel Eisen. Damit der Körper das Eisen aus den Müslibestandteilen besser aufnimmt, empfiehlt es sich, zum Müsli einen Fruchtsaft zu trinken. Das Vitamin C und die anderen Fruchtsäuren im Saft verbessern die Aufnahme des Eisens aus den Getreideflocken im Magen-Darm-Trakt erheblich.

Wenn Sie Brot, Müslis, Getreidemehle und Schrote längere Zeit im Haushalt aufbewahren, sollten Sie regelmäßig mit dem Auge und der Nase überprüfen, ob sich auf den Lebensmitteln Schimmelpilze gebildet haben. Diese Lebensmittel werden bei unsachgemäßer Lagerung häufig von Schimmelpilzen befallen. Die von ihnen gebildeten **Aflatoxine** schädigen die Leber und können Leberkrebs verursachen. Auf Haferflocken sollten Sie nicht verzichten, da die darin enthaltenen Ballaststoffe den Cholesterinspiegel im Blut senken und das Risiko von Darmkrebs und Herzinfarkt vermindern. Jedoch wurden in Haferflocken und Haferprodukten wie zum Beispiel Müslis in der Vergangenheit mehrmals größere Mengen des Schimmelpilzgiftes **Deoxynivalenol** nachgewiesen. Die Schimmelpilze bilden sich während des Anbaus und während der Lagerung. Essen Kleinkinder täglich sehr viel Hafererzeugnisse, die hohe Gehalte an diesem Schimmelpilzgift aufweisen, kann ihr Immunsystem geschwächt werden.

Auch in Erzeugnissen, die aus Hirse hergestellt werden, wurden erhöhte Gehalte an Schimmelpilzgiften festgestellt. Es handelt sich dabei um die akut giftige *Tenuazonsäure*. Daher wird eine nur auf Hirse basierende Ernährung nicht empfohlen.

Wenn Sie Getreideerzeugnisse wie Mehl, Müsli und Teigwaren, aber auch Reis in Papier- oder Kartonverpackungen eingekauft haben, sollten Sie den Inhalt in Gefäße aus Glas, Porzellan, Blech oder Kunststoff umfüllen. Aus den Verpackungen aus Karton oder Papier können bei längerem Aufbewahren *Mineralöle* auf die Lebensmittel übergehen. Mineralöle, die beim Bedrucken der Verpackungen eingesetzt wurden oder im verwendeten Altpapier enthalten waren, können Ablagerungen und Schädigungen in der Leber, den Herzklappen und in den Lymphknoten verursachen.

Teigwaren

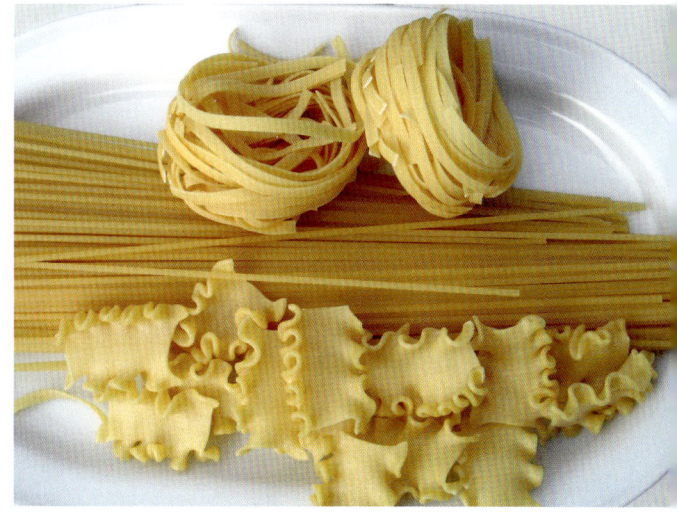

In Deutschland zählen Nudelgerichte zu den Lieblingsspeisen. Besonders Kinder essen gerne Nudeln. Sie enthalten wenig Fett, aber einen hohen Gehalt an Kohlenhydraten in Form von Stärke. Die Energie aus den Kohlenhydraten wird in den Muskeln und in der Leber als Glykogen gespeichert und kann bei Bedarf rasch abgerufen werden. Die Bereitstellung von Energie aus Glykogen geschieht viermal schneller als bei der Verbrennung von Körperfett. Daher essen Sportler, die ihre Ausdauer steigern wollen, vor einem Wettkampf große Mengen Nudeln. Der Gehalt an Vitaminen und Mineralstoffen in Nudeln ist relativ gering. Auch geht davon noch ein Teil beim Kochen in das Kochwasser über. Vollkornnudeln sollten Sie bevorzugt essen, da sie mehr an ernährungsphysiologisch günstigen Bestandteilen wie zum Beispiel Ballaststoffe enthalten und somit zusätzlich zu einer langanhaltenden Sättigung beitragen. Länger satt machen Nudelgerichte, wenn die Nudeln nicht zu weich gekocht werden, sondern noch bissfest (»al dente«) sind. Wegen der festeren Struktur braucht der Magen zum Verdauen des Nudelgerichtes länger. Weich gekochte Nudeln werden schneller verdaut und machen daher schneller wieder hungrig. Hartweizennudeln sind zwei bis drei Jahre haltbar. Wenn Sie eine Packung mit Nudeln geöffnet und einen Teil entnommen haben, sollten Sie den Rest in einen fest verschließbaren Behälter geben, damit die Nudeln nicht feucht und von Schimmel befallen werden.

Reis

Reis ist das Hauptnahrungsmittel in Asien und orientalischen Ländern. Er enthält überwiegend Stärke, daneben in geringen Mengen Fett und Eiweiß mit wichtigen Aminosäuren, Vitamine aus der B-Gruppe, Folsäure und Vitamin E und auch die Mineralstoffe Kalium und Magnesium. Die von den Spelzen befreiten Reiskörner werden als Naturreis oder Vollkornreis angeboten. Sie enthalten neben dem Mehlkörper noch die ernährungsphysiologisch wichtigen Bestandteile *Keimling, Silberhäutchen* und eine *Aleuronschicht*. Beim weißen Reis werden die Körner geschliffen. Dabei werden diese ernährungsphysiologisch wichtigen Bestandteile entfernt. Doch wird solcher Reis bei uns bevorzugt, da er fast neutral schmeckt und nur die Hälfte der Kochzeit benötigt, bis er weich ist. Um Vitamine und Mineralstoffe weitgehend zu erhalten, werden beim »parboiled Reis« die Reiskörner mit Heißdampf behandelt. Auf diese Weise gelangt ein Großteil der Vitamine und Mineralstoffe in den Mehlkörper, bevor der Keimling und das Silberhäutchen vom Reiskorn entfernt werden. Wenn Sie Reis zubereiten, sollten Sie Vollkornreis oder parboiled Reis bevorzugen. Reis ist leicht verdaulich. Wegen seines hohen Kaliumgehaltes und seinem geringen Gehalt an Natrium wirkt er auf den menschlichen Körper entwässernd.

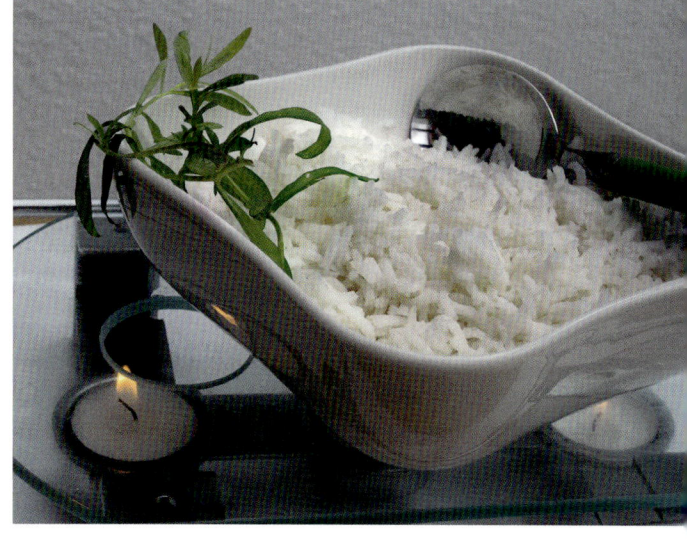

Die äußeren Schichten von Reiskörnern können von der krankheitserregenden Bakterienart *Bacillus cereus* befallen sein. Diese Bakterien bilden Sporen, die sehr widerstandsfähig gegen hohe und tiefe Temperaturen sind. Wird Reis nach dem Kochen längere Zeit bei Temperaturen unter 65 °C warm gehalten, so können die Sporen auskeimen. Die Bakterien vermehren sich im Reis erneut sehr schnell. Wird ein solcher Reis gegessen, so muss mit gesundheitlichen Beschwerden gerechnet werden. Nach etwa 6 bis 16 Stunden können Durchfälle mit Magen-Darm-Krämpfen auftreten, die 24 bis 36 Stunden anhalten. Daher sollten Sie Reis, der nach dem Kochen nicht sofort gegessen wird und für eine spätere Mahlzeit vorgesehen ist, möglichst rasch abkühlen und danach im Kühlschrank aufbewahren, damit die Bakteriensporen nicht auskeimen können. Wenn Sie gekochten Reis, der bei Zimmertemperatur aufbewahrt wurde, wieder aufwärmen, sollten Sie ihn über längere Zeit auf 100 °C erhitzen, um eventuell neu ausgekeimte Bakterien abzutöten. Dabei sollten Sie durch gelegentliches Umrühren sicherstellen, dass diese Temperatur auch im Inneren der Reisspeise erreicht wird.

Reispflanzen nehmen aus dem Boden, auf dem sie wachsen, **Arsen** auf. Je nach Reissorte und Anbaugebiet können daher Reiskörner stark schwankende Gehalte an Arsen aufweisen. Arsen ist sehr giftig und kann beim Menschen krebserregend wirken. Eine besondere Gefahr besteht bei Ungeborenen, wenn die Mütter täglich arsenhaltigen Reis essen. Bei Ungeborenen kann schon eine geringe Belastung mit Arsen zur Folge haben, dass sie als Säuglinge kleiner sind und ihr Immunsystem geschwächt ist. Bei der Zubereitung von Reis sollten Sie daher die Wasser-Reis-Methode bevorzugen, bei der der Reis in viel Wasser weichgekocht und dieses sodann abgegossen wird. Auf diese Weise wird ein Teil des Arsens entfernt. Auch Reiswaffeln können erhöhte Gehalte an Arsen aufweisen. Kleinkinder nehmen bei einem gelegentlichen Verzehr im Hinblick auf das geringe Gewicht dieser Erzeugnisse im Vergleich zu Reisgerichten nur wenig Arsen auf, sodass die gesundheitlichen Gefahren gering sind.

Nach dem Reaktorunfall in Fukushima wies in Japan geernteter Reis erhöhte Radioaktivitätswerte auf. Die Europäische Union erließ daraufhin ein Importverbot für japanischen Reis mit erhöhter radioaktiver Belastung.

Reis nicht längere Zeit bei Temperaturen unter 65°C warm halten!

Gekochten Reis, der nicht alsbald gegessen wird, im Kühlschrank aufbewahren!

Gekochten Reis, der wieder aufgewärmt wird, auf 100°C erhitzen!

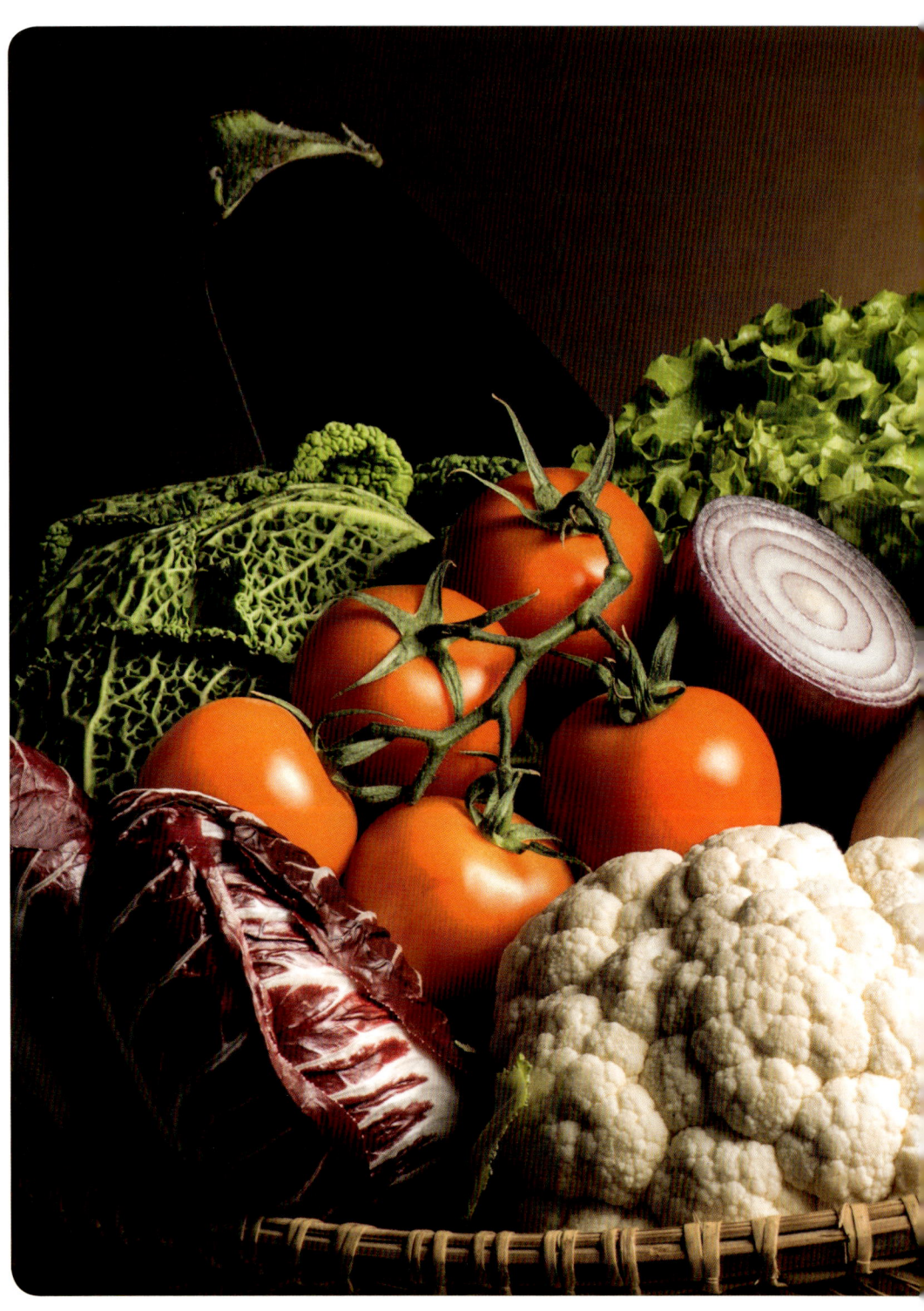

Auf Gemüse sollten Sie nicht verzichten

Experten empfehlen mindestens 400 Gramm Gemüse am Tag. Hülsenfrüchte liefern wertvolles Eiweiß und Ballaststoffe, müssen aber gut gekocht werden. Kartoffeln machen nicht dick, es kommt nur auf die Zubereitung an.

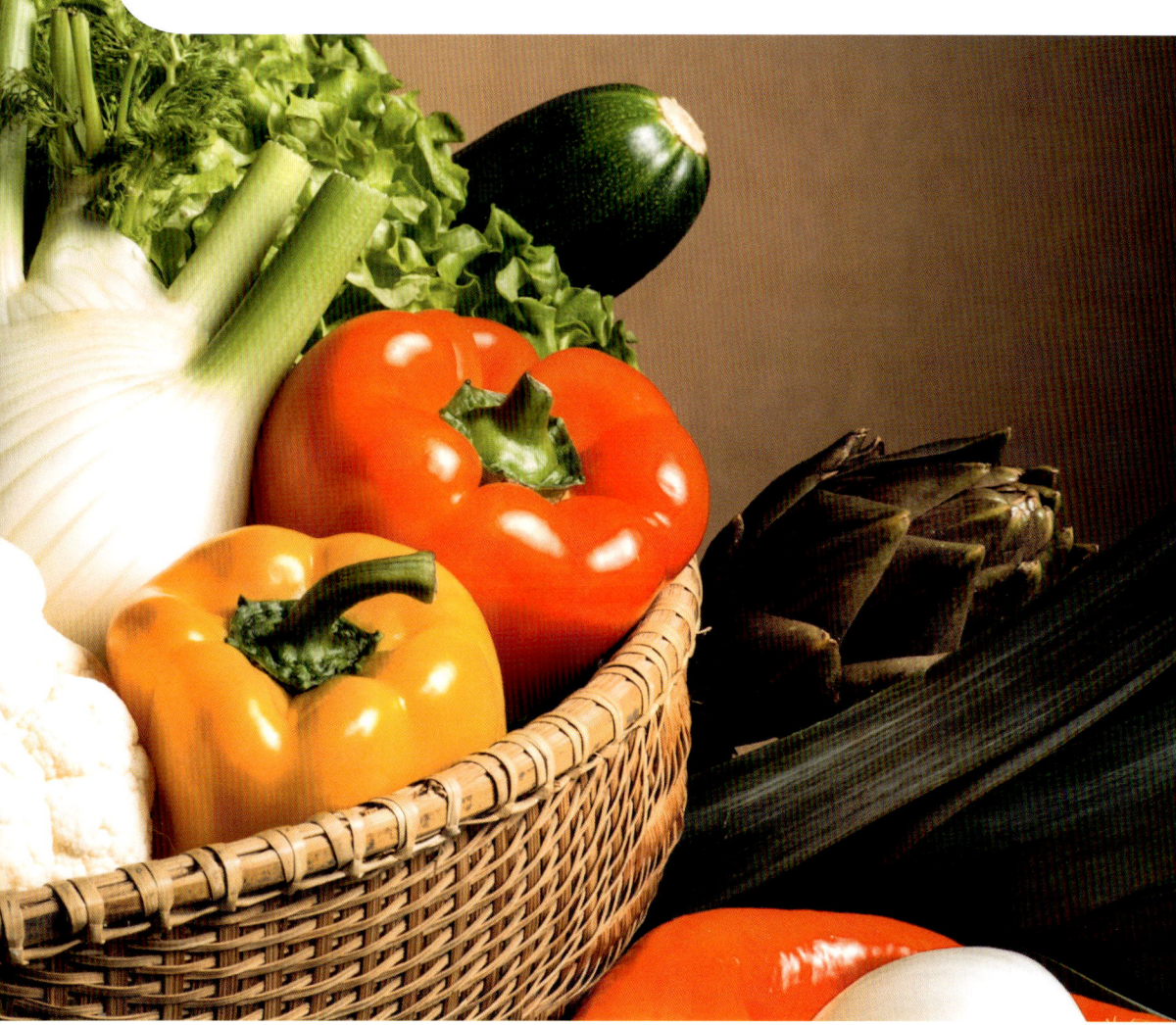

Gemüse sollte möglichst oft auf Ihrem Speisezettel stehen. Weil Gemüse bis in die Neuzeit zu Mus gekocht wurde, erhielt es diesen Namen. Das lange Kochen führt mit Ausnahme bei Grünkohl jedoch zu Verlusten an Nährstoffen. Daher sollte Gemüse nur so lange wie nötig gekocht werden. Gemüse besitzt viele gesundheitsdienliche Eigenschaften und ist ein wichtiger Lieferant für Vitamine, Mineralstoffe, sekundäre Pflanzenstoffe und Ballaststoffe. Da die verschiedenen Gemüsesorten unterschiedliche sekundäre Pflanzenstoffe enthalten, sollten auf Ihrem wöchentlichen Speisezettel möglichst viele Gemüsesorten stehen. Hülsenfrüchte wie Erbsen, Bohnen und Linsen haben darüber hinaus einen hohen Gehalt an ernährungsphysiologisch hochwertigem Eiweiß. Wer viel Gemüse und Obst isst, reduziert die Gefahr, dass bei ihm Erkrankungen an Krebs, Osteoporose und Diabetes oder Herz-Kreislauf-Probleme auftreten. Empfohlen wird der Verzehr von täglich etwa 400 Gramm Gemüse. Leider bleiben insbesondere Jugendliche oftmals hinter dieser offiziellen Empfehlung zurück. Der größere Teil der Tagesration sollte gegart, der übrige Teil kann als Rohkost verzehrt werden. Für Säuglinge und Kleinkinder ist jedoch Rohkost ungeeignet.

Hülsenfrüchte

Hülsenfrüchte wie Bohnen, Erbsen und Linsen besitzen neben wertvollem Eiweiß viel Vitamine, Mineralstoffe und Ballaststoffe. Da das Eiweiß und die Kohlenhydrate der Hülsenfrüchte nur langsam verdaut werden, hält das Sättigungsgefühl nach einer Mahlzeit mit diesem Gemüse über mehrere Stunden an. Linsen und Kichererbsen sind wichtige Lieferanten für den Mineralstoff Eisen. Personen, die sich vegan ernähren und somit keine vom Tier gewonnenen Lebensmittel essen, sollten jedoch berücksichtigen, dass das Eisen aus tierischen Lebensmitteln zwei- bis dreimal besser über den Darm aufgenommen wird als dasjenige aus pflanzlichen Quellen. Darüber hinaus vermindert die in diesem Gemüse enthaltene *Phytinsäure* die Aufnahme von Mineralstoffen aus der Nahrung. Sie bildet stabile Komplexe mit Eisen, Magnesium, Calcium und Zink, die in dieser Form vom Körper nicht mehr verwertet werden können.

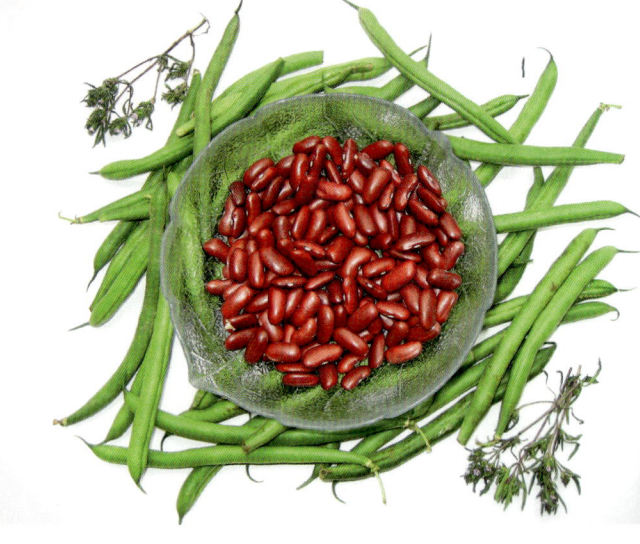

In rohen Bohnen, Erbsen und Linsen sind weitere natürliche Stoffe enthalten, die die Nährstoffaufnahme im Darm beeinflussen. Es handelt sich dabei um **Proteaseinhibitoren** und **Lektine.** Werden rohe Hülsenfrüchte gegessen, so wird die Eiweißverdauung durch diese Stoffe behindert oder die Funktion des Darmes gestört. Die Folge davon sind Magen- und Darmbeschwerden, Brechdurchfälle und Schleimhautblutungen. Bereits fünf bis sechs rohe grüne Bohnen können solche Erkrankungen auslösen. Durch das Kochen oder Dämpfen von Hülsenfrüchten werden die Proteaseinhibitoren und Lektine in ihrer Aktivität stark gemindert oder unwirksam. Daher müssen Sie Hülsenfrüchte vor dem Verzehr 15 Minuten kochen. Lediglich Zuckererbsen können Sie auch roh verzehren. Keimlinge von Hülsenfrüchten sollten Sie vor dem Verzehr zumindest blanchieren.

Nach dem Verzehr von Hülsenfrüchten kann es zu Blähungen kommen. Ursache sind verschiedene in dem Gemüse enthaltene Kohlenhydrate wie zum Beispiel die **Stachyose** und die **Raffinose.** Sie werden im Dickdarm von Bakterien abgebaut, wobei auch blähende Gase entstehen. Wenn Sie bei Speisen mit Hülsenfrüchten das Einweichwasser weggießen, verringert sich die blähende Wirkung des Gemüses.

> *Hülsenfrüchte vor dem Verzehr kochen oder dämpfen!*

Wenn Sie viel und täglich Hülsenfrüchte essen, wirkt sich dies günstig auf Ihren Blutdruck aus. Da diese Gemüsearten **Purine** enthalten, die den Harnsäurespiegel erhöhen können, sollten Personen, die an Gicht leiden, keine großen Mengen an Linsen, Bohnen und Erbsen essen.

Sellerie, Pastinaken und Petersilienwurzeln

In den Gemüsearten Sellerie, Pastinaken und Petersilienwurzeln, aber auch in Grapefruit, kommen **Furocumarine** natürlich vor. Furocumarine können das Erbgut verändern und möglicherweise auch Hautkrebs verursachen. Gelangen diese Stoffe in den menschlichen Körper oder auf die Haut, können sie darüber hinaus in Kombination mit dem UV-Licht der Sonne weitere Gesundheitsschäden bewirken. Weithin bekannt sind solche schmerzhaften Hautschäden, wenn der Furocumarine enthaltende Saft der Herkulesstaude (Bärenklau) auf die Haut gelangt und Licht auf diese Stelle fällt. Sind die Knollen und Wurzeln erntefrisch, enthalten sie nur wenig von diesen Stoffen und können unbedenklich verzehrt werden. Durch unsachgemäße Lagerung kann jedoch ihr Gehalt in den Gemüsearten erheblich ansteigen. Bei Pastinaken kann schon eine einwöchige Lagerung bei 18 °C den Gehalt an Furocumarinen um das Zehnfache erhöhen. Dieses Gemüse sollte daher wie Kartoffeln dunkel, kühl und luftig aufbewahrt werden. Bei

> *Zur Herstellung von Babynahrung nur erntefrische oder tiefgekühlte Pastinaken, Sellerieknollen und Petersilienwurzeln verwenden!*

der Herstellung von Nahrung für Säuglinge und Kleinkinder sollte auf schlecht gelagerte Ware, die nicht mehr straff und fest ist, verzichtet werden. Durch Kochen werden Furocumarine nicht zerstört. Sie gehen aber zum großen Teil in das Kochwasser über.

Tomaten und Auberginen

Tomaten sind eine der beliebtesten Gemüsearten und finden in der Küche eine vielseitige Verwendung. Sie haben wenig Kalorien und enthalten viele Vitamine, insbesondere A- und B-Vitamine, Vitamin C sowie Mineralstoffe, vor allem Kalium. Das Besondere an der Tomate ist jedoch der rote Pflanzenfarbstoff *Lycopin*. Dieser Stoff wirkt aufgrund seiner antioxidativen Eigenschaft auf die zerstörerisch wirkenden freien Radikale in den Körperzellen neutralisierend. Daher wird vermutet, dass der regelmäßige Verzehr von reifen Tomaten das Risiko von Herzerkrankungen, Arteriosklerose sowie verschiedenen Krebserkrankungen, insbesondere der Prostata, senkt. Tomaten sollten Sie mit wenigen Tropfen Öl verzehren, damit das Lycopin, das fettlöslich ist, vom Körper besser aufgenommen wird. Der Stoff gelangt besonders gut aus Tomatensaft und Tomatenpaste in den Körper, weil durch das Zerkleinern und Erhitzen der Früchte das Lycopin verstärkt aus den Pflanzenzellen freigesetzt wird. Tomaten sind kälteempfindlich. Sie sollten sie daher nicht im Kühlschrank, sondern an einem dunklen Platz bei Zimmertemperatur aufbewahren.

Keine unreifen grünen Tomaten essen!

In unreifem grünem Zustand enthalten Tomaten erhebliche Mengen *Solanin*. Dieser Stoff kann bereits ab einem Verzehr von etwa 80 Gramm grünen Tomaten Krankheitssymptome wie Kratzen im Hals, Kopfschmerzen, Magen-Darm-Beschwerden und Übelkeit hervorrufen. Sie sollten daher bei Tomaten alle grünen Stellen und den grünen Stielansatz, der ebenfalls Solanin enthält, vorsorglich abschneiden und nicht essen. Der Stoff wird in der Frucht erst mit zunehmender Reifung abgebaut, sodass reife rote Tomaten unbedenklich verzehrt und weiterverarbeitet werden können. In einigen Ländern gelten aus unreifen grünen Tomaten hergestellte Speisen wie zum Beispiel Konfitüre als Delikatesse. Je nach Herstellung können jedoch die Gehalte an Solanin in diesen Speisen gesundheitlich bedenklich sein, da das Solanin durch Erhitzen nicht zerstört wird. Neuzüchtungen, bei denen die Farbpalette der reifen Früchte von cremeweiß, grün, gelb, orange bis blauschwarz reicht, enthalten in diesem Zustand kein Solanin mehr und können unbedenklich gegessen werden.

Auberginen werden im Mittelmeerraum angebaut und sind häufig Bestandteil der dort beliebten Speisen. Sie enthalten die Vitamine B_1 und B_2 sowie Folsäure, die sich vor allem in der Schale finden. Als Nachtschattengewächs enthält die Aubergine wie schon die Tomate und auch die Kartoffel den Giftstoff *Solanin* sowie in unbedeutenden Mengen auch **Nikotin**. Mit zunehmender Reifung nimmt der Gehalt an Solanin in Auberginen ab. Daher sollten Sie dieses Gemüse nur in reifem Zustand und nur gekocht, gebraten oder gebacken verzehren. Bei gegarten Auberginen sollte das Kochwasser weggeschüttet werden. Auberginen sollten Sie nicht roh essen, schon gar nicht, wenn sie noch nicht ganz reif sind, da sonst Magen-Darm-Probleme und Übelkeit auftreten können. Auberginen sind reif, wenn sie eine glänzende und glatte Haut haben, die auf leichten Daumendruck etwas nachgibt.

Kartoffeln

Die Kartoffel hat den Ruf, ein »Dickmacher« zu sein. Dies trifft nicht zu, da sie als solche arm an Kalorien ist. Anders verhält es sich bei einigen Zubereitungen aus Kartoffeln, die unter Verwendung von viel Fett hergestellt werden, wie zum Beispiel Pommes frites. Die Kartoffel selbst ist ein wichtiger Bestandteil unserer Ernährung. Sie enthält Kohlenhydrate in Form von Stärke, die durch Erhitzen erst verdaulich gemacht wird. Ihre Ballaststoffe sorgen für eine gesunde Darmflora. Zwar enthalten Kartoffeln wenig Eiweiß, dieses ist aber biologisch hochwertig. Wichtig sind auch die Vitamine der Kartoffel, insbesondere Vitamin A, einige Vitamine der B-Gruppe und Vitamin C.

Grüne und beschä- digte Kartoffeln nicht verwenden!

Grüne Stellen, Augen und Sprossen entfernen!

In früheren Zeiten kam es häufiger vor, dass bei Verbrauchern nach dem Verzehr von Kartoffeln Vergiftungen mit dem darin enthaltenen Stoff **Solanin** auftraten. Inzwischen ist durch Züchtungen erreicht worden, dass die im Handel angebotenen Kartoffeln nur noch wenig von dem Giftstoff enthalten. Der Stoff Solanin verursacht Kratzen im Hals, Benommenheit, Magen-Darm-Beschwerden und Atemprobleme. Der Gehalt an Solanin in Kartoffeln kann aber unter bestimmten Bedingungen kräftig ansteigen. So bildet die Kartoffel vermehrt Solanin, wenn die Wachstumsbedingungen ungünstig sind, zum Beispiel bei Hagel- und Frostschäden, oder wenn die Knollen bei der Ernte mechanisch verletzt werden. Darüber hinaus steigt der Gehalt an Solanin in den

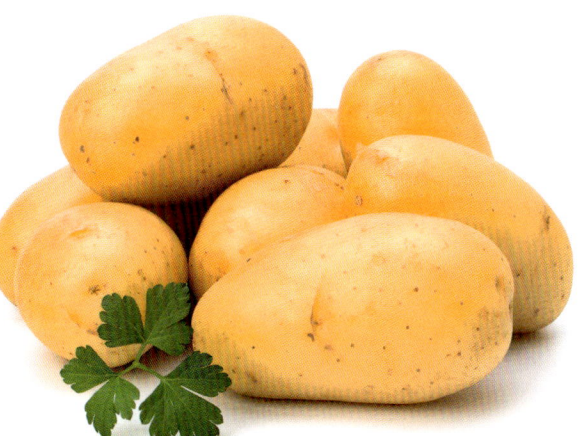

Schalen, wenn die Knollen dem Licht ausgesetzt werden. Ein Hinweis hierauf sind grüne Schalen, denn die Kartoffel keimt bei Lichteinfluss und bildet dabei grünes Chlorophyll. Auch in den Augen und Sprossen der keimenden Kartoffeln befindet sich reichlich Solanin.

Damit Kartoffelknollen nicht auskeimen und nicht grün werden, sollten sie in einem frostfreien, etwa 5° bis 10°C kühlen und dunklen Raum gelagert oder durch eine Abdeckung vor Licht geschützt werden. Auch sollten Kartoffeln nicht zusammen mit Äpfeln aufbewahrt werden, da diese in kleinen Mengen das Gas *Ethylen* abgeben. Dieses Gas beschleunigt das Keimen von Kartoffeln und damit die Bildung von Solanin.

Beim Zubereiten von Kartoffeln sollten Sie auf Knollen mit grüner Schale und solchen mit Verletzungen und Quetschungen verzichten. Grüne Stellen, Augen und Sprossen müssen entfernt werden. Das Solanin in der Kartoffel wird durch Erhitzen nicht zerstört, jedoch geht beim Kochen von Kartoffeln ein Teil des Solanins aus der Schale in das Kochwasser über. Daher sollten die Schalen und das Kochwasser von Pellkartoffeln nicht zur Zubereitung anderer Speisen verwendet werden.

Sonstige Gemüsearten

Einige Gemüsesorten verlieren bereits nach wenigen Tagen fast die Hälfte ihres Vitamingehaltes. Daher sollte zum Kochen möglichst frisches, in der Region geerntetes Gemüse verwendet werden. Frischgemüse, das nicht sofort verarbeitet wird, lagert man dunkel, am besten im Gemüsefach des Kühlschranks. Die Haltbarkeit von Gemüse wird beeinträchtigt, wenn es zusammen mit Obst aufbewahrt wird, da einige Früchte wie Äpfel, Birnen und Bananen das Gas *Ethylen* abgeben, das die Reifung beschleunigt. Beim Zubereiten sollte Gemüse gründlich, aber nicht zu lange gewaschen und nur kurz gegart werden, um Vitamin- und Mineralstoffverluste zu vermeiden.

Insbesondere in der Winterzeit sollten Sie auf die verschiedenen Kohlarten zurückgreifen, da sie besonders viel Vitamine und Mineralstoffe enthalten. Einige Kohlarten enthalten sekundäre Pflanzenstoffe, die Krebserkrankungen vorbeugen sollen. Bei Brokkoli wird diese Wirkung dem Pflanzenstoff *Sulforaphan*, bei Weißkohl den *Glucosinolaten* und *Sulfid-Verbindungen* zugeschrieben.

Werden Rettiche und Radieschen verzehrt, so wirken die darin enthaltenen Glucosinolate bei Erkältungen schleimlösend und bei Magen-Darm-Problemen entzündungshemmend.

Bei Zwiebeln, Knoblauch und Bärlauch sollen Sulfid-Verbindungen Krebserkrankungen vorbeugen. Als natürliches Antibiotikum wehren diese Stoffe Krankheitserreger und Parasiten ab. Krebspatienten sollten jedoch allein durch eine Diät mit Gemüse keine Heilung ihrer Krankheit erwarten.

Bei grünem Gemüse wie Wirsing, Grünkohl und Spinat sind es die Carotinoide **Lutein** und **Zeaxantin**, die nach dem Verzehr in die Makula der Augen gelangen und krankhaften Veränderungen der Augennetzhaut vorbeugen. Auch enthalten diese Gemüsearten reichlich Folsäure. Dieses Vitamin ist besonders für Schwangere wichtig, da es bis zum Ende des ersten Schwangerschaftsdrittels den Embryo vor Fehlbildungen schützt.

> *Speisen mit Spinat, Mangold, Fenchel und Roten Rüben nicht bei Temperaturen unter 65 °C warm halten, sondern nach dem Zubereiten verzehren oder aber schnell abkühlen und erst unmittelbar vor dem Verzehren erneut erhitzen!*

Einige Gemüsearten enthalten besonders viel **Nitrat**. Dies gilt insbesondere für Spinat, Mangold, Kohlrabi, Rote Rüben, Rettich und Fenchel. Bei Blattgemüse ist Nitrat reichlich in Außenblättern, Stielen, Strunk und Blattrippen enthalten. Diese Teile sollten vor dem Zubereiten möglichst entfernt werden. Werden Speisen mit diesen Gemüsearten über längere Zeit warm gehalten oder bei Zimmertemperatur aufbewahrt und wieder aufgewärmt, vermehren sich die darin enthaltenen Bakterien stark und wandeln das Nitrat im Gemüse zunehmend in gesundheitlich bedenkliches **Nitrit** um. Nitrit lagert sich an den roten Blutfarbstoff an und vermindert dadurch den Sauerstofftransport des Blutes. Während dieser Prozess bei älteren Kindern und Erwachsenen reversibel ist, ist dies bei Säuglingen und Kleinkindern kaum der Fall. Es kann daher zur lebensgefährlichen »Blausucht« kommen. Daher sollten Sie Kindern im Alter von ein bis drei Jahren keine größeren Mengen an Spinat zu essen geben.

Darüber hinaus kann Nitrit auch erst im menschlichen Körper nach dem Verzehr nitratreicher Gemüsearten entstehen. Nitrit bildet im Magen-Darm-Trakt mit dem Eiweiß in der Nahrung **Nitrosamine**, von denen einige eine krebserzeugende Wirkung haben. Daher sollten Sie von nitratreichem Gemüse nicht zu große Mengen essen.

Andererseits wird dem Nitrit, das aus dem Nitrat im Gemüse entsteht, auch eine gesundheitlich günstige Wirkung zugesprochen. Im sauren Milieu des Magens bildet sich aus Nitrit **Stickstoff-Monoxid**. Dieser Stoff hat eine gefäßerweiternde und damit blutdrucksenkende Wirkung. Stickstoff-Monoxid spielt darüber hinaus eine wichtige Rolle bei der Wundheilung und bei der Reizweiterleitung im Nervensystem. Auch wirkt der Stoff im Magen antibakteriell und schützt auf diese Weise die Schleimhaut der Magenwand. Sie sollten daher, auch im Hinblick auf den Nutzen anderer Pflanzeninhaltsstoffe, keinesfalls auf den Verzehr von nitrathaltigem Gemüse ganz verzichten.

Düngung und die UV-Strahlung des Tageslichts wirken sich auf den Gehalt an Nitrat im Gemüse aus. Daher sollten Sie im eigenen Garten das Gemüse nicht zu stark mit

Kunstdünger düngen. Bei biologischem Anbau wird auf Kunstdünger verzichtet. Bio-Gemüse enthält deswegen meist weniger Nitrat als konventionell angebautes Gemüse.

Selbst angebautes Gemüse sollte erst in den Nachmittags- und Abendstunden geerntet werden, da die Pflanzen das in der Nacht aus dem Boden aufgenommene Nitrat im Lauf des Tages teilweise zu unbedenklichen organischen Stickstoffverbindungen umbauen. Im Winter enthalten Gemüsearten wegen der kurzen Tageslänge weitaus mehr Nitrat als Sommergemüse. In der Küche sollten Sie daher bevorzugt saisonales Freilandgemüse verwenden.

Spinat, Mangold, Rote Bete und Rhabarber enthalten *Oxalsäure*. Werden diese Gemüsearten gegessen, so verbindet sich die Oxalsäure im Dünndarm mit dem ebenfalls mit der Nahrung aufgenommenen Calcium zu unlöslichem *Calciumoxalat*. Da das Calcium in dieser Form vom Blut nicht mehr aufgenommen werden kann, wird beim Verzehr großer Mengen dieser Gemüsearten der Calciumstoffwechsel gestört und die Versorgung der Knochen mit Calcium gehemmt. Wer unter eingeschränkter Nierenfunktion leidet, sollte Gemüsearten, die viel Oxalsäure enthalten, nur gelegentlich und nur in kleinen Portionen essen, da sich sonst Nieren-, Blasen- oder Gallensteine bilden können.

Keimlinge aus Pflanzensamen

Aus Mungobohnen (Sojasprossen), Luzerne (Alfalfasprossen), Linsen, Rettich- und Radieschensamen, Getreidekörnern und vielen anderen Pflanzensamen können Keimlinge gezogen werden, die auch als Sprossen bezeichnet werden. Keimlinge

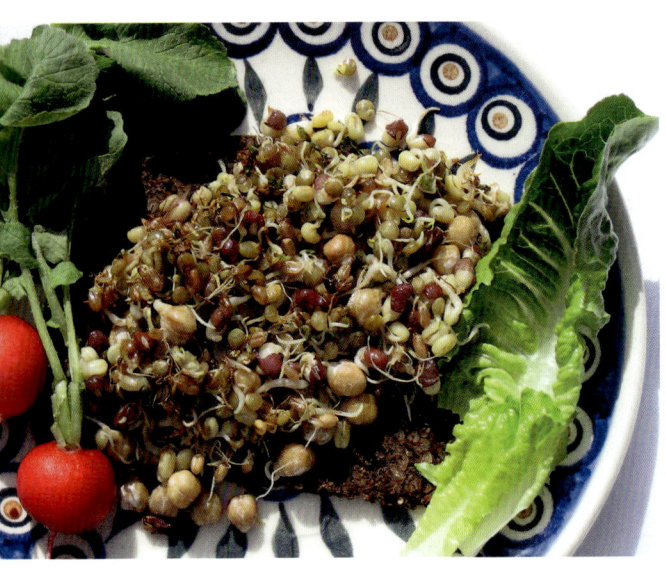

werden zumeist roh verzehrt. Sie sind bereits küchenfertig verpackt erhältlich oder Sie können sie im Haushalt in Aufzuchtbehältern selbst herstellen. Keimlinge können Sie als Brotbelag verwenden, Salaten beimischen oder Suppen und Pfannengerichten zufügen. Wenn die Pflanzensamen keimen, steigt ihr Gehalt an Vitaminen, Enzymen und Ballaststoffen stark an. Darüber hinaus bilden sich hochwertige Eiweißbausteine und die Stärke in den Samen wird zu einfachen Zuckern abgebaut. Da beim Keimen der Gehalt an blähenden Stoffen sinkt, werden Keimlinge von empfindlichen Menschen meist gut vertragen. In Keimlingen bilden sich viele sekundäre Pflanzeninhaltsstoffe, denen eine Reihe von gesundheitsdienlichen Eigenschaften zugesprochen wird. Ihr Verzehr soll Krebsarten vorbeugen, antimikrobiell und entzündungshemmend wirken, den Cholesterinspiegel senken und das Immunsystem stärken.

Getreidekeimlinge sind reich an B-Vitaminen, insbesondere an Folsäure. Sie wird vor allem in der Schwangerschaft benötigt, da sie für die Zellteilung und Blutbildung wichtig ist.

> *Kleinkinder, Schwangere, ältere und immungeschwächte Personen sollten keine Keimlinge essen!*

Bei küchenfertig verpackten Keimlingen müssen Sie mit höheren Gehalten an Bakterien rechnen, insbesondere wenn die Kühlkette bis zum Verkauf der Packungen unterbrochen wurde. Während der Lagerzeit steigt innerhalb der angegebenen Mindesthaltbarkeit die Zahl der Bakterien in den Packungen noch weiter an. Unter diesen können auch Schimmelpilze und Krankheitserreger wie zum Beispiel **Listerien** und **EHEC-Bakterien** sein. Der Verzehr von Bockshornkleekeimlingen aus Ägypten, die EHEC-Bakterien enthielten, hatte im Jahr 2011 bei weit mehr als 4000 Personen zu lebensbedrohlichen Erkrankungen und zu mehr als 50 Todesfällen geführt. Daher ist das Waschen von Keimlingen vor dem Verzehr wichtig. Es verringert die Zahl der Mikroorganismen jedoch nur teilweise, da diese fest an der Oberfläche von Pflanzenteilen haften und auch in das pflanzliche Gewebe eindringen können. Keimlinge sollten Sie zusätzlich kurz anbraten oder im Wok erhitzen, bevor sie gegessen werden. Auch bei der eigenen Aufzucht von Keimlingen im Haushalt können sich Krankheitserreger vermehren, die bereits im Saatgut enthalten waren. Daher sollten nur Personen mit intaktem Immunsystem rohe Keimlinge essen.

Rhabarber

Würden Sie gerne mehr Rhabarber essen, wenn er nicht so sauer schmecken würde? Neben der Apfelsäure und der Zitronensäure ist es die in dieser Pflanze reichlich enthaltene **Oxalsäure**, die den daraus hergestellten Speisen den intensiv sauren Geschmack verleiht. Besonders viel Oxalsäure ist in den Blättern und an der Außenseite der Stängel des Rhabarbers enthalten. Daher werden nur die geschälten Stängel zu Speisen verarbeitet. Die Blätter von Rhabarber dürfen nicht gegessen werden. Sie enthalten in großen Mengen Stoffe aus der Gruppe der **Anthrachinone,** die schwere Vergiftungen auslösen.

Wer an Krankheiten der Nieren leidet, sollte Rhabarber nur in Maßen verzehren, da sich die Oxalsäure bei der Bildung von Nierensteinen beteiligt. Auch Verbraucher, die zu Osteoporose neigen, sollten wenig Rhabarber essen, da das Calcium in der Nahrung von der Oxalsäure abgefangen wird und dem Knochengerüst nicht mehr

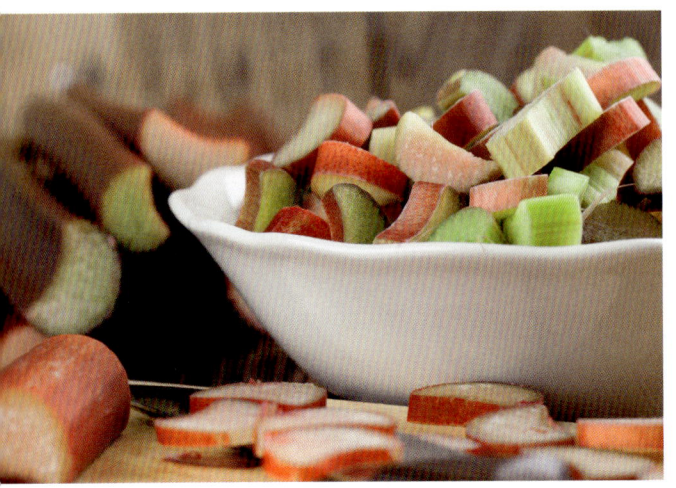

zur Verfügung steht. Die Oxalsäure im Rhabarberkompott und in anderen Speisen mit Rhabarber greift den Zahnschmelz an. Mit der Zunge fühlen sich die Zähne rau an, weil die Oxalsäure dem Zahnschmelz das Calcium entzieht. Daher sollten nach dem Essen von Rhabarber die Zähne eine halbe Stunde lang nicht geputzt werden, weil sonst der weich gewordene Zahnschmelz geschädigt wird. Nach einiger Zeit ersetzt der Speichel das im Zahnschmelz fehlende Calcium.

Bei Zugabe von Milchprodukten wie Quark, Joghurt oder Vanillesoße zu Rhabarberspeisen reduziert das darin enthaltene Calcium die unangenehme Oxalsäure, weil sich unlösliches *Calciumoxalat* bildet. Im Frühjahr ist die Zubereitung von Rhabarberkompott besonders beliebt. Wenn Sie geschälte und in Scheiben geschnittene Rhabarberstängel gekocht haben, können Sie die unangenehme Oxalsäure auch mit Calciumbrausetabletten, die Sie in der Drogerie oder in der Apotheke als Nahrungsergänzungsmittel kaufen, neutralisieren. Sie lösen eine oder zwei Tabletten in wenig Wasser auf und rühren die Flüssigkeit in das fertige Kompott. Die Oxalsäure reagiert mit dem Calcium zu unlöslichem Calciumoxalat und verliert dadurch ihre gesundheitlich und geschmacklich nachteilige Wirkung. Die übrigen im Rhabarber enthaltenen Fruchtsäuren verleihen jedoch weiterhin dem Kompott den gewünschten frischen Geschmack. Bei Calciumtabletten ist der Gehalt auf der Verpackung angegeben (zum Beispiel 400 mg Calcium). Da Rhabarberstängel je nach Sorte, Düngung und Erntezeit auf 100 Gramm zwischen 60 und 500 Milligramm Oxalsäure enthalten, reichen 1 bis 2 Calciumtabletten auf einen normalen Topf Rhabarberkompott. Das so hergestellte Kompott braucht nur noch wenig Zucker, um angenehm zu schmecken.

Meeresalgen

In der asiatischen Küche werden gerne Meeresalgen verwendet. Auch bei uns werden sie zunehmend gekauft und als Beilage zu Reis oder Gemüse gegessen oder zu Salaten und zur Zubereitung von Sushi verwendet. Sie bestehen bis zu 30 % aus hochwertigem Eiweiß und enthalten viel Calcium, Eisen und Vitamine.

Meeresalgen haben die Eigenschaft, *Jod* zu speichern. So ist zum Beispiel die Jodkonzentration in der Braunalge Kombu 40 000-mal so hoch wie der Jodgehalt des Meerwassers. Insbesondere getrocknete Meeresalgen können hohe Jodgehalte aufweisen. Zwar verlieren die getrockneten Algen bei der Zubereitung einen Teil des Jods, jedoch kann der Gehalt im fertigen Lebensmittel immer noch sehr hoch sein.

Bei Personen, die unter einem chronischen Jodmangel leiden, kann sich beim Verzehr von Meeresalgen das plötzliche Überangebot an Jod durch

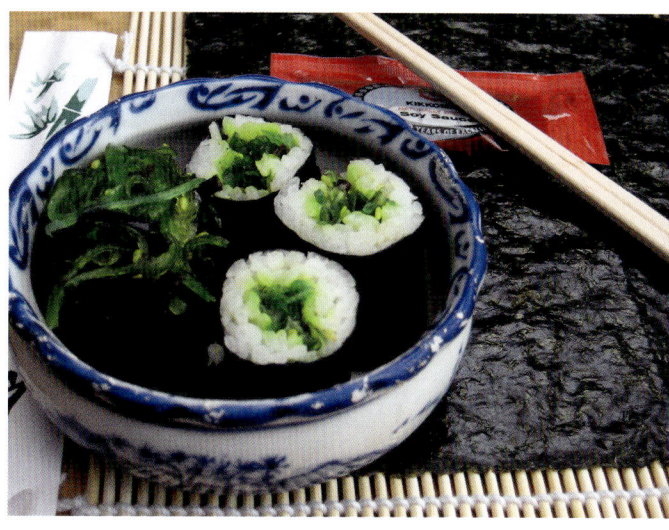

eine Überfunktion der Schilddrüse bemerkbar machen. Dies kann durch den Einfluss auf den Stoffwechsel lebensbedrohliche Auswirkungen haben. Bei Personen mit einer Erkrankung der Schilddrüse (»Hashimoto-Thyreoiditis«) kann die Aufnahme großer Mengen an Jod über die Nahrung den Krankheitsverlauf beschleunigen.

Einige Algenarten enthalten organische *Arsen-Verbindungen*. Es wird vermutet, dass solche Algen bei häufigem Verzehr gesundheitlich bedenklich sein können.

Pilze

Sammeln Sie gerne Pilze? Bei dieser Freizeitbeschäftigung sollten Sie alte und teilweise mit Schimmel befallene Speisepilze stehen lassen und keinesfalls essen, da sich bei der Zersetzung aus dem Pilzeiweiß giftige Stoffe bilden können. Gleiches gilt bei unsachgemäßer oder längerer Lagerung. Wenn Sie Wildpilze beim Sammeln in Plastiktüten legen, läuft wegen mangelnder Luftzirkulation und durch den Druck auf das weiche Pilzgewebe der Alterungsprozess erheblich schneller ab. Daher sollen Sie Pilze in Körben sammeln und, sofern Sie sie nicht sofort zubereiten, zu Hause an einem trockenen, luftigen und kühlen Platz auslegen. Im Gemüsefach des Kühlschranks kann man frische Pilze höchstens zwei Tage aufbewahren. Frische Pilze können Sie auch einfrieren. Einige Pilzarten lassen sich, in Scheiben geschnitten, trocknen. Bevor selbst gesammelte Pilze gegessen werden, müssen sie ausreichend gegart werden.

Reste gekochter Pilzgerichte sollen Sie nicht über Nacht im Kühlschrank aufbewahren und danach wieder aufwärmen. Jedoch können Sie Pilzgerichte einfrieren und nach dem Auftauen und erneutem Erhitzen verzehren.

Frische Speisepilze enthalten viel Wasser und sind kalorienarm. Ihr Gehalt an Eiweiß und Kohlenhydraten ist gering. Von Bedeutung sind dagegen ihre Gehalte an B-Vitaminen und Vitamin D sowie an Mineralstoffen, insbesondere Kalium und Eisen. Darüber hinaus liefern Pilze viele wichtige Aminosäuren und Ballaststoffe. Einigen Pilzarten wie zum Beispiel dem Shiitake-Pilz werden cholesterinsenkende Eigenschaften und eine Stärkung des Immunsystems zugeschrieben. Pilzgerichte sind wegen des Stoffes **Chitin**, aus dem die Pilze bestehen, schwer verdaulich. Wer an Gicht leidet, sollte Pilze wegen ihres Gehaltes an **Purinen** nur in beschränkten Mengen essen.

Seit der Reaktorkatastrophe in Tschernobyl im Jahr 1986 sind viele Gebiete Europas mit radioaktivem **Caesium-137** belastet. Die Waldböden in Bayern enthalten mehr radioaktive Partikel als die Böden in anderen Gegenden Deutschlands. Pilze, die auf belasteten Böden wachsen, nehmen die darin enthaltenen radioaktiven Stoffe auf. Dies gilt insbesondere für Röhrenpilze, die eine schwammartige Unterseite des Hutes aufweisen wie Maronen, Birkenröhrlinge und Steinpilze. Pilze, die gewerblich gesammelt werden und in den Lebensmittelhandel kommen, dürfen den gesundheitlich vertretbaren Richtwert für die Radioaktivität von 600 Bq/kg nicht überschreiten. Dies gilt auch für Importware, die hauptsächlich aus Osteuropa zu uns kommt.

> *Von selbst gesammelten Wildpilzen nicht mehr als 250 Gramm pro Woche essen!*
>
> *In der Schwangerschaft auf Wildpilze weitgehend verzichten!*

Auch die Schwermetalle **Cadmium** und **Quecksilber** werden von manchen Wildpilzen aus den Böden aufgenommen. Wildpilze, die auf den Märkten angeboten werden, dürfen die für Schwermetalle festgelegten Grenzwerte nicht überschreiten. Von selbst gesammelten Wildpilzen, bei denen keine Kontrolle stattfindet, sollten daher wöchentlich nicht mehr als 250 Gramm verzehrt werden. Schwangere sollten Belastungen mit Schwermetallen und radioaktiven Stoffen meiden und auf Wildpilzgerichte weitgehend verzichten.

Zuchtpilze, wie zum Beispiel Champignons und Shiitake-Pilze, enthalten keine Schwermetalle und radioaktiven Stoffe. Diese Pilze bilden jedoch das Pilzgift **Agaritin**. Dieses zerfällt in weitere Stoffe, die im Verdacht stehen, krebserregend zu wirken. Beim Kochen nimmt der Gehalt an den Pilzgiften erheblich ab. Champignons und Shiitake-Pilze sollten daher nur in geringen Mengen roh verzehrt werden.

> *Nur solche Pilze sammeln und essen, bei denen kein Zweifel besteht, dass es Speisepilze sind!*

Immer wieder wird in Deutschland über Vergiftungen mit Wildpilzen berichtet, weil unkundige Pilzsammler giftige Doppelgänger von essbaren Speisepilzen sammeln und essen. Beim Pilzesammeln werden essbare Champignon-Arten gern mit dem hochgiftigen Knollenblätterpilz verwechselt. Verwechslungen sind auch beim Sammeln der

Speisemorchel möglich, die der Giftlorchel (Frühlingslorchel) ähnlich sieht. Der essbare Perlpilz wird gelegentlich mit dem giftigen Pantherpilz verwechselt. Darüber hinaus gibt es noch viele weitere Beispiele für mögliche Verwechslungen von Speisepilzen mit giftigen Pilzen. Urlauber, die im Ausland Pilze sammeln, sollten wissen, dass es in fremden Regionen giftige Pilze geben kann, die sie mit den in ihrem Heimatland wachsenden Speisepilzen verwechseln können. Andererseits sind von Pilzvergiftungen häufig Personen aus anderen Ländern betroffen, die unsere Giftpilze mit den in ihrem Land heimischen Speisepilzen verwechseln. So sieht zum Beispiel der bei uns häufig vorkommende hochgiftige Knollenblätterpilz einem in Osteuropa wachsenden essbaren Pilz sehr ähnlich.

Nach Angaben der Giftnotrufzentralen verursachen bei uns rund 50 giftige Pilzarten pro Jahr mehr als 5000 Vergiftungen. Daher sollten Verbraucher nur dann Pilze sammeln und essen, wenn sie sich gut auskennen und über die Gefahren mit verwechselbaren **Giftpilzen** Bescheid wissen. Bei manchen Speisepilzen, so zum Beispiel beim Reizker, muss das Kochwasser weggegossen werden, weil das darin enthaltene **Pilzgift** ins Wasser übergeht. Werden Tintlinge zusammen mit Alkohol verzehrt, so kann dies zu Kribbeln in den Händen, Herzflattern und Erbrechen führen. Vergiftungen mit Pilzen machen sich bereits nach einer Viertelstunde, bei einigen Giftpilzen erst bis zu 24 Stunden bemerkbar. Zumeist äußern sich Pilzvergiftungen durch Übelkeit, Brechreiz, Bauchkrämpfe und Durchfälle. Bei schweren Vergiftungen können Leber- und Nierenschädigungen auftreten. Bereits ein Knollenblätterpilz in einem Pilzgericht kann eine Familie umbringen. Beim geringsten Verdacht auf eine Pilzvergiftung sollte daher sofort der Rat einer Giftnotrufzentrale eingeholt werden. Intoxikationen treten jedoch nicht nur beim Verzehr von Giftpilzen auf. In letzter Zeit haben Vergiftungen durch an sich essbare, jedoch verdorbene Pilze stark zugenommen.

> *Alte, von Maden oder Schimmel befallene, angefaulte und vertrocknete Wildpilze nicht sammeln und essen!*

Im Handel werden getrocknete Pilze, insbesondere Steinpilze, angeboten. Auf solchen Trockenpilzen können **Sporen von krankheitserregenden Bakterien** über längere Zeit überleben. Beim Einweichen keimen die Sporen aus und die Bakterien vermehren sich. Daher sollten Sie getrocknete Pilze klein schneiden und ausreichend lange erhitzen, bevor sie gegessen werden. Es reicht nicht aus, eingeweichte Trockenpilze nur kurz im Wok zu erwärmen.

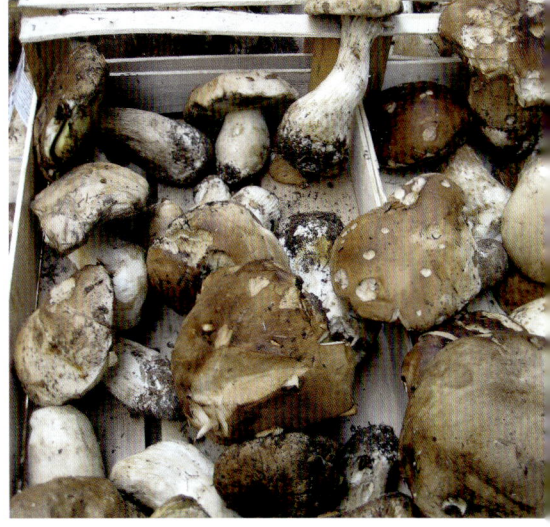

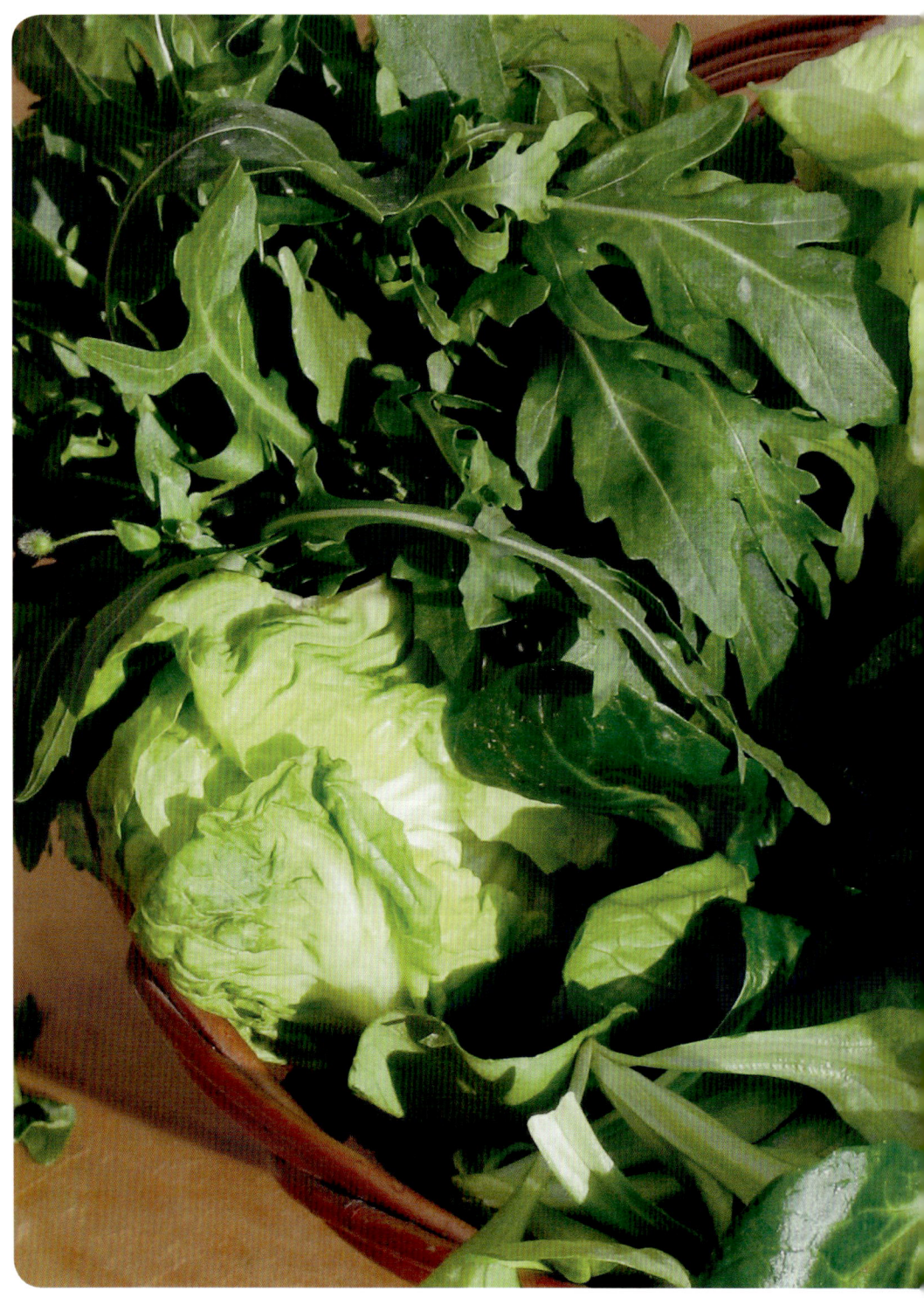

Blattsalate
— so frisch wie möglich

_Salate sollten immer gut gewaschen werden.
Sie schmecken frisch am besten._

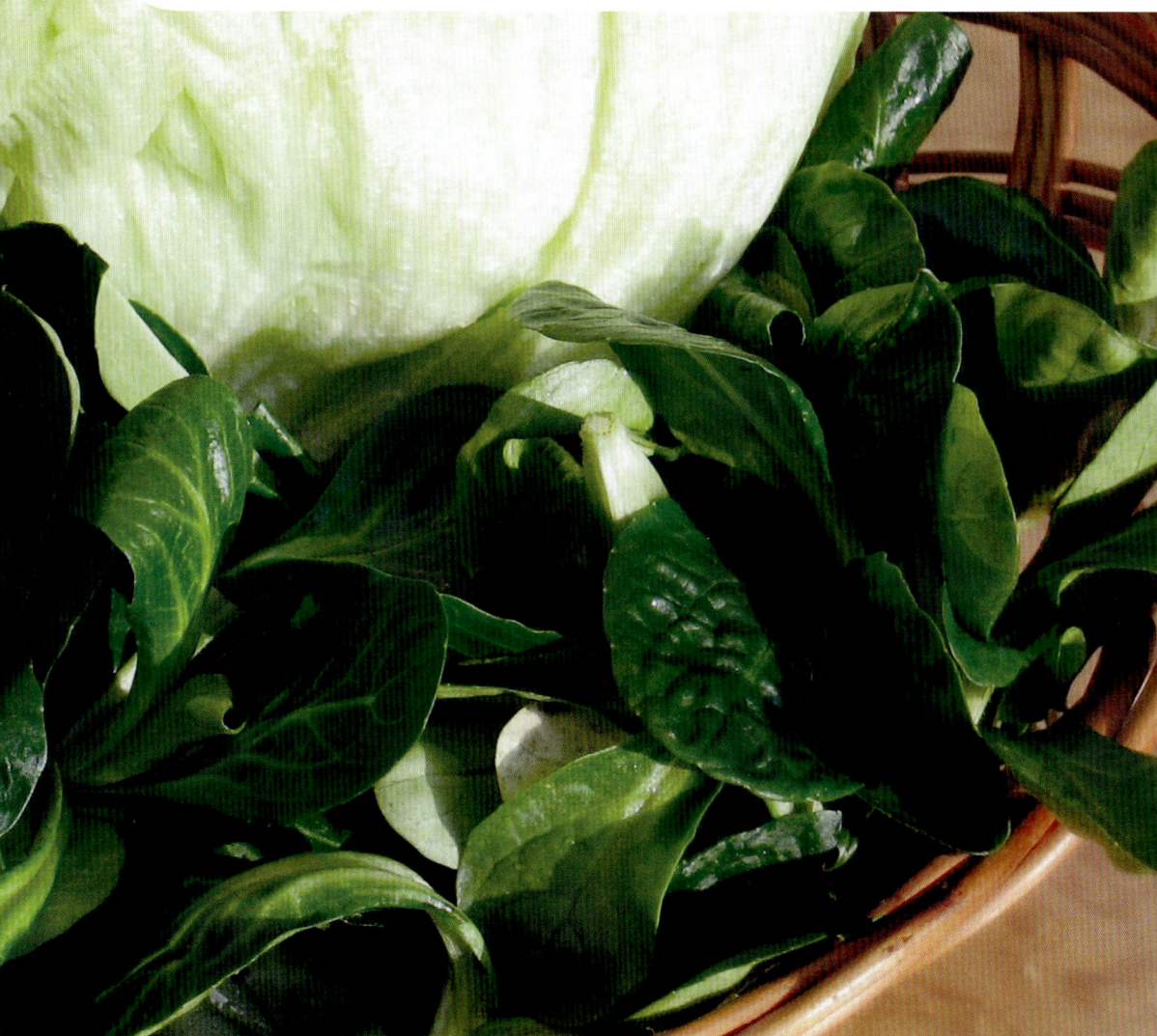

Blattsalate bestehen hauptsächlich aus Wasser und Zellulose. Sie enthalten kaum Fett, wenig Eiweiß und Kohlenhydrate und tragen daher nicht wesentlich zur Zufuhr von Nährstoffen bei. Neben einigen Vitaminen sind es jedoch besonders die Ballaststoffe, die bei Kopfsalat, Endivien, Feldsalat und vielen anderen Sorten für einen regelmäßigen Verzehr dieser Lebensmittel sprechen. Blattsalate sollten Sie möglichst frisch essen. Die Frische lässt sich in manchen Fällen an der Schnittfläche des Strunkes feststellen. Er sollte nicht dunkel verfärbt sein. Blattsalate halten sich selbst im Gemüsefach des Kühlschranks nur kurze Zeit.

Blattsalate weisen unterschiedliche Gehalte an **Nitrat** auf, das in den vorkommenden Mengen gesundheitlich unbedenklich ist. Aber schon beim Kauen kann durch den Speichel im Mund ein Teil des Nitrats zu gesundheitlich bedenklichem **Nitrit** umgewandelt werden. Darüber hinaus kann sich das Nitrit im Magen mit dem Eiweiß aus anderen Bestandteilen des Speisebreis zu **Nitrosaminen** verbinden, die im Verdacht stehen, krebserregend zu sein. Rucola hat einen besonders hohen Gehalt an Nitrat, aber auch Feldsalat, Eissalat, Endivien und Kopfsalat können hohe Gehalte an Nitrat aufweisen. Das Nitrat entnehmen die Pflanzen dem Ackerboden. Dabei hat die Düngung einen wesentlichen Einfluss auf den Nitratgehalt in den Pflanzen. Werden Salatpflanzen überdüngt, so ist ihr Gehalt an Nitrat besonders hoch. Die Mengen an Nitrat in den verschiedenen Salatsorten sind darüber hinaus auch von anderen Faktoren wie Pflanzenart, Bodenbeschaffenheit und Klimabedingungen abhängig. Pflanzen benötigen Nitrat als Nährstoff, da sie aus ihm den grünen Blattfarbstoff Chlorophyll und Eiweißverbindungen aufbauen. Sie wandeln unter Lichteinfluss das Nitrat zu Eiweiß um. Daher ist der Gehalt an Nitrat in den Blättern bei Regenwetter höher als bei Sonnenschein und am Abend oft bis um die Hälfte niedriger als am Morgen. Aus diesem Grund sollte Salat erst am späten Nachmittag oder am Abend geerntet werden. Ebenso ist Freilandware den im Treibhaus gezogenen Salaten vorzuziehen, da die Lichtverhältnisse für die Pflanzen im Treibhaus weniger günstig sind und daher das Nitrat in den Pflanzen nur in geringem Umfang abgebaut wird.

> *Blattsalate bevorzugen, wenn sie aus dem Freiland kommen und wenn für sie Hauptsaison ist*

Bei Salat schützen die äußeren Blätter das Innere bis zu einem gewissen Maß vor Verunreinigungen durch Staub und Düngung. Sie sollten sie daher vor der Weiterverarbeitung entfernen. Anschließend sollten Sie Blattsalate sorgfältig waschen, um **krankheitserregende Keime** und einen Teil eventuell noch vorhandener Rückstände an **Pflanzenschutzmitteln** zu entfernen. Durch das Waschen des geschnittenen Salats geht zwar ein Teil der enthaltenen Vitamine und Mineralstoffe verloren, es werden aber auch zum Teil Bakterien und Viren weggespült. Auch Salate, die Sie bereits küchenfertig geschnitten und in Klarsichtfolie verpackt kaufen, sollten Sie vor dem Verzehr noch einmal waschen, denn zur Herstellung küchenfertiger Salatmischungen werden die Blätter durch stumpfe, nicht immer saubere Messer zerkleinert. Dabei tritt Zellsaft aus, der in den Klarsichtverpackungen zu einer hohen Luftfeuchtigkeit führt. Daher können sich krankheitserregende Keime wie zum Beispiel **Salmonellen** und **Coli-Bakterien** rasch vermehren und in das Pflanzengewebe eindringen. Salatmischungen, denen Weißkohl zugemischt ist, sind offensichtlich besonders anfällig für den Befall mit gesundheitlich bedenklichen **Listerien**.

Küchenfertig verpackte Salatmischungen möglichst bald nach dem Kauf essen und zuvor mit reichlich Wasser waschen!

Manche Mischsalate sind unter Schutzgasatmosphäre verpackt und in einer nicht unterbrochenen Kühlkette gelagert. Gleichwohl können sich die Bakterien auch unter diesen Bedingungen, wenn auch weniger rasch vermehren. Küchenfertig verpackte Salatmischungen sollten Sie alsbald nach dem Kauf, möglichst aber noch vor dem Ablauf des auf den Packungen angegebenen Mindesthaltbarkeitsdatums, verzehren, um Lebensmittelinfektionen zu vermeiden.

Bei der gewerblichen Ernte von Blattsalaten können zufällig auch andere Kräuter eingesammelt werden. Wenn auf diese Weise zum Beispiel auch die Blätter von Greiskraut in den Salat gelangen, kann dies aus gesundheitlicher Sicht wegen der in dieser Pflanze enthaltenen **Pyrrholizidine,** die leberschädigend und möglicherweise krebserregend sind, unerwünscht sein. Daher sollten Sie bei Blattsalat, Blattgemüse und Küchenkräutern alle Pflanzenteile, die Sie nicht essbaren Pflanzen zuordnen können, aussortieren.

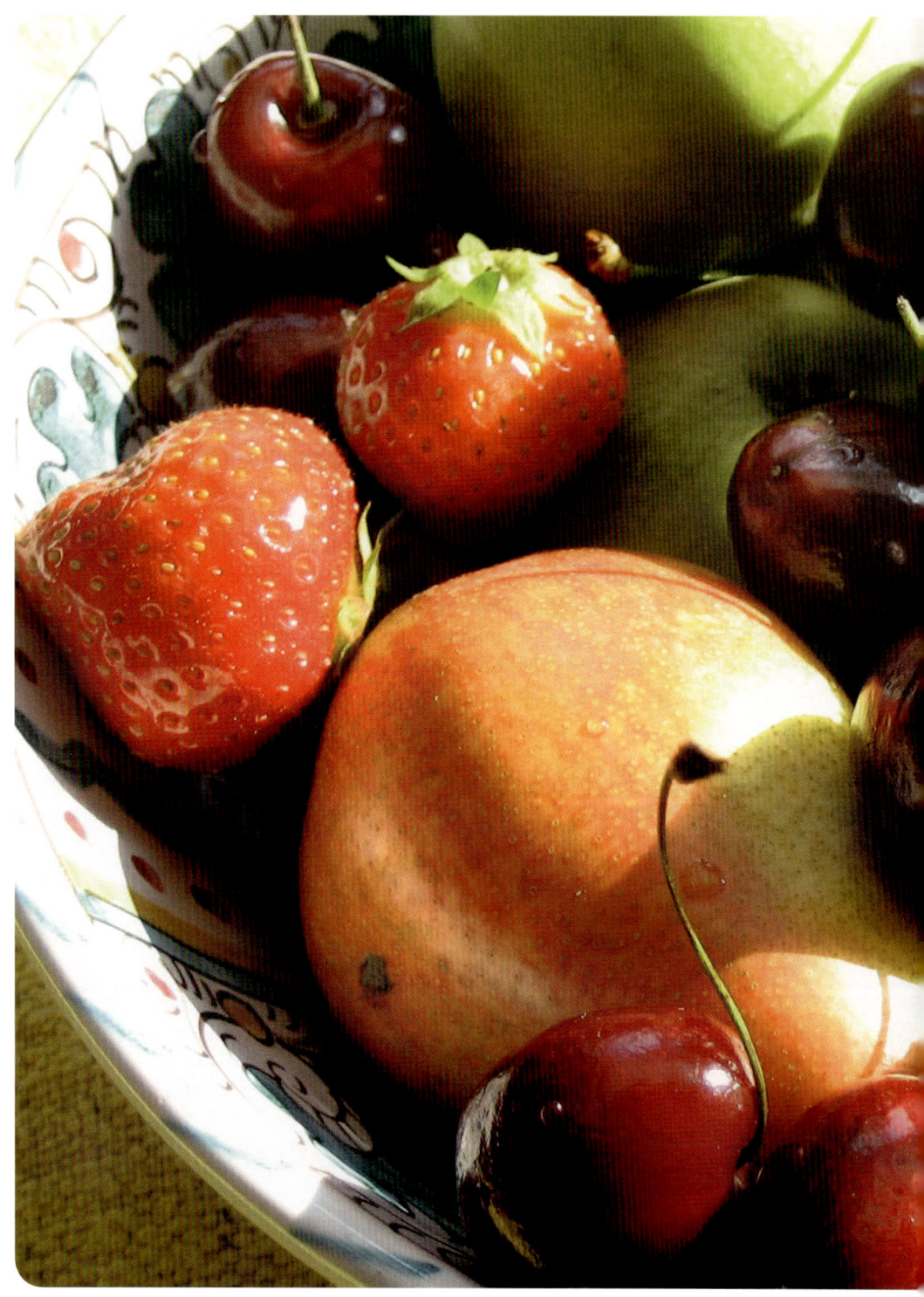

Esst mehr Obst und Ihr bleibt gesund!

Obst ist lecker und vitaminreich, sollte aber immer gut gewaschen oder geschält werden. Beeren aus der Tiefkühltruhe muss man vor dem Verzehr gut erhitzen.

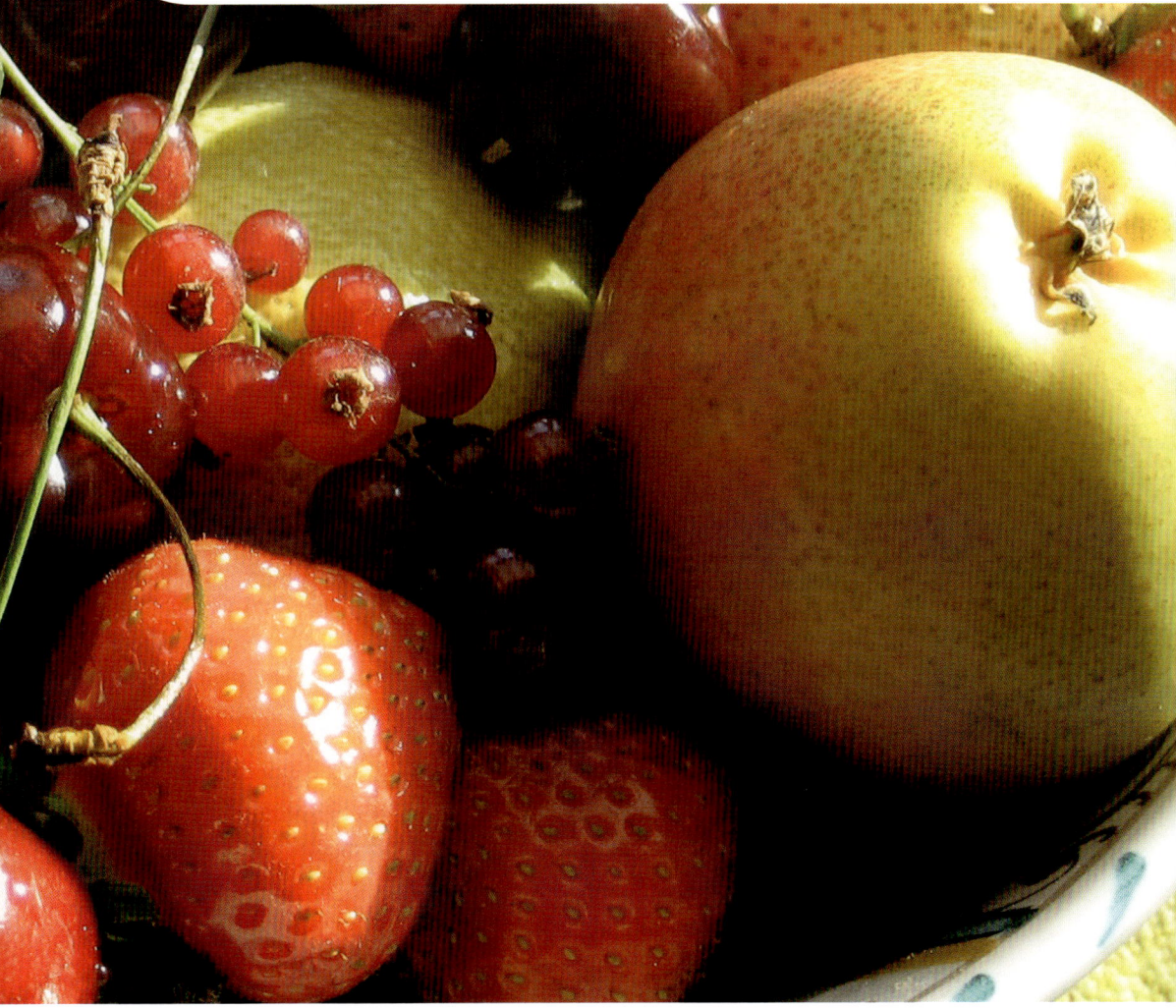

Obst

Der Spruch aus der Überschrift war früher auf den Papiertüten aufgedruckt, in die die Händler auf den Märkten das Obst einpackten. Schließlich trägt der Verzehr von Obst wesentlich zur Zufuhr von Vitaminen, sekundären Pflanzenstoffen, Ballaststoffen und Mineralstoffen bei. Obst enthält reichlich Wasser, jedoch wenig Eiweiß und Fett. Weil der Zuckergehalt der einzelnen Obstsorten zwischen 5 % (Erdbeeren) und 13 % (Weintrauben) schwankt, ist ihr Gehalt an Kalorien unterschiedlich.

Ein hoher Konsum von Obst und Gemüse schützt vor vielen Krankheiten und soll das Risiko einer Krebserkrankung verringern. Es wird daher empfohlen, neben Gemüse täglich auch viel Obst zu essen. So sollten etwa 250 bis 300 Gramm frisches Obst am Tag, verteilt auf mehrere Portionen, verzehrt werden, wobei eine Portion auch durch Obst- oder Gemüsesaft ersetzt werden kann. Auch sollten Sie beim Verzehr auf eine Vielfalt der Obstsorten achten, da sie unterschiedliche sekundäre Pflanzenstoffe mit jeweils anderen gesundheitsdienlichen Eigenschaften aufweisen. Statt frischem Obst können Sie auch Trockenobst essen. Es enthält jedoch wegen des hohen Zuckergehaltes viele Kalorien. Wichtig für die Verdauung ist, dass die getrockneten Früchte im Magen aufquellen können. Daher sollten Sie nach dem Verzehr von etwa 25 Gramm Trockenobst ein Glas Wasser trinken.

> *250 Gramm Obst am Tag dient der Gesundheit.*
>
> *Dabei möglichst mehrere Obstsorten essen.*

Äpfel, Bananen und Zitrusfrüchte werden in unserem Land das Jahr über meist in größeren Mengen verzehrt. Sie sind daher wichtige Lieferanten für Nährstoffe. Äpfel enthalten in der Schale besonders hohe Gehalte an **Polyphenolen**, die Schutz vor Entzündungen bieten und Krebserkrankungen vorbeugen sollen. Äpfel sollten Sie daher ungeschält essen. Rote und blauschwarze Früchte wie Heidelbeeren und Erdbeeren enthalten zellschützende **Anthocyane**. Wer sie regelmäßig in größeren Mengen isst, soll angeblich sein Infarktrisiko verringern.

Frische Früchte verlieren bei ihrer Lagerung Vitamine. Sie sollten daher möglichst bald nach der Ernte gegessen werden. Wasserreiche weiche Früchte wie zum Beispiel Beeren können sie auch kurzfristig in Frischhaltebeuteln verpackt im Gemüsefach des Kühlschranks aufbewahren. Einige tropische Früchte vertragen keine Kälte. Es sind dies Banane, Kiwi, Mango und Papaya, die bei Zimmertemperatur nachreifen. Äpfel, Birnen und auch Bananen sollten von anderem Obst getrennt gelagert werden. Sie setzen das Gas **Ethylen** frei, das die anderen Früchte schneller reifen und verderben lässt.

In Zeiten, in denen viele heimische Obstsorten keine Saison haben, können Sie auf Tiefkühlware zurückgreifen. Sie enthält nach dem Auftauen in der Regel noch etwa

80 % der ursprünglichen Vitamine des Obstes. Bei Obst in Konservendosen sind es nur noch etwa 50 %. Darüber hinaus steht ein vielfältiges Angebot an frischen Früchten aus tropischen und subtropischen Regionen zur Verfügung wie zum Beispiel Ananas, Mango und Papaya, die ebenfalls reich an Vitaminen, Mineralstoffen und sekundären Pflanzenstoffen sind.

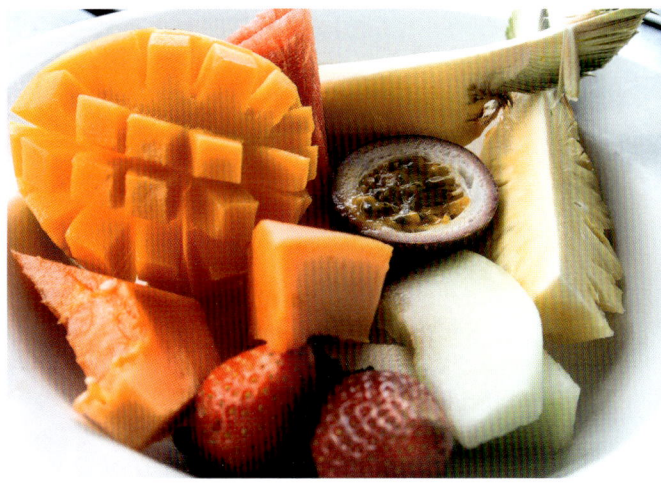

Vor der Ernte können Staub, Vogelkot und ähnliches und somit auch *Krankheitserreger* auf die Früchte gelangen. Darüber hinaus können auf der Schale Reste von *Pflanzenschutzmitteln* vorhanden sein. Bei exotischen Früchten besteht die Möglichkeit, dass während des weiten Transports unerwünschte Stoffe aus dem Verpackungsmaterial und aus der Luft der Lagerräume auf die Lebensmittel übergehen. Früchte, die stark nach »Chemie« riechen, sollten Sie daher besser meiden. Zitrusfrüchte, mit Ausnahme von solchen aus biologischem Anbau, enthalten meistens **Überzüge**, die ihren raschen Verderb verhindern sollen. Äpfel und Birnen können zum Schutz vor Austrocknung mit einer Wachsschicht überzogen sein.

Früchte mit festem Fruchtfleisch, die Sie mit der Schale verzehren wollen, sollten Sie mit warmem Wasser sorgfältig reinigen und mit einem Tuch abreiben. Auch Kirschen, Erdbeeren oder Heidelbeeren sollten Sie vor dem Verzehr gut waschen. Auf diese Weise wird die Zahl der auf der Schale der Früchte anhaftenden Keime verringert und ein Teil der eventuell noch anhaftenden Pflanzenschutzmittel abgelöst.

Wenn Sie Beeren aus der Tiefkühltruhe eingekauft haben, sollten Sie das Obst nur nach vorherigem Erhitzen essen oder verarbeiten. Im Jahr 2012 erkrankten 11 000 Kinder und Jugendliche nach dem Verzehr tiefgekühlter Erdbeeren an *Noroviren*. Die Tiefkühlbeeren aus China waren vor dem Verzehr nicht, nur kurzzeitig oder ungleichmäßig in Speisen erhitzt worden. Novoviren verursachen insbesondere bei Kleinkindern, alten und kranken Menschen Brechdurchfälle, die zu erheblichen Flüssigkeitsverlusten führen können und in Einzelfällen tödlich enden. Daher empfiehlt das Bundesinstitut für Risikobewertung, Tiefkühlbeeren oder damit zubereitete Speisen auf über 90 °C zu erhitzen.

Tiefgekühltes Beerenobst vor dem Verzehr erhitzen!

Vorschriften in der Europäischen Union sorgen dafür, dass bei Obst und Gemüse die noch tolerierten Rückstände an *Pflanzenschutzmitteln* nach dem aktuellen Stand wissenschaftlicher Erkenntnisse gesundheitlich unbedenklich sind. Auch wenn in Zeitungen und Fernsehen gelegentlich über Grenzwertüberschreitungen bei Pflanzenschutzmitteln in einigen Obst- oder Gemüsesorten aus bestimmten Herkunftsländern berichtet wird, so ist dies wegen der hohen Sicherheitsfaktoren, die bei der Festlegung von Höchstwerten für Pflanzenschutzmittel auf Obst und Gemüse berücksichtigt werden, aus gesundheitlicher Sicht selten problematisch. Da zumeist nur einzelne Partien einer Obstsorte betroffen sind, ist auch die Gefahr von chronischen Erkrankungen nicht gegeben. Wenn Sie möglichst »ungespritztes« Obst haben und das mit »Chemie in Lebensmitteln« verbundene unvermeidliche »Restrisiko« meiden wollen oder auf Umweltschutz Wert legen, können Sie auf Bio-Produkte zurückgreifen, bei deren Erzeugung und Vermarktung keine chemisch-synthetischen Pflanzenschutzmittel eingesetzt werden dürfen. Daher sind die Rückstände bei Bio-Erzeugnissen zumeist um etwa 2/3 geringer als bei konventionell hergestellter Ware. Auch saisonal und regional erzeugtes Obst ist in der Regel weniger belastet als Lebensmittel, die außerhalb ihrer hiesigen Saison auf weiten Wegen in die Geschäfte gebracht werden.

Der Rat, dass nach dem Essen von vielen Kirschen und anderem Kernobst kein Wasser getrunken werden sollte, hat eine gewisse Berechtigung. Die Oberfläche von Steinobst ist oft dicht mit *Hefekeimen* besiedelt. Normalerweise reicht die Konzentration der Magensäure aus, um die Gärtätigkeit der Mikroorganismen und damit die Bildung von Gasen zu unterbinden. Werden jedoch sehr viele Kirschen ungewaschen gegessen und wird dazu noch Wasser getrunken, so wird die Konzentration der Magensäure herabgesetzt und ihre Schutzwirkung verringert. In der Folge gärt der Mageninhalt und starke Blähungen entstehen.

Äpfel und Birnen, die größere braune oder schwarze Stellen aufweisen oder von Schimmel befallen sind, enthalten das Pilzgift *Patulin*. Sie sollten daher entsorgt und nicht gegessen werden. Handelt es sich nur um kleine Stellen, so können Sie diese großzügig abschneiden, da das Patulin nicht sehr tief in das Apfel- und Birnengewebe eindringt.

Nüsse

Sie zögern, Nüsse zu essen oder sie beim Backen in Kuchen und Keksen zu verwenden, weil sie kalorienreich sind? Nüsse haben einen hohen Gehalt an Fett und Eiweiß. Sie sollten Nüsse daher nicht unkontrolliert vor dem Fernseher oder bei anderen Gelegenheiten in großen Mengen knabbern. Jedoch enthalten Nüsse ernährungsphysiologisch wichtige Nährstoffe, so dass Sie auf ihren Verzehr in vernünftigen Men-

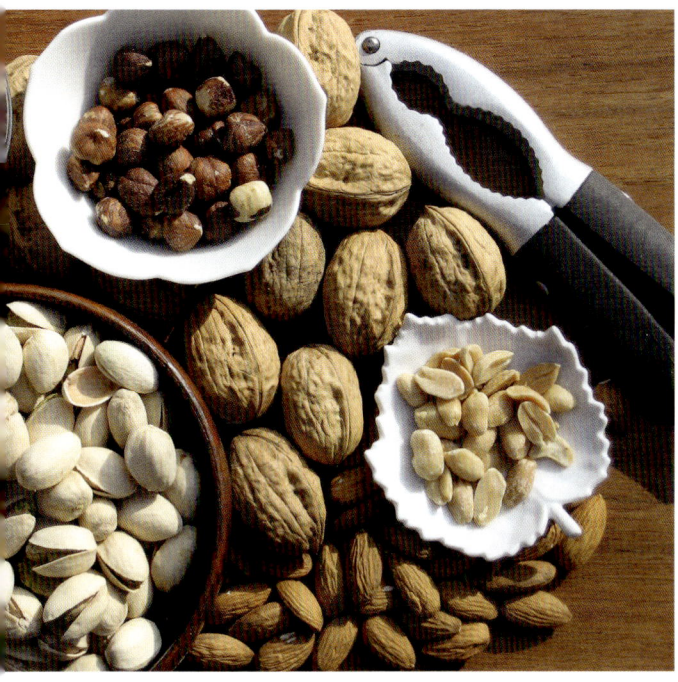

gen, bis etwa 30 Gramm am Tag, nicht verzichten sollten. Viele Nüsse enthalten mehrfach ungesättigte Fettsäuren, die sich günstig auf den Cholesterinspiegel und auf Herz- und Kreislauf auswirken. Insbesondere die Walnuss enthält viele B-Vitamine, in Haselnüssen ist reichlich Vitamin E vorhanden. Mandeln stechen mit einem hohen Gehalt an Calcium und Ballaststoffen hervor. Das Eiweiß von einigen Nüssen wird jedoch von vielen Allergikern nicht vertragen.

Nüsse wie Paranüsse, Pistazien und Erdnüsse können von Schimmelpilzen befallen sein, die krebserregende *Aflatoxine* bilden. Daher sollten Nüsse nicht unbesehen und unaufmerksam, zum Beispiel direkt aus der Packung während des Fernsehens oder bei angeregter Unterhaltung gegessen werden. Meist sind es einzelne Nusskerne, die von Schimmel befallen sind. Sie machen sich durch ein verändertes Aussehen, durch einen muffigen, dumpfen Geruch oder durch einen unangenehmen Geschmack bemerkbar. Solche Nüsse sollten Sie aussortieren. Sind mehrere Nüsse betroffen, bitte die ganze Packung entsorgen.

Bei Kindern unter vier Jahren besteht die Gefahr, dass Nusskerne in die Luftröhre gelangen und zu Erstickungen führen. Dies gilt insbesondere für Erdnusskerne. Während bei Spielzeug, das Kleinteile enthält, entsprechende Warnungen angebracht werden müssen, ist dies bei Verpackungen mit Nüssen nicht der Fall. Daher geschehen bei Kleinkindern mehr Unfälle durch das Verschlucken von Nüssen als beim Spielen mit kleinteiligem Spielzeug. Wenn Kleinkinder andauern husten, Atemnot bekommen und bald auch Fieber auftritt, besteht der Verdacht, dass ein Nusskern in der Luftröhre Probleme macht. In solchen Fällen sollte umgehend ein Arzt aufgesucht werden, damit der Fremdkörper möglichst bald entfernt wird. Je länger dieser in der Luftröhre verbleibt, umso schwieriger wird es, ihn zu entfernen.

Keine Nüsse essen, die im Aussehen, Geruch oder im Geschmack vom Normalen abweichen, da sie von Schimmelpilzen befallen sein können!

Mohnsamen

Mohnsamen werden hauptsächlich bei der Herstellung von Süßspeisen und Backwaren verwendet. Die Samenkörner enthalten rund 40 % Fett sowie Mineralstoffe und Eiweiß mit biologisch wertvollen Aminosäuren. Soll Mohn in gemahlener Form, zum Beispiel in Stollen oder Süßspeisen, eingesetzt werden, so sollten die Samen erst kurz vor ihrer Verwendung gemahlen werden, da das Fett durch den Sauerstoff der Luft rasch oxidiert und ranzig wird.

Die Mohnpflanze bildet in den noch grünen Samenkapseln *Morphin*, einen Stoff, der als Arzneimittel und als Rauschgift bekannt ist. Die Gehalte an Morphin in Mohnpflanzen schwanken sehr stark. Sie sind unter anderem abhängig von der verwendeten Mohnsorte, von der geographischen Herkunft und vom Erntezeitpunkt des Mohns. Die Mohnsamen enthalten von Natur aus kein Morphin. Wenn die Mohnkapseln reif sind, werden die Früchte maschinell zerschlagen und zum Teil gequetscht, um die Mohnsamen von den Kapselschalen zu trennen. Auf diese Weise gelangt der in den Kapselschalen noch in Resten vorhandene Milchsaft oberflächlich auf die Mohnsamen. Daher können die Mohnsamen, wie sie im Lebensmittelhandel angeboten werden, geringe Mengen an Morphin beinhalten.

Kein Mohn für Säuglinge, Kleinkinder und Schwangere!

Werden solche Mohnsamen in größeren Mengen verzehrt, kann es zu Bewusstseinsbeeinträchtigungen, Atemnot und Herz-Kreislauf-Beschwerden kommen. Während Erwachsene selten Beschwerden zeigen, sind Schwangere sowie Säuglinge und Kleinkinder gefährdet. Daher sollte diese Personengruppe Mohnsamen und damit selbst hergestellte Lebensmittel meiden.

Der Gehalt an Morphin in Mohnsamen wird geringer, wenn sie mit Wasser, dem etwas Zitronensäure zugefügt wurde, gewaschen werden. Auch durch Erhitzen nimmt der Morphingehalt deutlich ab. Daher enthalten die im Handel angebotenen Backmischungen mit Mohn und Mohnfüllungen für Kuchen, bedingt durch die Verarbeitung, keine nennenswerten Mengen an Morphin. Sie können von Erwachsenen unbedenklich verzehrt werden.

Eine Suchtgefahr oder eine Drogenwirkung besteht beim Verzehr von Mohn enthaltenden Lebensmitteln nicht. Auch bleiben bei Verkehrskontrollen auf Drogenkonsum die geringen Mengen an Morphin, die durch Lebensmittel im Blut von Verkehrsteilnehmern nachgewiesen werden können, unberücksichtigt.

In alten Backbüchern wird empfohlen, Säuglingen und Kleinkindern als Hausmittel zum Durchschlafen die abgeseihte Milch von Mohnsamen zum Trinken zu geben. Dies kann aus den erwähnten Gründen zu schweren Gesundheitsschäden der Kinder mit Atemnot bis hin zum Atemstillstand führen.

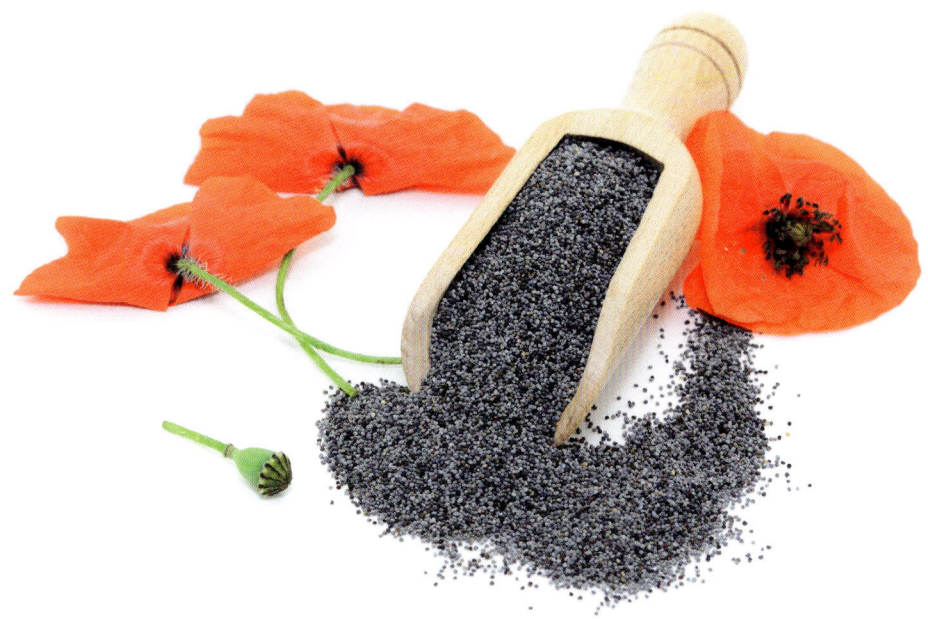

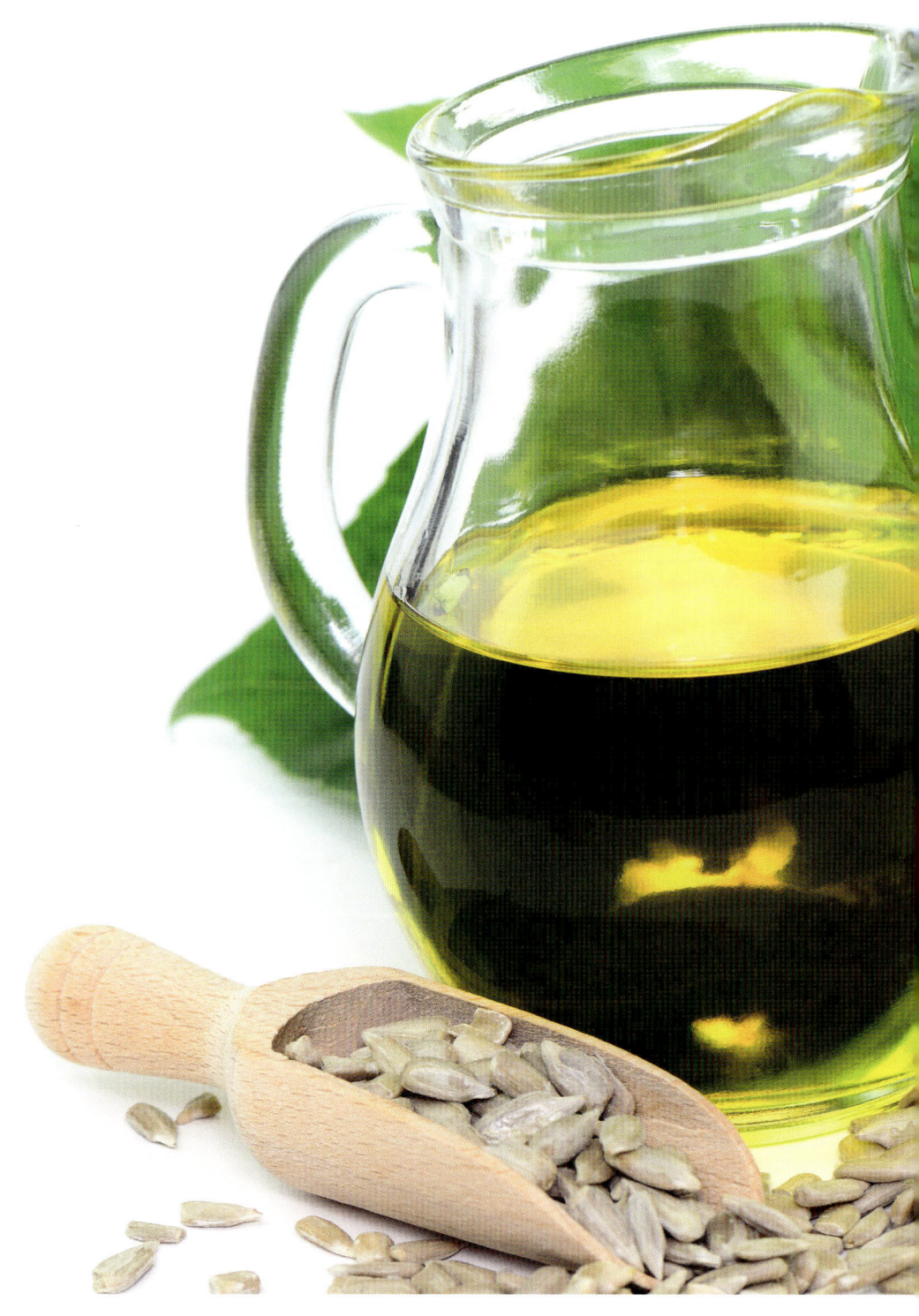

Fette und Öle

— »Schmiermittel« für den Stoffwechsel

Hochwertige Öle sind wertvolle Energiespender und für die Aufnahme fettlöslicher Vitamine in den Körper wichtig. Vorsicht ist geboten bei Produkten, die viele gehärtete Fette oder Transfettsäuren enthalten.

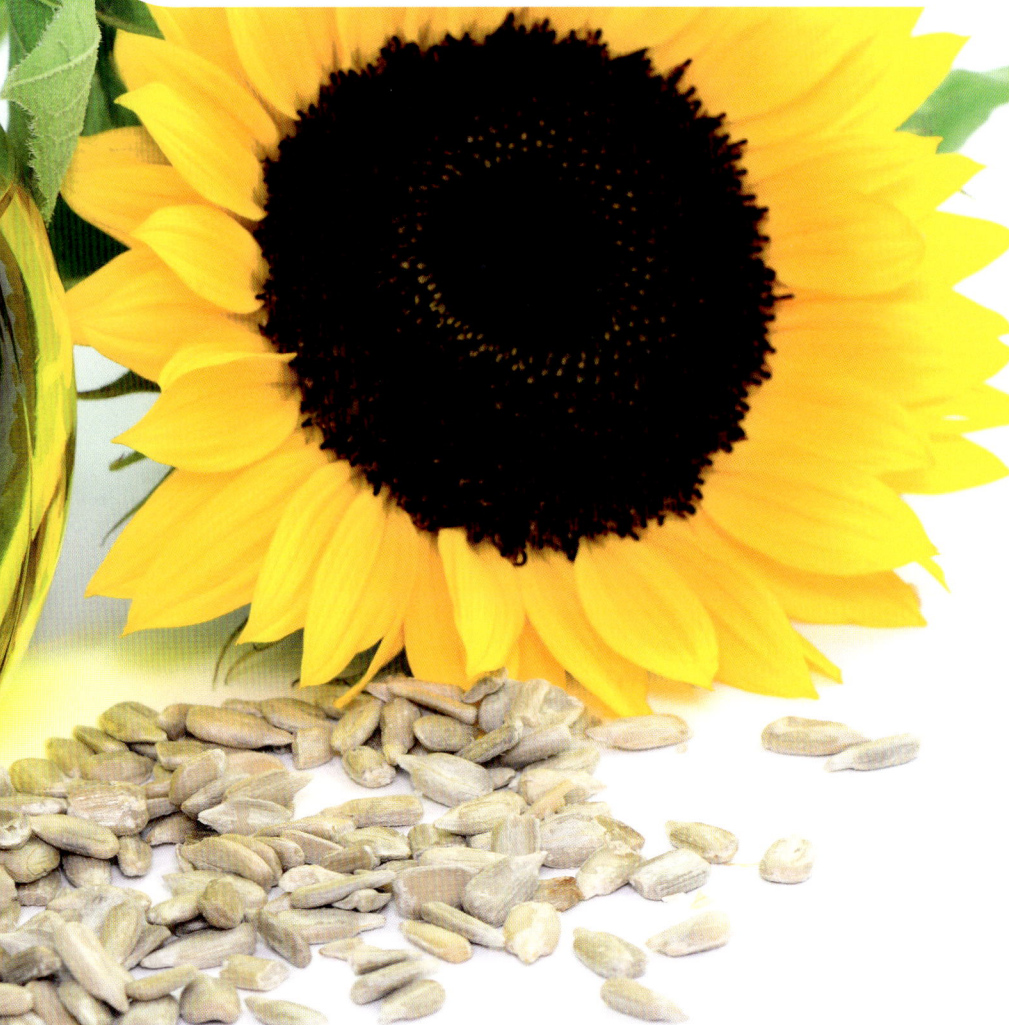

Fette und Öle

»Fette sind ungesund und machen dick.« Dieses Vorurteil ist nur bei unvernünftiger Ernährungsweise richtig. Denn Fette schaden zwar der Gesundheit, wenn sie dauerhaft in großen Mengen verzehrt werden, Fette und Öle haben jedoch einen gesundheitlichen Nutzen und dürfen in einer ausgewogenen Ernährung nicht fehlen. Auch tragen Fette und Öle bei vielen Speisen zur Schmackhaftigkeit bei.

Einige Öle enthalten die mehrfach ungesättigten Fettsäuren Linol- und Linolensäure, die der Körper nicht selbst bilden kann. Fette und Öle sind für viele Vorgänge im Stoffwechsel wichtig und sorgen dafür, dass die fettlöslichen Vitamine A, D, E und K vom Körper aufgenommen werden. Fetthaltige Speisen sorgen für eine anhaltende Sättigung, da sie relativ lange im Magen verbleiben. Fette und Öle sind wichtige Lieferanten für die körperliche Energie. Doch sollte der Mensch seinen Energiebedarf nur zu etwa 30 % mit Fett decken. In Deutschland nimmt jedoch jede Person im Durchschnitt rund 40 % der Gesamtkalorien in Form von Fett auf. Das entspricht etwa 60 bis 80 Gramm Fett pro Tag.

Nur wenig von fettem Fleisch und fetter Wurst, von Butter und Sahne essen!

Oft wird nicht bedacht, dass in vielen Lebensmitteln das Fett »versteckt« ist, zum Beispiel in Wurstwaren, Milchereugnissen, Backwaren und Fertiggerichten. Verwenden Sie daher an »sichtbarem« Fett, wie zum Beispiel für Brotaufstrich, für Dressings und zum Braten, Backen und Kochen, am Tag höchstens 40 Gramm. Das entspricht etwa 2 Esslöffel Butter oder Margarine und 2 Esslöffel Pflanzenöl.

Speiseöle sind empfindlich gegen Licht, Luft und Wärme. Sie sollten stets kühl, dunkel und in verschlossenen Behältnissen aufbewahrt werden, damit sie nicht schnell ranzig werden und das darin enthaltene Vitamin E erhalten bleibt. In angebrochenen Flaschen sollten Speiseöle innerhalb von 2 Monaten aufgebraucht werden. Ranzige Öle machen sich durch einen unangenehmen Geruch bemerkbar. Solche Öle sollten Sie nicht mehr verwenden.

Die Bausteine von Ölen und Fetten sind Glyzerin und Fettsäuren. Je nachdem, ob und wie viel Doppelbindungen diese Fettsäuren aufweisen, wird unterschieden zwischen gesättigten sowie einfachen und mehrfach ungesättigten Fettsäuren.

Fette mit *gesättigten* Fettsäuren

Gesättigte Fettsäuren, also solche ohne Doppelbindungen, kommen insbesondere im Fett von Tieren vor. Sie sind daher in Fleisch und Fleischwaren, Talg und

Schmalz sowie in Milch und Milcherzeugnissen enthalten. Bei pflanzlichen Fetten mit gesättigten Fettsäuren sind das Palm- und das Kokosfett hervorzuheben. Fette mit gesättigten Fettsäuren sind bei Zimmertemperatur zumeist fest bis cremig und verändern sich beim Erhitzen nur wenig. Palm- und Kokosfett eignen sich daher gut zum Frittieren und Braten von Lebensmitteln. Der dauerhaft reichliche Verzehr von Fetten mit gesättigten Fettsäuren kann sich nachteilig auf den Cholesterinspiegel auswirken und Arteriosklerose fördern. Um das Risiko von Herz-Kreislauf-Erkrankungen zu vermindern, sollten in der Nahrung statt dieser Fette pflanzliche Öle bevorzugt werden. An der täglich aufgenommenen Fettmenge soll daher der Anteil an tierischen Fetten höchstens 30 % betragen.

Öle mit *ungesättigten* Fettsäuren

Öle mit ungesättigten Fettsäuren sind bei Zimmertemperatur flüssig und erfüllen wichtige physiologische Funktionen beim Menschen. Zwei von ihnen, die Linol- und die Linolensäure, sind für den Menschen lebensnotwendig und müssen daher mit der Nahrung aufgenommen werden. Darüber hinaus sollen sich Öle mit mehrfach ungesättigten Fettsäuren günstig auf den Cholesterinspiegel im Blut auswirken. Daher wird empfohlen, native kaltgepresste Pflanzenöle, wie zum Beispiel Rapsöl und Olivenöl, Sojaöl, Maiskeimöl und Sonnenblumenöl, für Salate und für andere Speisen zu verwenden, die nicht erhitzt werden.

Einige dieser Öle werden auch als raffinierte Öle angeboten. Ihnen werden bei der Raffination ganz oder teilweise sekundäre Pflanzenstoffe entzogen, wie zum Beispiel Tocopherole, Carotinoide und Phytosterole, die eine positive Wirkung auf den Stoffwechsel haben. Diesen Ölen fehlt auch weitgehend der typische Geruch und Geschmack der eingesetzten Ölarten.

Öle mit *Omega*-Fettsäuren

Bei den ungesättigten Fettsäuren spielt darüber hinaus eine Rolle, an welcher Stelle in den Molekülen die Doppelbindungen liegen. Es wird daher zwischen Omega-3-Fettsäuren und Omega-6-Fettsäuren unterschieden. Die ernährungsphysiologisch wichtige Omega-3-Fettsäure ist insbesondere in Leinöl, Rapsöl, Walnussöl und Sojaöl sowie in fetten Fischen, wie zum Beispiel Lachs, Hering und Makrele, enthalten. Im Körper werden die Omega-Fettsäuren in die Zellmembranen eingebaut und verbessern dadurch die Fließfähigkeit der Blutkörperchen, halten die Gefäße elas-

Viel gesundheitlich wertvolle Omega-3-Fettsäuren sind enthalten in fetten Fischen sowie in Rapsöl, Walnussöl und Leinöl.

tisch und die Blutfettwerte konstant. Bei Kindern sollen Omega-3-Fettsäuren zu einer günstigeren Gehirnentwicklung führen.

Bei einer ausgewogenen Ernährung, zum Beispiel mit dem Verzehr von fettem Fisch zweimal in der Woche und der Verwendung entsprechender Pflanzenöle, werden genügend Omega-3-Fettsäuren aufgenommen. Es wird vermutet, dass sich eine Ernährung mit Ölen, die zu einem ungünstigen Verhältnis der beiden Omega-Fettsäuren führt, auf Dauer entzündungsfördernd und immunsuppressiv wirkt.

Menschen auf der Insel Grönland leiden angeblich selten an Herz-Kreislauf-Erkrankungen, da sie viel Heringe, Makrelen und andere fette Fische essen und dadurch viel an Omega-3-Fettsäuren aufnehmen. In Deutschland enthalten Fertigprodukte nur selten Öle mit Omega-3-Fettsäuren, weil diese die Haltbarkeit verringern.

Transfettsäuren

Transfettsäuren unterscheiden sich von gewöhnlichen ungesättigten Fettsäuren durch ihren Molekülaufbau. Transfettsäuren kommen im Fett von Wiederkäuern vor. Der Anteil an Transfettsäuren beträgt bei tierischen Fetten etwa 3 bis 6 % des Gesamtgehaltes an Fettsäuren. Wesentlich höhere Gehalte an Transfettsäuren (etwa 20 bis 30 %) können jedoch gehärtete Fette aufweisen, wie zum Beispiel die in der Lebensmittelindustrie verwendeten Back- und Ziehfette und einfache Margarinen. Diese Fette sollen beim Herstellen von Gebäck spezielle technologische Aufgaben erfüllen. Bei Pflanzenmargarinen sind inzwischen durch technische Maßnahmen die Gehalte an Transfettsäuren stark auf unter 2 % zurückgegangen. Transfettsäuren bilden sich auch bei der industriellen Raffination von Pflanzenölen, mit der durch Hitzeeinwirkung der Geruch und der Geschmack der Öle verbessert werden.

Meiden Sie möglichst verpackte Lebensmittel, bei denen in der Liste der Zutaten auf die Verwendung von gehärteten Fetten hingewiesen wird!

Daher sind kaltgepresste, naturbelassene Pflanzenöle zu bevorzugen. Transfettsäuren entstehen insbesondere, wenn Öle mit mehrfach ungesättigten Fettsäuren zusammen mit kohlenhydratreichen Lebensmitteln auf Temperaturen über 130 °C erhitzt werden. Im Handel erhältliche fetthaltige Lebensmittel, die frittiert oder mit gehärteten Fetten hergestellt werden, können zum Teil erhebliche Mengen an Transfettsäuren (bis zu 30 %) enthalten. Besonders betroffen sein können Knabbergebäck, Pommes frites, Pizza, Fertigbratensoßen und Backwaren wie Berliner Pfannkuchen und Blätterteigerzeugnisse, Kuchenmischungen, Kekse und Panaden von Fleischwaren.

Der Verzehr großer Mengen Transfettsäuren sollte möglichst vermieden werden, da von ihnen ein Risiko für koronare Herzerkrankungen ausgeht. Werden täglich

Lebensmittel mit viel Transfettsäuren gegessen, so steigt der Gehalt an LDL-Cholesterin (umgangssprachlich auch schlechtes Cholesterin genannt) im Blutserum, während das HDL-Cholesterin (auch als das gute Cholesterin bezeichnet) im Blutserum vermindert wird. Dies kann das Risiko von Herzinfarkt und Schlaganfall erhöhen. Darüber hinaus wird vermutet, dass die Transfettsäuren mit den lebensnotwendigen Fettsäuren konkurrieren und dadurch die Funktion von Zellmembranen und die Entwicklung von Hormonen, wie zum Beispiel des Insulins, behindern. Je mehr Transfettsäuren in den Zellwänden eingelagert sind, umso weniger kann das Insulin Zuckerstoffe in die Zellen schleusen. Auf Dauer kann dies die Ursache für Diabetes und Übergewicht sein. Risikogruppen sind insbesondere Kinder und Jugendliche, die sich vorwiegend von »Fast Food« ernähren. Auch Säuglinge können davon betroffen sein, weil die Mutter die mit der Nahrung aufgenommenen Transfettsäuren über die Muttermilch weitergibt. In einer nationalen Verzehrstudie wurde festgestellt, dass überdurchschnittlich viele Transfettsäuren von der Gruppe der 14- bis 34-Jährigen konsumiert werden. In mehreren Staaten sind bereits Grenzwerte für den Gehalt an Transfettsäuren in Lebensmitteln festgelegt worden.

> *Verwenden Sie in Ihrer Küche bei Speisen, die nicht erhitzt werden, möglichst kaltgepresste, naturbelassene Pflanzenöle!*

Nehmen Sie daher keine Öle mit mehrfach ungesättigten Fettsäuren zum Braten und Frittieren. Bevorzugen Sie für Speisen, die nicht erhitzt werden, möglichst kaltgepresste, naturbelassene Öle, die keinen Raffinationsprozess durchlaufen haben. Darüber hinaus sollten Sie wenig Fertigprodukte essen, bei denen mit einem hohen Gehalt an Fetten mit Transfettsäuren zu rechnen ist. Dies ist zumeist der Fall, wenn in der Zutatenliste der Produkte auf die Verwendung von gehärteten oder teilweise gehärteten Fetten hingewiesen wird.

Acrylamid, Glycidamid, 3-MCPD, Glycidyl-Fettsäureester und Acrolein

Für das Braten von Lebensmitteln wird empfohlen, das Fett oder Öl in der Pfanne zu erhitzen und erst dann das Fleisch oder andere Rohprodukte zuzugeben. Dabei darf jedoch das Öl nicht so stark erhitzt werden, dass es zu rauchen beginnt, denn dann entstehen gesundheitlich bedenkliche Stoffe. Besonders bei kaltgepressten Pflanzenölen ist der Rauchpunkt bei 130 bis 170 °C schnell erreicht. Aus Ölen, die mehrfach ungesättigte Fettsäuren enthalten, bilden sich dabei in erheblichen Mengen die Stoffe *Acrylamid, Glycidamid* und *Acrolein*. Alle drei Stoffe gelten als erbgutschädigend. Acrylamid wirkt krebserregend, bei Glycidamid wird dies ebenfalls vermutet. Das gesundheitlich bedenkliche Acrolein ist in großen Mengen in Frittierfetten enthalten, die längere Zeit im Gebrauch waren. Bei der Raffination von Pflanzenölen entstehen die Stoffe **3-Monochlor-1,2-propandiol** (3-MCPD) und **Glycidyl-Fettsäureester**. Sie sind daher in geringen Mengen in raffinierten Speiseölen und -fetten, insbesondere in raffinierten Palmölen sowie in Pflanzenmargarinen enthalten. Bei beiden Stoffen besteht der Verdacht, dass sie beim Menschen in höherer Dosis Tumore auslösen können. Durch verschiedene technische Maßnahmen wird versucht, die Gehalte dieser Stoffe in raffinierten Fetterzeugnissen weiter zu reduzieren.

Margarine

Auf dem Markt wird Margarine angeboten, die Zusätze von **Phytosterinen** enthält. Diesen Erzeugnissen werden cholesterinsenkende und damit das Herz schützende Wirkungen zugesprochen, da sie im Darm die Aufnahme von Cholesterin aus Lebensmitteln verringern. Sie sollen jedoch nur von Personen verwendet werden, die ihren Cholesterinspiegel im Blut senken wollen. Auf den Verpackungen muss darauf hingewiesen werden, dass die Margarine für schwangere und stillende Frauen sowie für Kinder unter 5 Jahren nicht geeignet ist. Offensichtlich wird eine solche Margarine gleichwohl auch von Verbraucherinnen und Verbrauchern verzehrt, die davon Vorteile für ihre Gesundheit erwarten, obwohl sie keinen hohen Cholesterinspiegel haben. Darüber hinaus essen in manchem Haushalt auch die Partner und sogar die Kinder von der mit Phytosterinen angereicherten Margarine. Alle diese Personen setzen sich dabei gesundheitlichen Risiken aus, denn es wird vermutet, dass sich bei gesunden Personen bei längerem Verzehr Ablagerungen in den Gefäßwänden und Herzklappen bilden.

> *Für Schwangere, Stillende und Kleinkinder keine Margarine mit Zusatz von Phytosterinen!*

Fette und Öle zum Braten und Frittieren

Fette sind als Barren in fester Form erhältlich, hergestellt aus Palm-, Kokosfett oder aus gehärteten Sonnenblumen-, Raps- oder Sojaölen. Sie dienen zum Braten und Frittieren von Lebensmitteln. Tierisches Schmalz und Butterfett eignen sich ebenfalls zum Braten und Frittieren. Alle diese Fette halten hohe Temperaturen aus und bringen gute Frittierergebnisse. Beim Braten spritzen sie nur wenig aus der Pfanne. Der Nachteil bei der Verwendung solcher Fette liegt darin, dass sie aufgrund ihrer hohen Gehalte an gesättigten Fettsäuren ernährungsphysiologisch weniger günstig sind als flüssige Öle. Fette und Öle haften an den gebratenen oder frittierten Lebensmitteln und werden meist in großen Mengen mitgegessen. So enthalten Kartoffelchips nach dem Frittieren durch anhaftendes Öl bis zu 40 % mehr an Gewicht. Beim Braten und Frittieren sollten daher raffinierte Pflanzenöle bevorzugt werden. Sie enthalten viel an gesundheitsdienlichen ungesättigten Fettsäuren.

Flüssige Öle vertragen jedoch wegen ihres hohen Gehaltes an ungesättigten Fettsäuren keine höheren Temperaturen. Lediglich Öle, die viel einfach ungesättigte Ölsäure enthalten, sind weitgehend hitzestabil. Ausnahmen sind auch im Handel angebotene Pflanzenöle, die durch Züchtung einen hohen Anteil an Ölsäure haben und daher bis zu 210 °C erhitzt werden können. Rapsöl hat von Natur aus einen relativ hohen Gehalt an Ölsäure und ist daher hitzebeständiger als andere native Pflanzenöle.

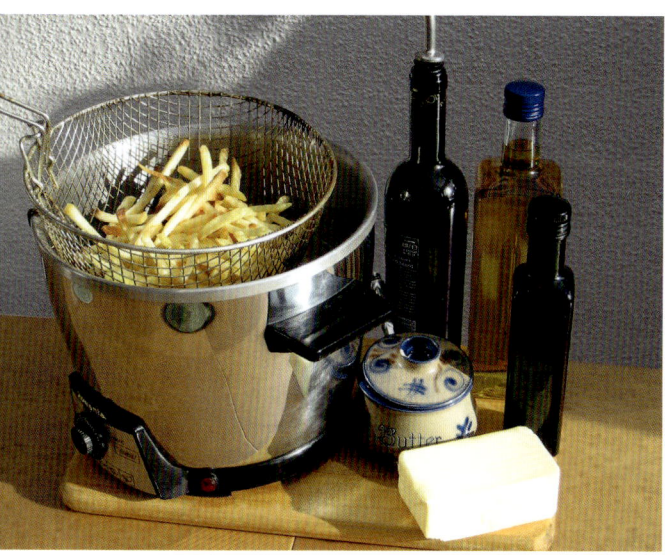

Ungeeignet sind jedoch Öle, die viel von der mehrfach ungesättigten Fettsäure Linolensäure enthalten, wie zum Beispiel das Sojaöl, da diese bei Hitze stark oxidiert. Auch Olivenöl ist zum Braten und Frittieren weniger geeignet.

Beim Frittieren sollte generell darauf geachtet werden, dass die Temperatur des Öls bei etwa 160 °C liegt. Bei höheren Temperaturen verkürzt sich rasch die Haltbarkeit des verwendeten Öls. Durch das wiederholte Erhitzen und Abkühlen des Frittieröls bilden sich zunehmend geschmacklich unerwünschte Stoffe. In der Regel sind die Frittieröle nach 20 Betriebsstunden verbraucht und sollten gewechselt werden. Dabei ist zu berücksichtigen, dass das Frittieren von Fisch und Fleisch das Öl stärker belastet als das Herstellen von Pommes frites.

Das gesundheitsschädliche **Acrylamid** kommt im Vergleich zu anderen Lebensmitteln am meisten in hoch erhitzten Kartoffelerzeugnissen wie Chips, Kartoffelpuffern und stark gebräunten Pommes frites vor. Daher sollte das Frittieren beendet werden, wenn das Frittiergut goldbraun ist. Bei Pommes frites genügt es, wenn sie an den Spitzen gebräunt sind.

Beim Frittieren die Lebensmittel nicht bräunen, sondern nur »vergolden«!

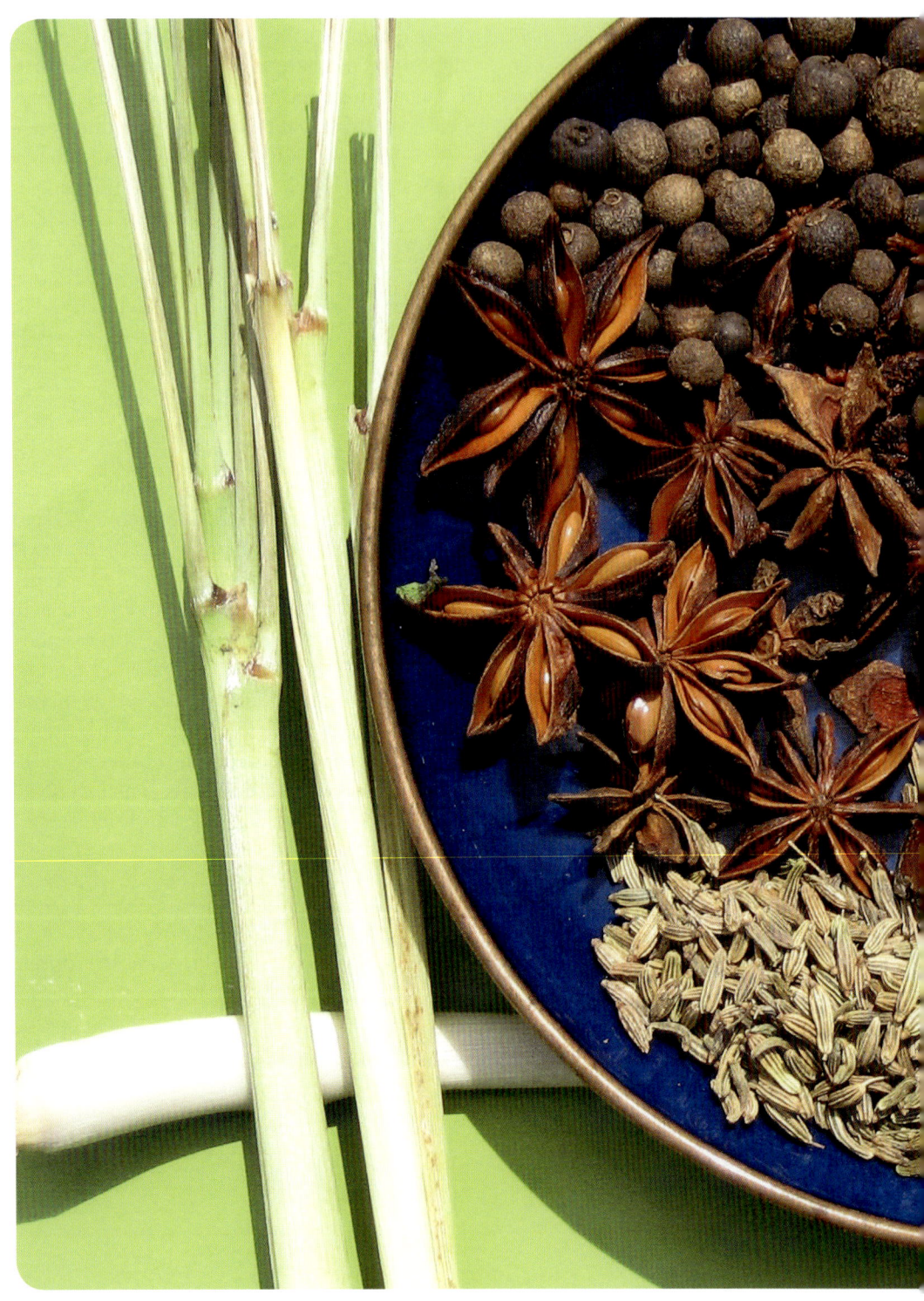

Mit Gewürzen schmecken viele Speisen erst richtig gut

Gewürze geben vielen Speisen erst die richtige Note, und es gibt unzählige Geschmackvarianten! Aber auf die Dosierung kommt es an!

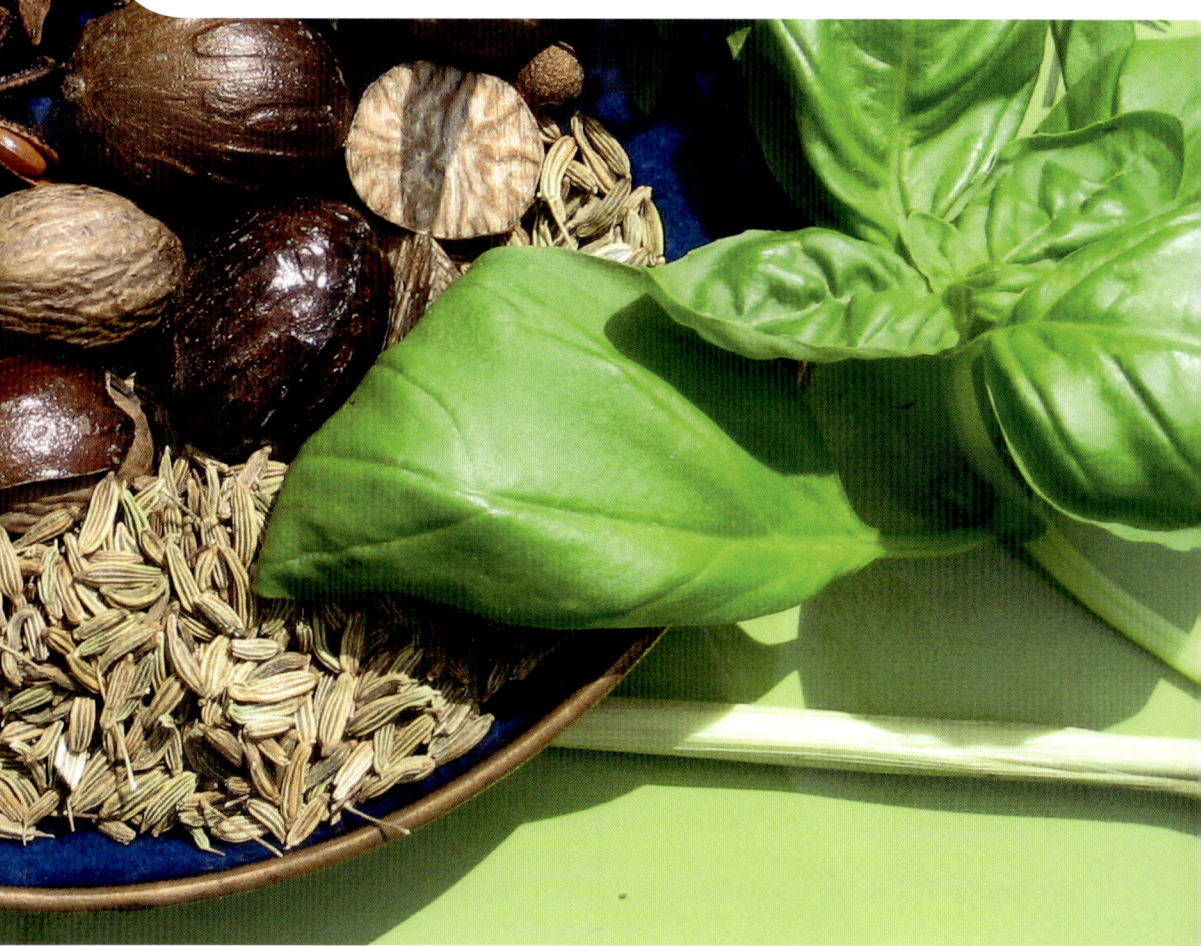

Gewürze

Gewürze sind wichtige Zutaten für ein geschmackvolles Essen. Sie regen den Appetit an und machen unsere Speisen abwechslungsreich. Viele Gewürze wirken darüber hinaus verdauungsfördernd, indem sie den Speichelfluss und die Ausschüttung von Verdauungssäften fördern. Einige Gewürze werden wegen ihres Gehaltes an sekundären Pflanzenstoffen auch zu medizinischen Zwecken eingesetzt. Wer unter Sodbrennen leidet oder Probleme mit seinem Magen hat, sollte scharfe Gewürze aber nur vorsichtig verwenden.

Gewürze sollten Sie stets trocken, kühl und lichtgeschützt aufbewahren, da sie sonst bald ihr Aroma verlieren. Pulverisierte Gewürze sollten in angebrochenen Verpackungen höchstens ein halbes Jahr aufbewahrt werden. Papier- und Plastikverpackungen eignen sich nicht bei allen Gewürzen für eine längere Lagerung. Die meisten Gewürze verlieren ihre würzenden Eigenschaften, wenn sie über längere Zeit mit den Speisen gekocht werden. Sie sollten daher erst kurz vor der Fertigstellung zugegeben werden.

In vielen Gewürzen wie Estragon, Basilikum, Fenchel, Anis, Sternanis, Muskatnuss, Gewürznelken, Zimt, Piment und Zitronengras sind die Stoffe *Estragol*, *Eugenol*, *Methyleugenol* oder *Safrol* in geringen Mengen enthalten. Diese Stoffe haben eine Krebs auslösende Wirkung und können das Erbgut verändern. Andererseits wirken sich Inhaltsstoffe, wie zum Beispiel *Flavonoide*, positiv auf die Gesundheit aus. Die natürlichen Gehalte an diesen Stoffen in den Gewürzen sind von ihrer geographischen Herkunft, der Sorte, von Erntezeit und Lagerbedingungen abhängig. Bei Basilikumpflanzen wird versucht, durch Züchtungen die Gehalte an Methyleugenol zu reduzieren. Rotblättrige Sorten enthalten mehr Methyleugenol als grünblättrige Basilikumpflanzen. Je später die Pflanzen geerntet werden, desto geringer ist der Gehalt an diesem Stoff.

> *Estragon, Basilikum, Muskatnuss, Fenchel, Anis, Sternanis, Gewürznelken, Piment und Zitronengras nicht über längere Zeit in großen Mengen verwenden!*

Myristicin ist in der Muskatnuss enthalten und kann in größeren Mengen auf die Hirntätigkeit Einfluss nehmen. Es können Schwierigkeiten bei der Orientierung und Halluzinationen auftreten. Kinder sollten nicht mit Muskatnüssen spielen, da es beim versehentlichen Verschlucken zu schweren Vergiftungen kommen kann.

Senf dient ebenfalls zum Würzen von Speisen. Er kann die im Fett der Senfsamen vorkommende *Erucasäure* enthalten. Diese Fettsäure verursacht bei Tieren Herzverfettung und andere gesundheitliche Schäden. Auch in naturbelassenem Rapsöl ist

Erucasäure enthalten. Ihr Gehalt in Speiseöl ist jedoch durch Züchtung neuer Sorten stark verringert worden.

Die Gewürze werden üblicherweise nur in geringen Mengen verzehrt und unerwünschte Inhaltsstoffe sind wiederum nur in sehr geringen Mengen enthalten. Bei vernünftigem und nur gelegentlichem Gebrauch sind daher gesundheitlich nachteilige Wirkungen nicht zu erwarten.

Auf trockenen und getrockneten Gewürzen können Bakterien wie zum Beispiel *Salmonellen* eine längere Zeit überdauern. Gelangen Gewürze, die mit Salmonellen und anderen Krankheitserregern belastet sind, auf leicht verderbliche Lebensmittel, so können sie sich dort bei für sie günstigen Bedingungen rasch stark vermehren. In solchen Fällen können die gewürzten Lebensmittel schwere Magen-Darm-Krankheiten hervorrufen. Werden trockene Gewürze zum Würzen leicht verderblicher Lebensmittel wie Fleisch und Fisch, die nicht mehr erhitzt werden, sowie bei Milchprodukten oder Feinkostsalaten verwendet, so sollten sie alsbald verzehrt oder aber bis zum Verzehr kühl gelagert werden.

Vorsicht ist beim Kauf von Gewürzen auf Märkten und Bazaren ferner Länder und auch im Internet geboten. Es ist nicht auszuschließen, dass solche Ware stark mit *Pflanzenschutzmitteln*, *Schimmelpilzgiften* oder *Schwermetallen* belastet ist. Auch mit Täuschungen und Verfälschungen muss gerechnet werden. Wenn zum Beispiel für wenig Geld Safran angeboten wird, kann es sich dabei um »falschen Safran« handeln, der aus den Röhrenblüten der Färberdistel besteht und kein Safranaroma entwickelt. Auch wird Safranpulver gern mit anderen gelbgefärbten Gewürzen, zum Beispiel mit Curcumapulver gestreckt.

Die Lebensmittelindustrie darf getrocknete aromatische Kräuter und Gewürze mit ionisierenden Strahlen behandeln, um gesundheitlich bedenkliche Keime abzutöten. Da die Lebensmittel bei einer solchen Behandlung nicht radioaktiv werden, ist ihr Verzehr unbedenklich. Weil eine Bestrahlung bei Gewürzen auf der Verpackung angegeben werden muss, sind derartige Erzeugnisse bei uns nicht auf dem Markt. Hersteller und Händler befürchten, dass Verbraucherinnen und Verbraucher solche Produkte nicht kaufen würden.

Zimt

Insbesondere in der Winterzeit ist Zimt als Gewürz von Gebäck, Süßspeisen und Heißgetränken beliebt. Im Zimt ist jedoch der gesundheitsschädliche Stoff *Cumarin* enthalten. Der in Indonesien und China gewonnene Cassia-

In der Küche nur Ceylon-Zimt verwenden!

Zimt enthält reichlich von diesem Stoff. Ceylon-Zimt und Zimt aus Madagaskar weisen wesentlich weniger Cumarin auf und haben einen feineren Geschmack als Cassia-Zimt. Bei Aufnahme größerer Mengen Cumarin stellen sich Kopfschmerzen, Erbrechen, Schwindel und letztlich Atemstillstand ein. Darüber hinaus können Leber- und Nierenschäden entstehen. Auch besteht der Verdacht, dass Cumarin eine krebserregende Wirkung hat. Daher sollten Sie sicherstellen, dass es sich bei dem in Ihrem Haushalt als Zutat zu Süßspeisen, Gebäck oder zu Glühwein verwendeten Gewürz tatsächlich um Ceylon-Zimt handelt. Essen Kleinkinder über längere Zeit mehr als sechs Zimtsterne oder mehr als 100 Gramm Lebkuchen, hergestellt mit Cassia-Zimt, so können gesundheitliche Schäden auftreten. Auch sollten Süßspeisen für Kleinkinder nur wenig mit Zimt gewürzt werden.

Bärlauch

Ein beliebtes Gewürz ist der Bärlauch. Seine jungen grünen Blätter zeigt er Ende April bis Anfang Mai in lichten Wäldern. Er wird, bevor er blüht, gesammelt und wegen seines knoblauchartigen Geschmacks als Zutat vielen Speisen zugesetzt.

Geschätzt wird Bärlauch auch aufgrund seiner gesundheitsdienlichen Eigenschaften. Die in ihm enthaltenen Schwefelverbindungen *Alliin, Allicin* und ihre Abbauprodukte haben eine Bakterien und Pilze abtötende Wirkung. Sie sollen daher bei Erkältungen und Problemen im Magen-Darm-Bereich wirksam sein. Bärlauch beugt der Arteriosklerose vor, da er die Fettwerte und das Cholesterin im Blut senkt. Darüber hinaus regt Bärlauch die Lebertätigkeit und den Gallenfluss und somit die Verdauung an. Das frische Kraut soll darüber hinaus eine blutdrucksenkende Wirkung ausüben.

Bärlauchblätter beim Sammeln nicht mit Blättern von Maiglöckchen oder Herbstzeitlosen verwechseln!

Wenn der Bärlauch im Frühjahr seine Blätter zeigt, erscheinen zur gleichen Zeit auch die grünen Blätter anderer Pflanzen, die denen des Bärlauchs sehr ähnlich sind. Es handelt sich dabei um die sehr giftigen Blätter von *Maiglöckchen*, der *Herbstzeitlosen* und des *Aronstabes*. Als Folge von Verwechslungen von Bärlauch mit diesen Giftpflanzen geschehen jedes Jahr Vergiftungen mit oft schwerwiegenden Folgen. Doch wird seit vielen Jahren nur selten über Todesfälle bei solchen Vergiftungen berichtet. Maiglöckchen enthalten *Herzglykoside*. Sie bewirken bei Einnahme Durchfall und Erbrechen, Atemnot und Kreislaufkollaps. Werden die Blätter von Herbstzeitlosen eingenommen, so verursacht das darin enthaltene Zellgift *Colchicin* zunächst Kratzen und Brennen im Hals, danach Übelkeit, Erbrechen und schweren Durchfall. Wenn Zubereitungen aus Bärlauch versehentlich Blätter des Aronstabes enthalten, so reizen diese sehr stark die Mundschleimhäute. Auf den Lippen, der Zunge und dem Rachen kommt es zu schmerzhaftem Brennen. Bei Einnahme größerer Mengen muss mit Herz- und Magen-Darm-Beschwerden gerechnet werden. Treten nach einer Mahlzeit mit selbst gesammeltem Bärlauch Beschwerden auf, sollte sofort ein Arzt aufgesucht oder mit einer Giftinformationszentrale Kontakt aufgenommen werden.

Bärlauch sollte daher nur sammeln, wer diese Pflanze gut von anderen unterscheiden kann. Besondere Vorsicht ist geboten, wenn unkundige Kinder beim Sammeln der Bärlauchblätter mithelfen wollen. Der Rat, im Zweifel an einem Blatt mit den Fingern zu reiben und an ihm zu riechen, ob sich der für Bärlauch typische Geruch nach Knoblauch entwickelt, kann zunächst nützlich sein. Wenn aber nach mehrmaligem Reiben von Bärlauchblättern der Geruch von Knoblauch an den Fingern haftet, führt diese Probe unter Umständen zu einem falschen Ergebnis. Auf der sicheren Seite ist derjenige, der Bärlauchblätter beim Gemüsehändler kauft oder Pflanzen aus Gärtnereien bezieht und den Bärlauch selbst anbaut.

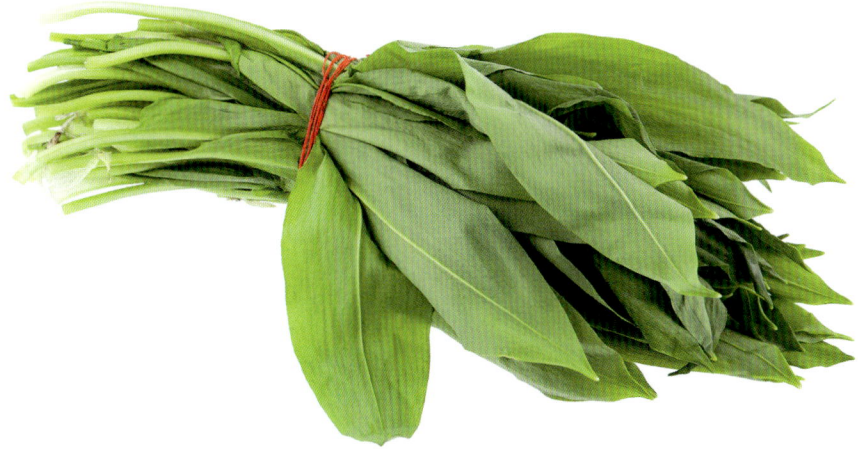

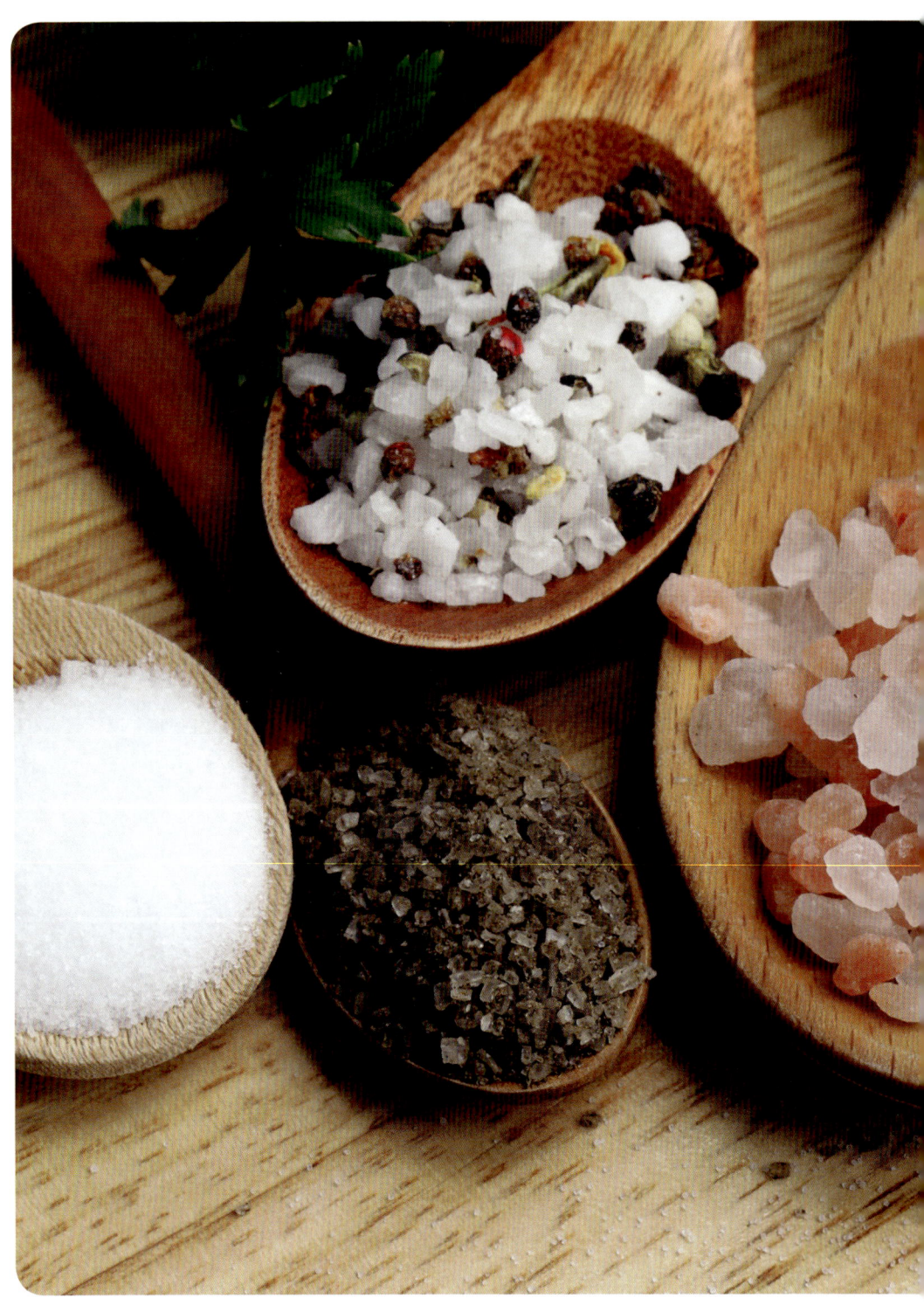

Das Salz in der Suppe

Speisesalz würzt viele Speisen und ist lebenswichtig, im Übermaß aber ist es der Gesundheit abträglich.

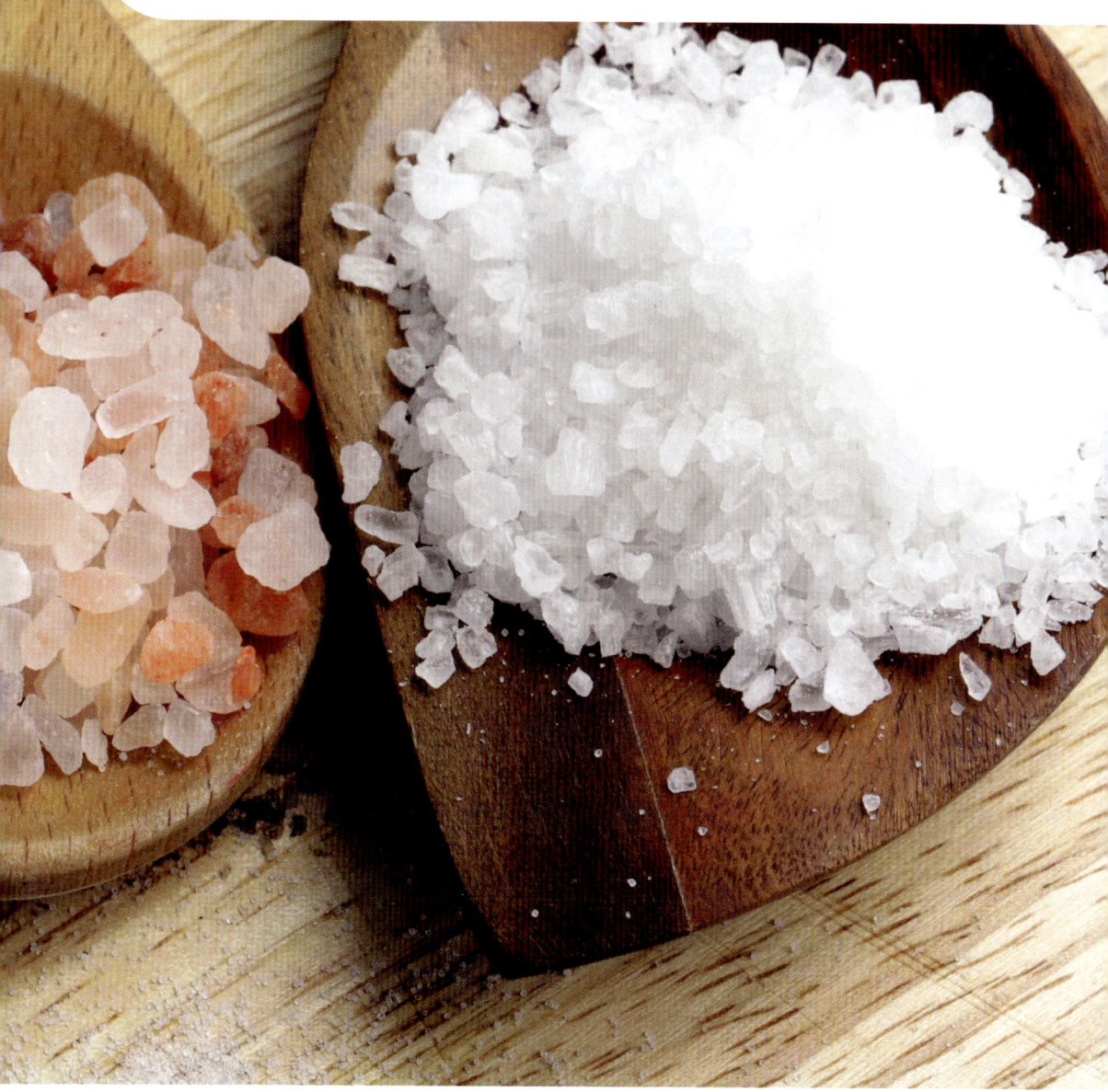

Speisesalz

Die meisten Suppen und viele andere Speisen schmecken ohne das Würzmittel Salz fade. Es darf daher in keiner Küche fehlen. Im Mittelalter war es ein kostbares Handelsgut und wurde nur sparsam verwendet. Bei dem niedrigen Preis, der heute für Salz verlangt wird, wird es sowohl von der Lebensmittelindustrie als auch von Verbrauchern vielen Lebensmitteln üppig zugesetzt.

Das Speisesalz besteht zu 40 % aus **Natrium**, der andere Bestandteil ist **Chlorid**. Natrium hat im menschlichen Körper lebenswichtige Funktionen. Es steuert gemeinsam mit Kalium den Wasserhaushalt des Menschen und ist an der Regulation des Blutdrucks beteiligt. Natrium aktiviert verschiedene Enzyme und spielt eine Rolle bei der Weiterleitung der Nervenimpulse. Das Chlorid, das im Speisesalz enthalten ist, wird für die Bildung von Magensäure, für den Flüssigkeits- und Elektrolythaushalt sowie für eine normale Funktion der Körperzellen gebraucht.

Der Mensch benötigt täglich nicht mehr als 2 bis 3 Gramm Speisesalz. Es sollte daher auch nicht in größeren Mengen verzehrt werden. Die Deutsche Gesellschaft für Ernährung empfiehlt, nicht mehr als 6 Gramm Speisesalz pro Tag zu essen. Mehr als die Hälfte der Männer und ein Großteil der Frauen in Deutschland nehmen jedoch mit der Nahrung erheblich mehr Salz zu sich. Bereits mit dem Verzehr von Brot, Fleischwaren wie Wurst, Räucherschinken und Speck, mit einigen Käsesorten und Fertiggerichten nehmen Sie unbewusst sehr viel Salz auf. Daher sollten Sie nur selten nach Salzgebäck und gesalzenen Nüssen greifen. Viele Menschen können, wenn sie davon gegessen haben, erst aufhören, wenn die Packung oder der Teller leergegessen ist. Ein solches Verlangen soll angeblich darauf beruhen, dass der Körper mit der Aufnahme von Salz den Botenstoff **Dopamin** bildet, der im Gehirn für ein Gefühl der Befriedigung sorgt. Versuchen Sie, von Zeit zu Zeit immer etwas weniger Salz beim Kochen von Gerichten zu verwenden, denn auf diese Weise können Sie sich allmählich an einen schwächeren Salzgeschmack von Speisen gewöhnen.

Von salzhaltigen Lebensmitteln nur wenig essen!

Wenn Sie wissen möchten, wie viel Salz in einem verpackten Lebensmittel enthalten ist, können Sie sich hierzu an der bei einigen Erzeugnissen angegebenen Nährwerttabelle orientieren. Dort ist der Natriumgehalt des Lebensmittels angegeben. Wenn Sie diesen Wert mit dem Faktor 2,54 multiplizieren, erhalten Sie den Gehalt an Speisesalz in Gramm.

Bei einem Teil der Bevölkerung führt eine salzreiche Kost zu einer Erhöhung des Blutdrucks, in dessen Folge Schlaganfall und Herzinfarkt auftreten können. Doch sind für eine solche Entwicklung offensichtlich auch noch weitere Faktoren wie eine erbliche Belastung, Lebensumstände und besondere Essgewohnheiten beteiligt. Daher reagiert bei einer Einschränkung des Salzverbrauchs nur etwa die Hälfte der Personen, die einen hohen Blutdruck haben, mit einer deutlichen Senkung. Ein sehr hoher Konsum an Salz kann Anlass einer Krebserkrankung sein. So erhöht sich das Risiko einer Erkrankung in der Mundhöhle bei Personen, die häufig in Salz eingelegten Fisch essen. In Gegenden, in welchen sehr viel Pökelsalz zur Konservierung und Zubereitung von Lebensmitteln verwendet wird, werden überdurchschnittlich viele Fälle von Magenkrebs bekannt.

In Deutschland werden Verbrauchern Speisesalze angeboten, denen *Jod*, *Fluorid* und *Folsäure* zugesetzt sind. *Jodsalz* wird auch häufig in der industriellen Lebensmittelproduktion, zum Beispiel bei der Herstellung von Brot und Fleischwaren, eingesetzt. Da in unserem Land weite Bevölkerungskreise durch die übliche Ernährung mit Jod unterversorgt sind, sollen mit dieser Maßnahme Jodmangelkrankheiten vermieden werden. Denn Jodmangel führt mit der Zeit zu einer Schilddrüsenvergrößerung und damit zu einer erheblichen Beeinträchtigung der Gesundheit. Für Mütter besteht in der Schwangerschaft und in der Stillzeit zusätzlich ein erhöhter Bedarf an Jod, da sonst beim Ungeborenen und beim Säugling Entwicklungsstörungen auftreten können.

Günstig für eine ausreichende Versorgung mit Jod ist auch der regelmäßige Verzehr von Seefisch. Wider Erwarten enthält jedoch Meersalz nur wenig Jod, nur etwa ein Zehntel im Vergleich zu jodiertem Speisesalz. Eine Gefahr für die Gesundheit durch Jodsalz in Lebensmitteln besteht dagegen nicht. Nur einige wenige Personen reagieren wegen einer Jodunverträglichkeit beim Verzehr von jodhaltigen Speisen mit Reizungen an Haut und Schleimhäuten, Entzündungen an den Augen und anderen Symptomen.

> *Mütter sollten in der Schwangerschaft und Stillzeit Speisesalz mit Jod und Folsäure verwenden!*

In Deutschland sind die Gehalte an *Fluorid* in Lebensmitteln einschließlich Trinkwasser relativ niedrig. Lediglich einige Nusssorten, einige Fischarten und schwarzer Tee enthalten reichlich Fluorid. Dieser Mineralstoff ist wesentlicher Bestandteil von Knochen und Zähnen. Durch die Zufuhr von Fluorid wird daher die Stabilität der Knochen gestärkt und die Widerstandskraft der Zähne gegen Karies verbessert.

Bei Schwangeren ist der Bedarf an dem Vitamin *Folsäure* besonders hoch. Zwar ist das Vitamin in vielen Lebensmitteln enthalten, jedoch sollte eine gute Versorgung mit Folsäure bereits zu Beginn der Schwangerschaft, etwa durch Nahrungsergänzungsmittel, sichergestellt sein. Bei einem Mangel an Folsäure besteht die Gefahr, dass sich das Ungeborene nicht gesund entwickelt und Missbildungen entstehen.

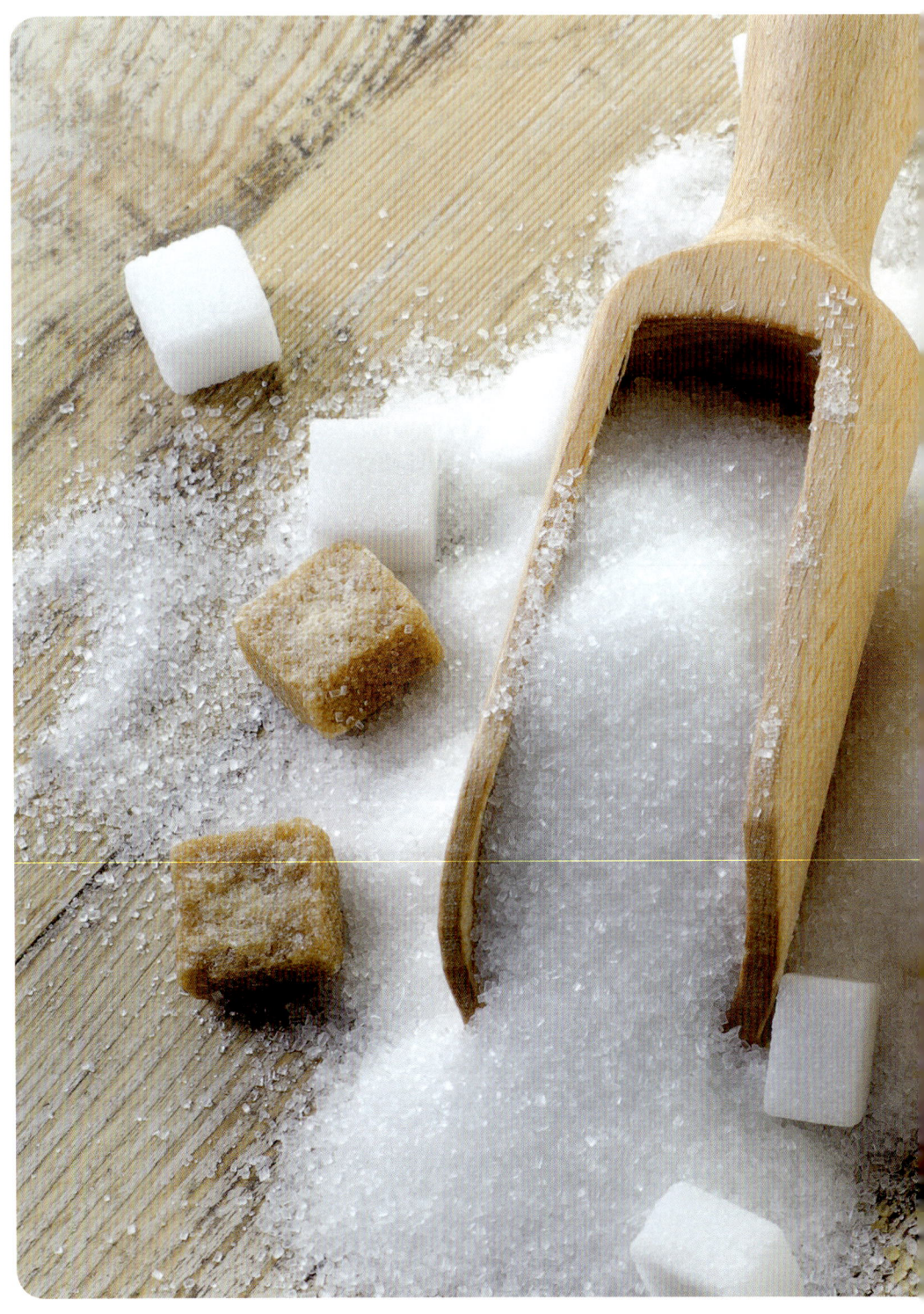

Zuckersüßes

Süßigkeiten mögen die meisten Menschen gerne, umso schwerer ist es,
ein gesundes Maß einzuhalten. Schokolade soll sogar glücklich machen.

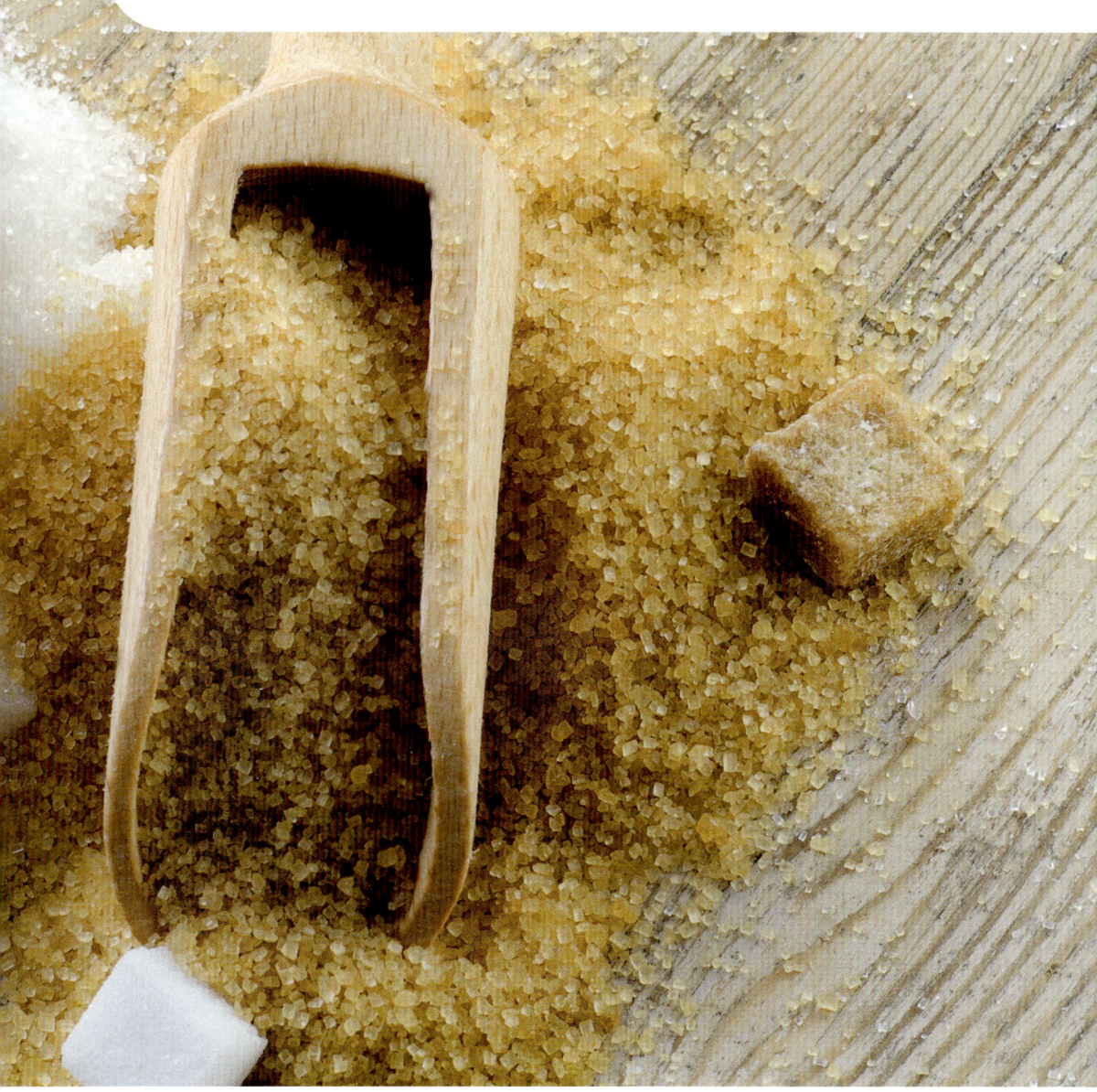

Zucker

Haben Sie manchmal Heißhunger auf Süßes? Vielleicht haben Sie bei der letzten Hauptmahlzeit nur wenig gegessen, sodass sich nun der Hunger meldet? Wenn deswegen Ihr Blutzuckerspiegel niedrig ist, verlangt Ihr Körper Nachschub in Form von leicht verwertbarer Energie. Wenn Sie aber jetzt viel Zuckerhaltiges wie zum Beispiel Kuchen, Eis oder Schokolade essen oder Limonade trinken, kommt der Heißhunger schnell wieder.

Der Zucker, den Sie in vielen Lebensmitteln versteckt zu sich nehmen, gelangt aus dem Darm sofort ins Blut und somit steigt Ihr Blutzuckerspiegel. Der Körper reagiert daraufhin mit der Ausschüttung von Insulin, einem Hormon, das den Zucker in die Muskelzellen transportiert. Dort wird der Zucker als Energielieferant benötigt. Bei einem Mangel an Bewegung wird diese Energie jedoch nicht genutzt. Der Zucker wird in Fett umgewandelt, das im Körper die zumeist unerwünschten Fettdepots und Fettpolster bildet. Bei starken Schwankungen des Blutzuckerspiegels reagiert die Bauchspeicheldrüse mit einer Überproduktion von Insulin. Werden falsche Ernährungsweise und Bewegungsmangel zum Dauerzustand, findet eine Verfettung der Zellen statt. Verbleibt Zucker im Blut, weil nicht mehr genügend Insulin gebildet wird, schädigt er die Gefäße. So kann schließlich die Zuckerkrankheit (Diabetes) entstehen und es können Kreislaufprobleme, Herzinfarkt und Schlaganfall folgen.

Wahrscheinlich ist Ihnen beim Verzehr einiger Lebensmittel nicht immer bewusst, dass Sie sehr viel Zucker konsumieren. Dies ist zum Beispiel der Fall, wenn Sie süße Getränke wie Fruchtsäfte oder zuckerhaltige alkoholfreie Erfrischungsgetränke in großen Mengen zu sich nehmen. Diese Getränke enthalten oft mehr als 10 % Zucker, Traubensaft ist mit bis zu 15 % Zucker besonders süß. Dies bedeutet, dass Sie schon beim Trinken von einem halben Liter Limonade 50 Gramm Zucker verzehren. Dies ist die Menge an Zucker, die inaktive Personen pro Tag höchstens aufnehmen sollten. Der Bürgermeister von New York hat daher den Verkauf von Süßgetränken auf Halb-Liter-Gefäße beschränkt, um dem Übergewicht der Bürger entgegenzuwirken.

Zwei Drittel des deutschen Industriezuckers sind in Lebensmitteln »versteckt«. Außer in süßen Getränken auch in Schokolade, Bonbons, Keksen, Kuchen, Fruchtjoghurt, Müsli und in vielen anderen Lebensmitteln. Mit solchen Erzeugnissen essen manche Verbraucher weit mehr als die empfohlene Menge Zucker pro Tag. Bei einem verpackten Lebensmittel können Sie mit einem Blick auf die aufgedruckte Liste der Zutaten abschätzen, wie viel Zucker bei seiner Herstellung verwendet wurde. In dieser Liste sind die Zutaten in absteigender Reihenfolge ihres Gewichtes angegeben. Einige Hersteller verschleiern aber den Zuckeranteil in ihrem Produkt, indem sie nicht ausschließlich mit Zucker (Saccharose), sondern zugleich mit anderen Zuckerarten süßen, wie zum Beispiel mit Fruktose, Invertzucker, Glukosesirup, Traubenzucker und Glukose. Der normale Zucker wird in solchen Fällen in der Liste der Zutaten nicht mehr an erster bis dritter Stelle angegeben. Etwa ein Drittel des deutschen Industriezuckers verwenden Verbraucherinnen und Verbraucher in der Küche als Zutat für Speisen und Getränke oder geben ihn aus der Zuckerdose in den Kaffee oder Tee.

Es hat sich herumgesprochen, dass raffinierter Zucker »ungesund« ist. Dies trifft zu, wenn über längere Zeit zu viel von diesem kalorienreichen Produkt verzehrt wird. Zucker enthält keine ernährungsphysiologisch wichtigen Begleitstoffe wie zum Beispiel Vitamine, Mineralstoffe und Ballaststoffe. Er wird im Magen-Darm-Trakt zu Traubenzucker und Fruchtzucker (Glukose und Fruktose) aufgespalten und ist damit ausschließlich ein rasch verfügbarer Energielieferant für den Körper.

Es ist wichtig, dass Sie nach dem Verzehr von süßen Speisen oder dem Genuss zuckerhaltiger Getränke größere Pausen einlegen, in denen Sie keine süßen Lebensmittel zu sich nehmen. Je nach verzehrter Zuckermenge haben sich erst nach etwa vier Stunden Wartezeit der Blutzuckerspiegel und auch die Insulinproduktion wieder normalisiert. Darüber hinaus beugen Sie auf diese Weise einer Zahnkaries vor. In dieser Zwischenzeit kann der Speichel die Säuren unschädlich machen, die einige Bakterienstämme in der Mundhöhle aus Zucker bilden. Diese Säuren beschädigen den Zahnschmelz und damit die Zähne. Für die Entstehung von Zahnkaries ist daher nicht die Menge des täglich aufgenommenen Zuckers ausschlaggebend, sondern die Häufigkeit des Verzehrs zuckerhaltiger Lebensmittel im Laufe des Tages. Aus diesem Grund sollte auf Zucker enthaltende Zwischenmahlzeiten, auf ständiges Trinken mit Zucker gesüßter Getränke und auf den Verzehr von Süßigkeiten über den Tag hinweg verzichtet werden.

Nach dem Verzehr von süßen Speisen oder Getränken eine längere Pause ohne süße Lebensmittel einhalten!

Bei stark Übergewichtigen, die lange Zeit zuckerhaltige Lebensmittel in großen Mengen verzehrt haben, können im Gehirn Veränderungen beobachtet werden, wie sie bei Suchtkranken vorkommen. Solche Personen haben ein nicht zu stillendes Verlangen nach süßen Lebensmitteln und es geht ihnen hierzu ein Sättigungsgefühl verloren. Daher wird vermutet, dass Zucker nicht allein wegen seines Gehaltes an Kalorien problematisch ist, sondern in großen Mengen dauernd verzehrt auch eine direkte gesundheitsschädliche Wirkung ausübt.

Fruchtzucker (*Fruktose*), eine Zuckerart, hat eine stärkere Süßkraft als Haushaltszucker (Saccharose) und Traubenzucker (Glukose). Er wird daher gern von der Lebensmittelindustrie zum Süßen von Lebensmitteln eingesetzt. Besonders reichlich ist er in einigen Erfrischungsgetränken

Lebensmittel, die mit Fruktose gesüßt sind, nicht regelmäßig in großen Mengen verzehren!

und Fruchtnektaren enthalten. Auch Honig und Invertzucker enthalten zu gleichen Teilen Fruktose und Glukose. Fruchtzucker wird nicht von Insulin, sondern über die Leber abgebaut. Es wird vermutet, dass ein dauerhafter starker Verzehr von Fruktose zu einer Ablagerung von Fett in der Leber und in Fettpolstern und dadurch zu Gewichtszunahme und zu einem metabolischen Syndrom führen kann. Die Folge ist die Entstehung von Diabetes und Herzkrankheiten. Daher sollten mit Fruchtzucker hergestellte Lebensmittel nicht täglich in großen Mengen verzehrt werden. Die Fruktose in Obst wird durch die in den Früchten enthaltenen Ballaststoffe im Körper langsamer aufgenommen und stört daher den Stoffwechsel nur wenig.

Werden zum Süßen von Speisen und Getränken statt Haushaltszucker natürliche Produkte wie Honig, Ahornsirup, Birnen- oder Agaven-Dicksaft verwendet, so werden auch auf diese Weise viele Kalorien aufgenommen. Diese Produkte bestehen weitgehend auch aus Zuckerarten wie Glukose, Fruktose und Saccharose. Ihr Verzehr hat jedoch den Vorteil, dass sie eine etwas höhere Süßkraft aufweisen und weitere erwünschte Bestandteile wie zum Beispiel Enzyme oder Mineralstoffe in die Speisen und Getränke einbringen.

In vielen »Light-Produkten« ist der Kalorien spendende Zucker durch ein oder mehrere Süßstoffe, die keinen Nährwert haben, ersetzt. Insgesamt sind es neun Süßstoffe, die für Lebensmittel zugelassen sind. Der Verdacht, dass der eine oder andere Süßstoff eine krebserzeugende Wirkung haben könnte, hat sich in vielen Untersuchungen nicht bestätigt. Auch die Vermutung, dass mit dem Verzehr von Lebensmitteln, die Süßstoffe enthalten, durch Unterzuckerung ein Heißhunger auf andere Lebensmittel entsteht und damit eine Gewichtsabnahme nicht erzielt werden könne, wurde wissenschaftlich nicht bestätigt. Bei Lebensmitteln, die mit dem Süßstoff Aspartam versetzt sind, muss auf den Verpackungen ein Hinweis angebracht werden, dass sie nicht von Personen verzehrt werden sollen, die an der seltenen Krankheit Phenylketonurie leiden. Der Süßstoff besteht aus *Phenylalanin* und Asparaginsäure.

Als neuer Süßstoff werden die Glykoside aus der südamerikanischen Pflanze Stevia angeboten. Ihre Süßkraft ist 200- bis 400-fach stärker als diejenige von Zucker. Enthalten Lebensmittel höhere Gehalte an *Stevia-Glykosiden*, so schmecken sie anhaltend bitter und geben den Produkten eine lakritzartige Note. Wird beim Backen von Kuchen statt Zucker Stevia-Süßstoff eingesetzt, so wird ein solcher Kuchen kleiner und in der Konsistenz anders als gewohnt ausfallen, da bei ihm der große Teil des Volumens fehlt, den üblicherweise der Zucker im fertigen Erzeugnis einnimmt.

Honig

Haben Sie schon einmal in einem gut sortierten Lebensmittelgeschäft nachgeschaut, wie viel verschiedene Honigarten es gibt? Es sind erstaunlich viele Pflanzen, die Honigen ihren Namen geben. Bienen sammeln den Nektar, den die Pflanzen bilden, und machen hieraus Honig, indem sie Eiweiß, Enzyme und Fruchtsäuren hinzufügen. Hauptbestandteile des Honigs sind mit 70 bis 75 % die aus Zucker (Saccharose) gebildeten Zuckerarten Traubenzucker und Fruchtzucker. Honig wird gern als Brotaufstrich und als Ersatz von Zucker zum Süßen von Getränken und Speisen verwendet.

Wenn Bienen den Nektar und die Pollen von Jakobs-Kreuzkraut, Natternkopf, Huflattich, Beinwell, Wasserdost und einigen anderen Pflanzen sammeln, so können die Gifte dieser Pflanzen in den Honig gelangen. Bei diesen Giften handelt es sich um *Pyrrolizidine*, die die Leber schädigen und möglicherweise erbgutschädigend und krebserregend wirken. So sollten Honige des Natternkopfes, wie sie zum Beispiel in Spanien, Chile und Neuseeland gewonnen werden, wegen ihres hohen Gehaltes an Pyrrolizidin-Alkaloiden nicht regelmäßig und nicht von Kindern gegessen werden.

Auch im Nektar von Rhododendronarten kommen Pflanzengifte vor. Dies gilt insbesondere für Rhododendren, die an der türkischen Schwarzmeerküste blühen. Die in den Pflanzen enthaltenen *Grayanotoxine* gelangen über den Nektar in den Bienenhonig und können beim Verzehr akute Vergiftungen hervorrufen. Dabei können Schwindel, Blutdruckabfall, Lähmungen und Übelkeit auftreten. Aus diesem Grund sollte auf den Verzehr von Rhododendron-Honigen verzichtet werden, die bei Reisen von der türkischen Schwarzmeerküste mitgebracht werden. Die von Bienen in Deutschland aus Rhododendren gesammelten Honige enthalten praktisch keine Grayanotoxine. Auch kommen Rhododendren hier nur vereinzelt vor, so dass Bienen keinen reinen Rhododendron-Honig produzieren können.

> *Säuglingen und Kleinkindern bis zu einem Jahr keinen Honig zu essen geben!*

Die Bienen bringen jedoch nicht immer nur den Nektar von Blüten in den Bienenkorb. Daher kann Honig auch Bakterien der Art *Clostridium botulinum* enthalten. Das Gift dieser Bakterien löst die Krankheit Botulismus aus. Nehmen Säuglinge während der ersten sechs Lebensmonate einen solchen Honig zu sich, so besiedeln diese Bakterien den Darm. Dabei kommt es nach 12 bis 36 Stunden zu Übelkeit und Beschwerden im Magen und Darm. Gefürchtet sind Lähmungen bei der Atmung. Der Säuglingsbotulismus ist zwar selten, jedoch lebensgefährlich. Kinder bis zu einem Jahr können von dieser Krankheit befallen werden. Daher sollten Getränke und Speisen für Kinder bis zu diesem Alter nicht mit Honig gesüßt werden. Auch das Bestreichen der Brustwarzen und Schnuller mit Honig, um die Saughemmung bei Säuglingen zu überwinden, wird nicht empfohlen.

Schokolade

Ein schlechtes Gewissen beim Naschen von Schokolade stellt sich gerne ein, vor allem wenn man zu viel davon isst. Schokoladen sind kalorienreich, da sie bis zu 60 % aus Zucker und bis zu 40 % aus Fett bestehen. Schokoladen machen daher bei reichlichem Verzehr dick und haben dann auch eine negative Wirkung auf Herz und Stoffwechsel.

Schokolade hat jedoch auch günstige Eigenschaften, wenn sie in Maßen gegessen wird. Dies gilt besonders für Produkte mit 70 bis 85 % Kakaoanteilen. In diesen Schokoladesorten sind die Bitterstoffe und Aromen deutlich zu schmecken.

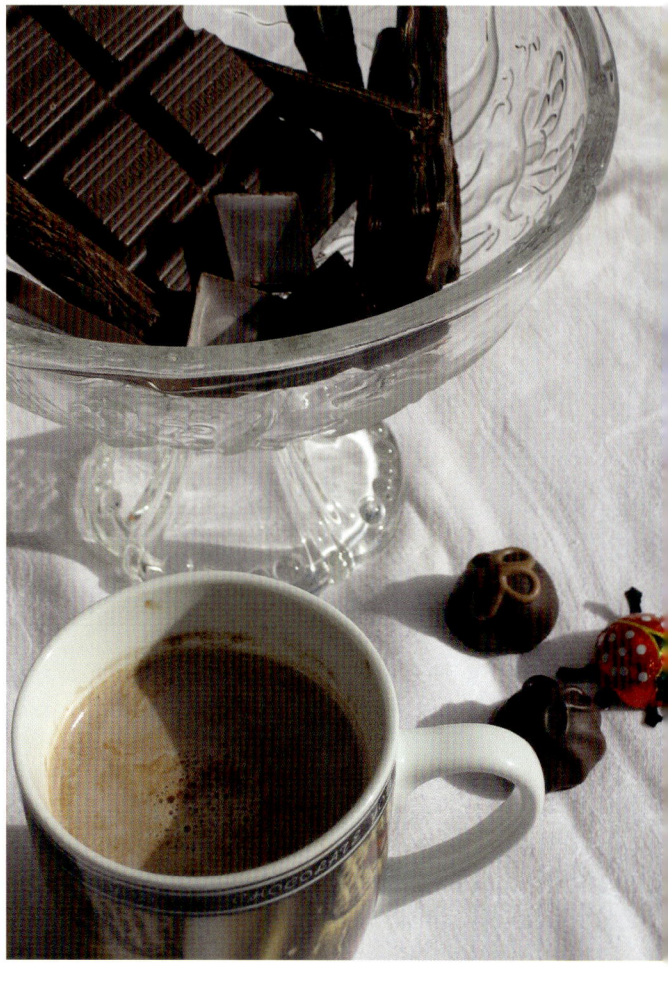

Diese enthalten reichlich *Flavonoide*, die vor Herz-Kreislauf-Erkrankungen schützen sollen. Auch wirken diese Inhaltsstoffe blutdrucksenkend bei Personen mit erhöhtem Blutdruck und sollen das Cholesterin im Blut reduzieren. Je höher der Anteil an Kakao-Bestandteilen in einer Schokolade ist, umso weniger an ernährungsphysiologisch unerwünschtem Zucker ist enthalten. Darüber hinaus enthalten Kakaobohnen weitere sekundäre Pflanzenstoffe wie zum Beispiel *Theobromin*, das eine ähnlich anregende Wirkung wie Coffein hat. *Biogene Amine* wie das *Tryptophan* können die Gehirnfunktion und das psychische Befinden beeinflussen und sich somit günstig auf die Stimmung auswirken. Dies ist vielleicht der Grund, warum manche Menschen sich nicht mit einem Stück Schokolade begnügen können, sondern gleich

Trinkschokolade für Kinder nur mit wenig Kakaopulver anrühren!

die ganze Tafel verzehren. Ein kleiner Personenkreis reagiert dagegen auf diese Stoffe der Kakaobohne mit Unverträglichkeit, die sich in Migräne äußert.

Kakao-Bohnen enthalten je nach Beschaffenheit des Bodens, auf dem die Kakaopflanzen gewachsen sind, unterschiedliche Mengen an **Cadmium**. Im Vergleich zu Kakaobohnen aus afrikanischen Ländern enthalten solche aus Mittel- und Südamerika wesentlich mehr an diesem Stoff. Um die Aufnahme von größeren Mengen des Nieren und Leber schädigenden Cadmiums zu vermeiden, sollten Bitterschokoladen mit hohen Gehalten an Kakaobestandteilen nur in begrenzten Mengen verzehrt werden. Bei Kindern kann der tägliche Schokoladentrunk, selbst angerührt mit reichlich Kakaopulver, sowie verbunden mit einem zusätzlichen Verzehr von viel Schokolade und anderen Kakaoerzeugnissen, zu einer unerwünschten Belastung mit Cadmium und Theobromin führen.

Lakritze

Lakritze-Produkte werden aus dem Saft der Süßholzpflanze hergestellt, die den natürlichen Stoff **Glycyrrhizin** enthält. Der Saft hat eine 50-fach stärkere Süßkraft als Rohrzucker und verleiht den Lakritze-Erzeugnissen den besonderen Geschmack. In verschiedenen Arzneimitteln wird Süßholzsaft als Wirkstoff eingesetzt.

Doch sollten Sie Lakritze nicht in größeren Mengen zu sich nehmen, da sich dies für die Gesundheit nachteilig bemerkbar machen kann. Wird viel Lakritze über einen längeren Zeitraum eingenommen, so wird der hormonell gesteuerte Mineralstoffhaushalt gehemmt. Natrium sammelt sich im Körper an und Kalium wird ausgeschieden. Als Folge er-

> *Lakritze-Erzeugnisse nicht in großen Mengen über längere Zeit essen!*

höht sich der Blutdruck und es bilden sich im Gewebe durch Einlagerung von Wasser Ödeme. Darüber hinaus kann Muskelschwäche auftreten. Daher sollten am Tag nicht mehr als 100 Gramm Lakritze, das entspricht etwa acht Lakritze-Schnecken oder sechs Lakritze-Stangen, gegessen werden. Von Stark-Lakritze mit höherem Gehalt an Glycyrrhizin sollte höchstens die halbe Menge verzehrt werden. Besonders Verbraucher, die einen hohen Blutdruck haben oder an Herz-Kreislauf-Erkrankungen oder an Diabetes leiden sowie Schwangere, sollten ihren Konsum an Lakritze einschränken. Auf den Verpackungen von Stark-Lakritze-Erzeugnissen ist ein entsprechender Warnhinweis angebracht.

Bei Personen, die Herzarzneimittel zur Entwässerung (Diuretica) oder die Antibabypille einnehmen, kann der regelmäßige Verzehr von viel Lakritze zu Wechselwirkungen führen.

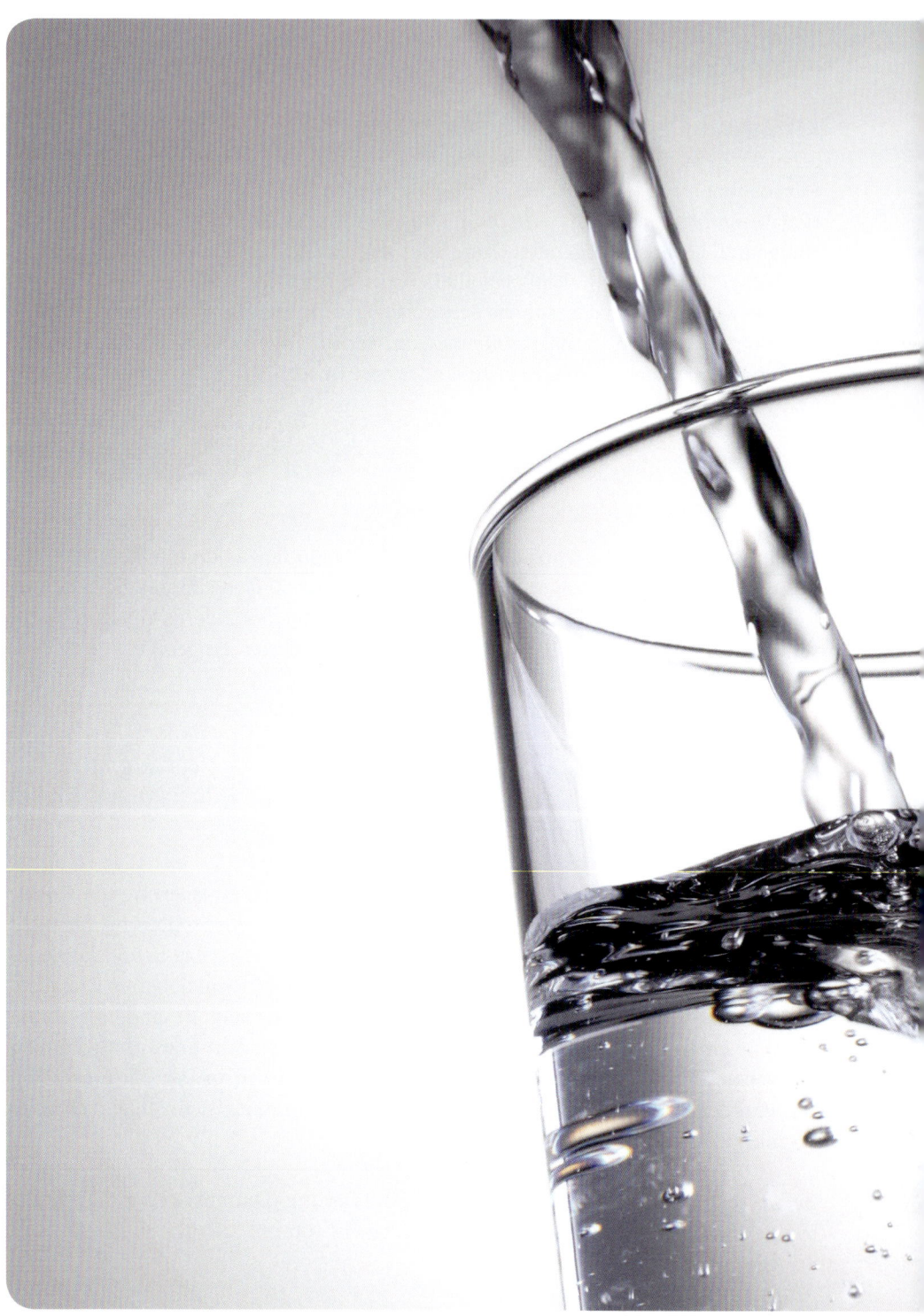

Getränke
— nicht alle sind gut für den großen Durst

Wasser ist das beste und gesündeste Getränk, durchaus auch direkt aus dem Wasserhahn oder erhitzt in Form eines schmackhaften Tees. Limonaden und Fruchtsäfte enthalten oft sehr viel Zucker und sollten, wie auch alkoholische Getränke, nicht in großen Mengen als Durstlöscher konsumiert werden.

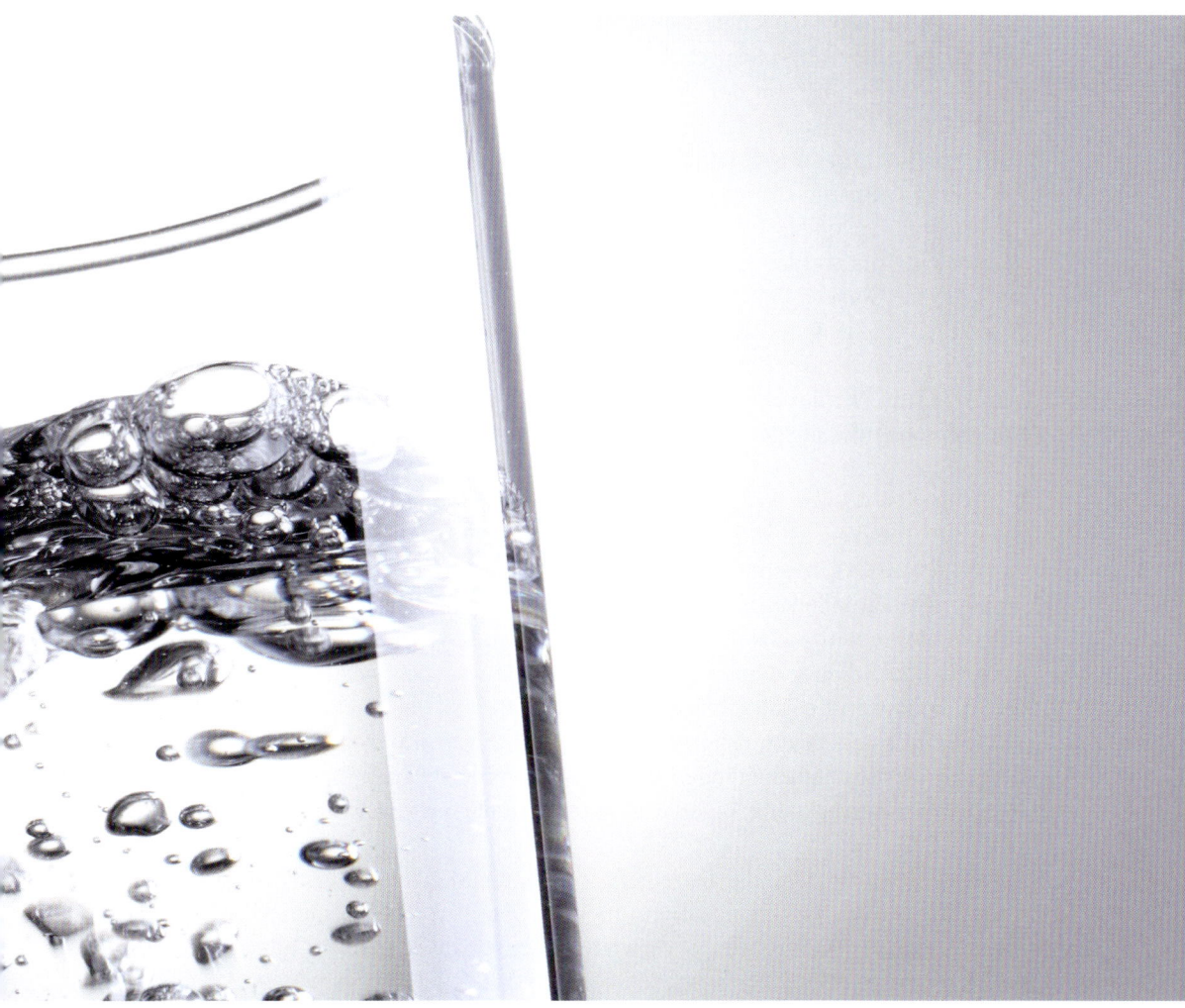

Viele Flüssigkeiten kann man trinken, vom einfachen Wasser bis zur hochprozentigen Spirituose, vom fast kostenlosen Trinkwasser aus der Wasserleitung bis zu kostspieligen Branntweinen. Vieles wird getrunken, um den Durst zu löschen, anderes dient weitgehend dem Genuss. Während möglichst viel Wasser getrunken werden sollte, ist der Konsum von alkoholischen Getränken umso stärker einzuschränken, je höher ihr Gehalt an Alkohol ist. Auch bei Fruchtsäften, Fruchtnektaren und vielen alkoholfreien Erfrischungsgetränken ist Vorsicht geboten, da sie einen hohen Zuckergehalt aufweisen. Sie sind daher sehr reich an Kalorien und eignen sich somit nicht als Durstlöscher.

Wasser

Wasser ist für den Menschen das wichtigste Lebensmittel. Es hat im menschlichen Körper vielfältige physiologische Aufgaben. Während Säuglinge zu etwa 75 % aus Wasser bestehen, nimmt der Wassergehalt des Menschen im Lauf des Lebens auf rund 50 % ab. Zwischen 1,2 und 1,5 Liter Wasser nimmt der Mensch pro Tag in Form von Getränken auf. Durch die Feuchtigkeit in der festen Nahrung wie zum Beispiel in Obst und Gemüse werden weitere 0,7 bis 1 Liter Wasser zugeführt. Da die Kohlenhydrate, das Fett und das Eiweiß in der Nahrung zu Kohlendioxid und Wasser abgebaut werden, entstehen im Körper aus dem Stoffwechsel zusätzlich 0,2 bis 0,33 Liter Wasser. Optimal nimmt der Körper Wasser auf, wenn die getrunkene Flüssigkeit eine geringe Menge an Kohlenhydraten enthält. Dies ist zum Beispiel bei Fruchtsaftschorlen der Fall, die aus Fruchtsaft und Wasser im Verhältnis 1:2 bis 1:4 gemischt sind. Wird mehr Wasser getrunken als der Körper braucht, wird es über die Nieren problemlos ausgeschieden.

Der Bedarf an Wasser, der nötig ist, um die Körperfunktionen und das Wohlbefinden aufrechtzuerhalten, ist individuell unterschiedlich. Er ist abhängig vom Alter, vom Gewicht, vom Geschlecht und von den körperlichen Aktivitäten der Person, darüber hinaus vom aktuellen Klima und von der Menge an Kochsalz, die mit den Speisen aufgenommen wurde. Der Mensch verspürt Durst, wenn er etwa 0,5 % seines Körpergewichts an Wasser verloren hat. Wird der Durst nicht gestillt, so kann dies zu gesundheitlichen Beeinträchtigungen führen. Bereits bei einem Wasserverlust von 2 % kommt es zu Leistungseinschränkungen. Der Verlust von 10 % Körperwasser führt zu Verwirrtheitszuständen und kann Herzinfarkt oder Schlaganfall auslösen. Bei 20 % Wasserverlust versagen die Nieren und der Kreislauf.

Bei alten Menschen lässt das Durstgefühl nach, ein Mangel an Flüssigkeit wird daher nicht ausreichend wahrgenommen. Auch aus Angst vor Inkontinenz trinken ältere Menschen manchmal zu wenig. Verwirrtheitszustände können auf Flüssigkeitsmangel beruhen.

Bei Stress, wie zum Beispiel bei längeren Autofahrten oder bei intensivem Arbeiten am Computer, wird das Durstgefühl über eine gewisse Zeit unterdrückt. Dies hat zur Folge, dass die Konzentration während des Fahrens oder beim Arbeiten schwächer wird.

Bei sportlichen Tätigkeiten und längeren Wanderungen kann ein Leistungsknick verhindert werden, wenn Flüssigkeiten schon getrunken werden, bevor sich der Durst meldet. Hat man den Durst über längere Zeit nicht gestillt, so kann es einen ganzen Tag dauern, bis der Flüssigkeitshaushalt im Körper wieder im Gleichgewicht ist.

Bei Langstreckenflügen sinkt die Luftfeuchtigkeit in den Kabinen von durchschnittlich 70 % auf etwa 30 % und weniger ab. Die Lungen geben in solchen Fällen sehr viel Feuchtigkeit an die umgebende Luft ab. Daher sollte während solcher Flüge etwa jede Stunde ein Viertel Liter Wasser getrunken werden.

Flüssigkeitsmangel kann vorliegen

>> bei Konzentrationsschwächen beim Autofahren,

>> bei Müdigkeit beim Arbeiten mit dem Computer,

>> bei einem Leistungsknick beim Sport,

>> bei Verwirrtheitszuständen bei älteren Personen.

Wichtig ist das Trinken von Flüssigkeiten in großen Mengen bei Krankheiten, die mit Fieber, starkem Schwitzen, Durchfall und Erbrechen verbunden sind. In solchen Fällen müssen etwa 3 bis 5 Liter Flüssigkeit pro Tag ersetzt werden. Mit den Getränken sollten Zucker und die Mineralstoffe Natrium und Kalium verabreicht werden, die krankheitsbedingt verloren gehen. Die Mineralstoffe sind jedoch für eine ausgeglichene Wasserbilanz des Körpers wichtig. Auch bei Fastenkuren muss sehr viel mehr Wasser als üblich getrunken werden, da das in fester Nahrung enthaltene Wasser und das Oxidationswasser aus dem Abbau von Nährstoffen nicht zur Verfügung steht.

Trinkwasser aus der Leitung

Die öffentliche Wasserversorgung in Deutschland stellt jedem Haushalt gesundheitlich unbedenkliches Trinkwasser von guter Qualität zur Verfügung. Die Zusammensetzung dieser Trinkwässer ist unterschiedlich, je nachdem, ob sie aus Grundwasser, Wasser aus Seen oder aus Quellen gewonnen wurden. Durch eine Aufbereitung in den Wasserwerken werden aus den Rohwässern unerwünschte Stoffe entfernt, die eventuell durch Umwelteinflüsse in das Wasser gelangt sind.

Probleme gibt es dabei insbesondere bei der Aufbereitung von Grundwasser, das in der Nähe von Flüssen als Uferfiltrat entnommen wird. Solche Gewässer können durch Abwässer von Landwirtschafts- und Gewerbebetrieben, aber auch aus Haushal-

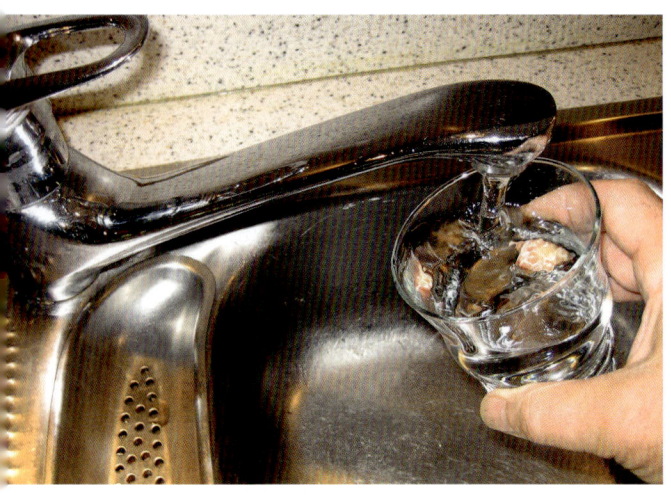

ten mit biologisch nicht abbaubaren Arzneimitteln, Tensiden und anderen Chemikalien verunreinigt sein. Diese Stoffe gelangen teilweise auch in das Grundwasser. Das Wasserversorgungsunternehmen garantiert für die einwandfreie Qualität des gelieferten Trinkwassers bis zur Übergabe am Wasserzähler im Haus. Danach muss der Eigentümer, der Vermieter oder der Hausverwalter für unbedenkliche Installationen und gesundheitlich einwandfreies Trinkwasser sorgen.

Wenn das Trinkwasser aus der öffentlichen Wasserleitung in das häusliche Wassernetz kommt und dort längere Zeit in der Leitung verbleibt, können sich aus dem Material der Installation **Schwermetalle** lösen. Darüber hinaus vermehren sich in den Trinkwasserleitungen, wenn das Wasser nicht fließt, **Bakterien** und andere Mikroorganismen und setzen sich an den Rohrwänden ab. Daher wird empfohlen, etwa 1 bis 2 Liter Leitungswasser abfließen zu lassen, bevor es getrunken oder zur Lebensmittelzubereitung verwendet wird. Das abgelaufene Wasser können Sie zum Beispiel zum Gießen von Topfpflanzen oder im Garten verwenden. Wird nach Abwesenheit über mehrere Urlaubstage wieder Trinkwasser benötigt, sollten Sie den Wasserhahn in der Küche für eine Minute voll aufdrehen, damit Schwermetalle und Bakterienbeläge, die sich in der Trinkwasserleitung angesammelt haben, ausgeschwemmt werden.

In Häusern insbesondere nördlich des Mains, die vor 1935 gebaut wurden, wurden Trinkwasserrohre aus **Blei** verwendet. Sie müssen, soweit dies nicht bereits geschehen ist, so schnell wie möglich durch andere Materialien ersetzt werden, denn aus diesen Rohren kann bei längeren Standzeiten das Blei in gesundheitsschädlichen Mengen in das Leitungswasser übergehen. Das im Trinkwasser enthaltene Blei kann zu Hirnschädigungen und Magen-Darm-Beschwerden führen. Besonders empfindlich reagieren Kleinkinder, bei denen Blei eine nachteilige Wirkung auf ihre neurophysiologische Entwicklung hat.

> *Morgens und nach der Rückkehr vom Urlaub das Wasser aus dem Wasserhahn ablaufen lassen, bevor es als Lebensmittel verwendet wird!*

Sind in der Hausinstallation Trinkwasserrohre aus **Kupfer** eingesetzt, so geht das Metall in umso größeren Mengen in das Leitungswasser über, je saurer das Wasser ist. Die Wasserversorgungsunternehmen müssen daher bei Lieferung von Trinkwasser einen pH-Wert von mindestens 6,5 einhalten, damit sich keine gesundheitlich bedenklichen Mengen an Kupfer aus dem Leitungsnetz lösen und in das Trinkwasser übergehen. Dennoch geben Kupferrohre innerhalb der ersten zwei Jahre nach dem Einbau im Vergleich zu älteren Rohren deutlich mehr Kupfer ab, da sich in den Leitungen erst allmählich eine Schutzschicht bildet, die den Übergang von Metall in das Trinkwasser mindert. Junge Familien, die in einen Neubau ziehen, in dem Kupferrohre verlegt wurden, sollten daher auf die Beschaffenheit ihres Trinkwassers achten. Für nicht gestillte Säuglinge sind stark kupferhaltige Trinkwässer gesundheitlich bedenklich, wenn damit Nahrung und Getränke hergestellt werden. Anzeichen für eine chronische Kupfervergiftung, die zu einer frühkindlichen Leberzirrhose führen kann, sind bei Säuglingen Apathie, Blässe, zögerliche Entwicklung und eine gelbliche Färbung der Augen. In Häusern mit neuen Kupferleitungen wird empfohlen, in der Küche das Leitungswasser, das länger als 30 Minuten in der Leitung gestanden hat, kurz ablaufen zu lassen, bis spürbar kühles Wasser nachfließt. Erst dann sollte das Wasser zur Lebensmittelbereitung verwendet werden. Wird Säuglingsnahrung mit Trinkwasser zubereitet, so sollte es nicht dem Warmwasserhahn entnommen werden. Das heiße Wasser aus Boilern und Durchlauferhitzern kann erhöhte Mengen an Kupfer enthalten, da sich darin das Kupfer aus den Rohren besser löst als in kaltem Wasser.

Der Handel bietet verschiedene Filtergeräte an, mit denen »hartes« Trinkwasser im Haushalt verbessert werden kann. Beliebt sind Tischgeräte, die aus einem Wasserkrug bestehen und eine Kartusche enthalten. Diese ist mit Ionenaustauschern gefüllt, die das für die Wasserhärte verantwortliche Calcium und eventuell Schwermetalle entziehen. Darüber hinaus entfernt die Aktivkohle in den Kartuschen organische Geruchs- und Geschmacksstoffe. Silberverbindungen in der Aktivkohle sollen das Wachstum von Keimen in den Filtergeräten verhindern. Die Filtergeräte müssen sauber gehalten und die darin eingesetzten Kartuschen regelmäßig ausgetauscht werden. Wenn die Filter nach zu langem Gebrauch überlastet sind, können die in den Kartuschen im Lauf der Zeit angesammelten Schadstoffe plötzlich freigesetzt werden und in großen, gesundheitlich bedenklichen Mengen in die nachfolgenden Filtrate gelangen.

Mineralwasser

Mineralwasser ist in Flaschen abgefüllt und bietet sich, zumeist gut gekühlt, als idealer Durstlöscher an. Es wird auch als Fitness- und Wellnessgetränk beworben.

Viele Mineralwasserfirmen weisen auf die natürliche Reinheit ihrer Erzeugnisse hin, denn natürliche Mineralwässer dürfen im Gegensatz zu Trinkwasser nur aus unterirdischen, vor Umweltverunreinigungen geschützten Wasservorkommen gewonnen werden. Viele natürliche Mineralwässer enthalten darüber hinaus erhebliche Mengen gesundheitlich erwünschter Mineralstoffe und Spurenelemente. Die wichtigsten Stoffe eines natürlichen Mineralwassers sind auf dem Flaschenetikett angegeben. Mineralwässer enthalten aufgrund ihrer ursprünglichen Reinheit nur wenige harmlose Wasserkeime. Diese können sich bei stillen Mineralwässern in den Flaschen je nach Lagerung mehr oder weniger stark vermehren. Dies macht sich jedoch in der Qualität nicht bemerkbar. In Mineralwässern mit Kohlensäure findet eine solche Vermehrung der Wasserkeime nicht statt, da die Kohlensäure wachstumshemmend wirkt. Werden kohlensäurehaltige Mineralwässer getrunken, so steigern sie durch das Prickeln des freigesetzten Kohlendioxids die Durchblutung im Mund und fördern die Speichelbildung.

Mineralwässer werden in Glasflaschen, zunehmend aber in Kunststoffflaschen am Quellort abgefüllt. Als Kunststoff wird überwiegend Polyethylenterephthalat (PET) verwendet. Dieser Kunststoff enthält noch Reste des bei seiner Herstellung entstehenden *Acetaldehyd.* Der Stoff geht aus den Kunststoffflaschen in darin abgefüllte Getränke in geringen Mengen über. Bei normaler Lagerung enthalten Mineralwässer in PET-Flaschen praktisch kein Acetaldehyd und können unbedenklich getrunken werden. Acetaldehyd ist auch in vielen fermentativ hergestellten Lebensmitteln, zum Beispiel in Joghurt und Spirituosen sowie in Obst und Gemüse, in geringen Mengen natürlich enthalten, er steht jedoch im Verdacht, krebserzeugend zu wir-ken, wenn er längere Zeit in höheren Konzentrationen eingenommen wird. Daher sollten Mineralwässer, die in Kunststoffflaschen aus PET abgefüllt sind, nicht längere Zeit dem Sonnenlicht oder höheren Temperaturen, wie sie zum Beispiel im Sommer im Kofferraum von Autos herrschen, ausgesetzt werden. Auch sollte das Mindesthaltbarkeitsdatum, das bei Kunststoffflaschen erheblich kürzer ist als bei Mineralwasser in Glasflaschen, nicht wesentlich überschritten werden. In allen diesen Fällen gehen aus den Flaschen *Acetaldehyd* und andere Kunststoffbestandteile in das Getränk in Mengen über, die sich geruchlich und geschmacklich unangenehm bemerkbar machen und die auch gesundheitlich nicht mehr unbedenklich sein dürften.

> *Wasser in Kunststoff-Flaschen nicht im Sonnenlicht oder bei höheren Temperaturen aufbewahren!*

Häufig ist zu beobachten, dass Verbraucher in der Freizeit Getränke direkt aus der Flasche trinken. Beim Trinken aus einer Flasche fließt unvermeidlich auch etwas bakterienreicher Speichel in das Getränk zurück. Auf diese Weise gelangen große Mengen an *Bakterien*, darunter manchmal auch Krankheitserreger, in das Getränk. Dies ist umso wahrscheinlicher, je mehr Personen aus einer Flasche trinken. Wird die Flasche nicht alsbald leergetrunken, können sich die Erreger in der Flasche bei Wärme stark vermehren. Lediglich bei Getränken, die Kohlensäure enthalten, wird die weitere Entwicklung der Keime für kurze Zeit gehemmt.

Wer als Wanderer an einer Quelle in freier Natur vorbeikommt, sollte daraus nur trinken, wenn es einen Hinweis darauf gibt, dass sich das Wasser tatsächlich zum

Trinken eignet. Denn nur in sehr seltenen Fällen handelt es sich dabei um »ursprünglich reines Mineralwasser«. Quellen werden häufig von oberflächlichem Grundwasser gespeist, das nicht ausreichend vor Verschmutzungen von darüberliegenden Viehweiden geschützt ist. Insbesondere, wenn bei großem Durst viel Wasser aus solchen Quellen getrunken wird, besteht die Gefahr, dass Krankheiten im Magen- und Darmbereich folgen.

Tee

Tees sind beliebte Getränke, die auch in großen Mengen getrunken werden. Wenn ihnen kein Zucker zugesetzt wird, sind sie kalorienfrei und daher als Getränk für alle Tage gut geeignet.

Bei Tee, der vom Teestrauch stammt, sind die Teesorten »Schwarzer Tee« und »Grüner Tee« am bekanntesten. Darüber hinaus gibt es die große Gruppe der Kräutertees, die zumeist aus getrockneten Blättern, Blüten oder Früchten bestehen, wie zum Beispiel Pfefferminz-, Kamillen- und Fencheltee. Kräutertees werden hauptsächlich wegen ihres besonderen Geschmacks getrunken. Oft werden ihnen auch besondere Wirkungen zugeschrieben. Sie sollen zum Beispiel wohltuend, belebend und erfrischend sein. Einige Kräutertees werden speziell zu arzneilichen Zwecken als Husten-, Magen-Darm- oder Erkältungstee angeboten.

Es ist zu beachten, dass einige Teekräuter natürliche Inhaltsstoffe enthalten, die im Verdacht stehen, bei Menschen bei dauerhaftem und reichlichem Genuss eine krebserzeugende Wirkung auszuüben. So gelangen zum Beispiel beim Herstellen von Aufgüssen aus zimthaltigen Tees die Stoffe **Safrol** und **Cumarin,** aus fenchelhaltigen Tees der Stoff **Estragol** in die Getränke. Auch in Instantprodukten von Fencheltees, die speziell für Säuglinge und Kleinkinder bestimmt sind, können geringe Mengen Estragol enthalten sein. Daher sollten Fenchel- und zimthaltige Tees nur gelegentlich als Getränk für Säuglinge, Kleinkinder und Stillende verwendet werden. Sie sollten solche Tees nicht auf Dauer in größeren Mengen trinken.

> *Zimt- und fenchelhaltige Tees sollten Säuglingen, Kleinkindern und Stillenden nicht über längere Zeit als wichtige Flüssigkeitsquelle dienen!*

Auf Blättern, Früchten und Blüten von Kräutertees können sich Krankheitserreger wie zum Beispiel **Salmonellen** und **Enterobakterien** befinden. Um sie abzutöten, muss beim Aufbrühen die hierfür erforderliche Temperatur-Zeit-Kombination eingehalten werden. Dies geschieht, wenn sprudelnd kochendes Wasser zum Aufbrühen verwendet

> *Kräutertees für Säuglinge nur mit kochendem Wasser aufgießen und immer frisch zubereiten!*

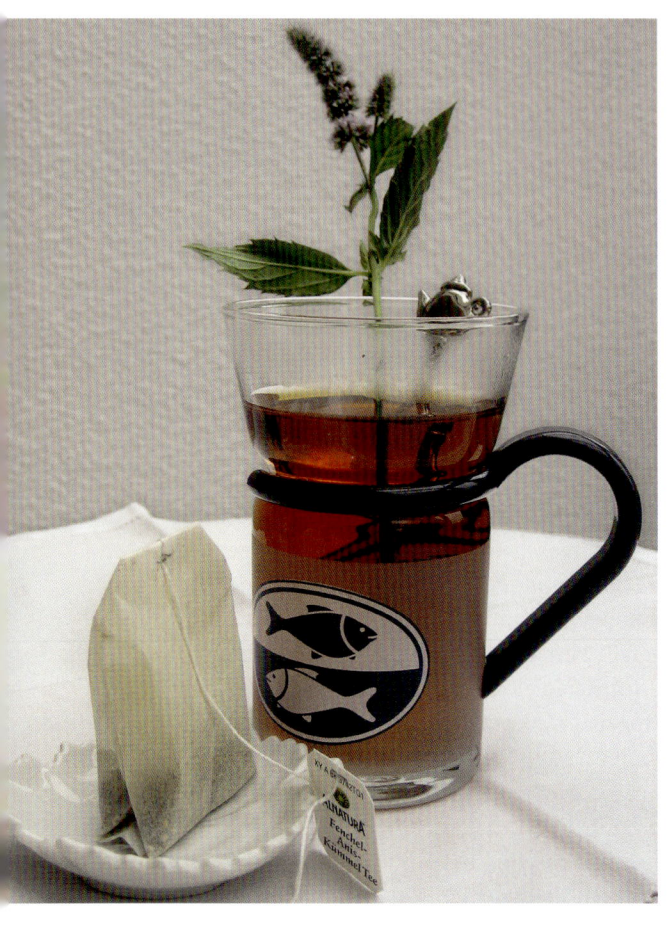

wird und der Tee mindestens 5 Minuten ziehen kann. Wird dagegen zum Aufbrühen Wasser mit nur 80–85 °C verwendet, so kühlt der Tee in den folgenden Minuten rasch bis auf Temperaturen ab, die Keime nicht mehr abtöten. Soll für Säuglinge und Kleinkinder, zum Beispiel in der Nacht, möglichst rasch ein trinkfertiger Tee zubereitet werden, so darf zum Aufbrühen von Kräutertees nicht lediglich Wasser aus dem Warmwasserhahn verwendet werden. Die Wassertemperatur solcher Wässer reicht nicht aus, während der erforderlichen Brüh- und Ziehzeiten eventuell vorhandene *Krankheitskeime* abzutöten. Darüber hinaus können Kräutertees *Sporen von Krankheitserregern* enthalten. Die Sporen werden selbst durch den Aufguss mit kochendem Wasser nicht sofort abgetötet. Werden zubereitete Kräutertees nicht bald getrunken, so können sich aus den Sporen innerhalb weniger Stunden wieder aktive Keime entwickeln, die fiebrige Magen-Darm-Erkrankungen hervorrufen. Kleinkinder und ältere Personen sind dadurch besonders gefährdet.

Auch können bei längerem Stehenlassen von Tee die wieder aktiv gewordenen Bakterien das im verwendeten Trinkwasser enthaltene Nitrat in *Nitrit* verwandeln. Wurde zum Aufbrühen des Tees Trinkwasser mit hohem Gehalt an Nitrat verwendet, so kann ein solcher Tee insbesondere für Säuglinge gesundheitlich bedenklich sein. Daher sollte immer nur frisch aufgebrühter Tee getrunken werden.

Nicht jedes selbst gesammelte Kraut eignet sich für einen Gesundheitstee!

Vorsicht ist auch bei selbst gesammelten Wildkräutern zur Herstellung von »Gesundheitstees« geboten. Einige dieser Kräuter, wie zum Beispiel Huflattich, Greiskraut, Natternkopf, Beinwell und Wasserdost enthalten *Pyrrolizidine,* die Leberschäden hervorrufen können und im Verdacht stehen, krebserregend zu sein.

Aus schwarzem und grünem Tee hergestellte Aufgüsse sind ebenfalls sehr beliebt. Sie enthalten Mineralstoffe, zum Beispiel Fluorid und Kalium sowie die Vitamine B_1 und B_2. Bei schwarzem und grünem Tee ist das **Coffein,** das in diesem Fall auch **Teein** oder **Thein** genannt wird, von Interesse, da es den Getränken eine belebende Wirkung verleiht. Je nach Zubereitungsart enthält eine Tasse Schwarztee im Vergleich zu einer Tasse Kaffee etwa ein Drittel bis halb so viel Coffein, grüner Tee noch weniger. Da das Coffein im Tee an Polyphenole gebunden ist, wird es im Gegensatz zum Coffein im Kaffee nicht schon im Magen, sondern erst im Darm freigesetzt. Daher tritt die belebende Wirkung des Coffeins beim Teegenuss verzögert ein und hält länger an als beim Kaffee. Bei schwarzem Tee steht bei kurzer Zeit des Ziehens die anregende Wirkung im Vordergrund. Lässt man schwarzen Tee bis zu 5 Minuten ziehen, ist die Wirkung des Coffeins durch die Bindung mit anderen Inhaltsstoffen des Tees dagegen schwächer. Grüner Tee wird nicht mit kochend heißem Wasser aufgegossen, da er sonst bitter schmeckt.

Den in den beiden Teesorten Schwarz- und Grüntee enthaltenen **Polyphenolen** wird eine Schutzfunktion vor Herz-Kreislauf-Erkrankungen, eine Stärkung des Immunsystems und eine Hemmung des Zellwachstums in Tumorzellen zugesprochen. Insbesondere die im grünen Tee als Antioxidanzien wirkenden **Catechine** sollen das Risiko von Herzinfarkt und Schlaganfall vermindern. Das im schwarzen und grünen Tee enthaltene **Fluorid** übt an den Zähnen eine karieshemmende Wirkung aus.

Die in den beiden Teesorten enthaltenen **Gerbstoffe** verringern im Magen-Darm-Trakt die Aufnahme von Eisen aus anderen Lebensmitteln. Daher sollte man diese Tees nicht regelmäßig in größeren Mengen zu den Hauptmahlzeiten trinken.

In einigen Geschäften wird sogenannter »Bubble Tea« angeboten. Bei diesem Getränk wird schwarzer oder grüner Tee mit Milch und Fruchtsirup in verschiedenen Geschmacksrichtungen gemischt. Den Namen hat der Tee, weil ihm geleeartige, farbige Kügelchen zugefügt sind, die durch einen dicken Strohhalm aufgesogen werden sollen.

Kleinkindern keinen Bubble-Tee zum Trinken geben!

Diese Kügelchen platzen beim Zerbeißen und setzen eine flüssige Zucker-Frucht-Füllung frei. Bubble-Tees sind aufgrund ihres hohen Zuckeranteils sehr kalorienreich. Kleinkindern sollten solche Tees nicht zum Trinken gereicht werden, da die Gefahr besteht, dass die Kügelchen in die Luftröhre gelangen. Durch das Saugen entsteht bei kleinen Kindern ein Unterdruck im Rachenraum. Der Kehlkopfdeckel kann angehoben werden und die Kugeln des Getränks können in die Lunge gelangen. Kleine Kinder können daran ersticken.

Kaffee und coffeinhaltige Getränke

Bohnenkaffee und Colagetränke sind beliebt wegen ihres Geschmacks, insbesondere aber wegen ihrer belebenden Wirkung, die auf ihren Gehalt an *Coffein* zurückzuführen ist. Coffein steigert die Gehirndurchblutung und damit die Konzentration, Aufmerksamkeit und Reaktionsfähigkeit. Auch stimuliert Coffein die Herztätigkeit, den Stoffwechsel und die Atmung. Ob und inwieweit Kaffee vor verschiedenen chronischen Erkrankungen schützt, wird von Wissenschaftlern unterschiedlich beurteilt. Weitgehende Übereinstimmung besteht jedoch darin, dass ein vernünftiger Verzehr von Kaffee gesundheitlich unbedenklich ist.

Werden aber sehr schnell fünf Tassen starker Kaffee oder mehr getrunken, kommt es zu vergiftungsähnlichen Erscheinungen in Form von Erregungszuständen, Schlaflosigkeit, Herzklopfen und beklemmenden Herzbeschwerden. Die Mengen, ab denen solche Reaktionen bei Erwachsenen auftreten, sind individuell verschieden und können bei starken Kaffeetrinkern erst nach Überschreiten der üblichen Anzahl an Tassen pro Tag auftreten.

Bei Kindern reichen dagegen schon kleine Mengen an Coffein, um unerwünschte Reaktionen auszulösen. Kinder sollten daher keine coffeinhaltigen Getränke zu sich nehmen.

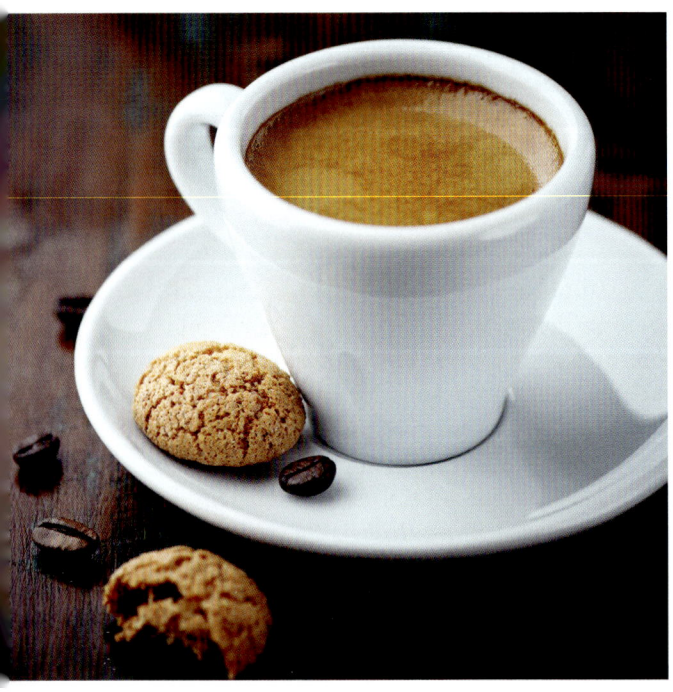

Coffein führt dazu, dass vermehrt Harn produziert wird. Da mit der stärkeren Harnproduktion auch mehr Natrium und Calcium ausgeschieden wird, sollten starke Kaffeetrinker darauf achten, dass sie genügend Milch und Milchprodukte und auf diese Weise ausreichend Calcium zu sich nehmen, um ein gesundes Knochengewebe zu gewährleisten. Zum Durstlöschen eignet sich Kaffee nur bedingt. Mit dem Genuss von Kaffee wird die Nierenfunktion angeregt. Der dadurch bedingte Flüssigkeitsverlust wird durch eine Regulation des Körpers mit Durst auf andere Getränke kompensiert. In einigen Ländern wird daher in der Gastronomie zur Tasse Kaffee ein Glas Wasser serviert.

Trinken Schwangere Kaffee oder coffeinhaltige Getränke, so gelangt das darin enthaltene Coffein über die Plazenta in das Blut des ungeborenen Kindes. Es hat dann eine gleich hohe Konzentration an Coffein im Blut wie die Mutter. Bei starkem Kaffeekonsum der Mutter steigt der Coffeinspiegel des Ungeborenen stark an, da es das Coffein langsamer abbaut als Erwachsene. Coffein stört die Entwicklung des ungeborenen Kindes, sodass die Risiken für Untergewicht, Frühgeburten und Totgeburten umso größer werden, je mehr Kaffee von der Schwangeren getrunken wird. Auch über die Muttermilch nehmen Säuglinge Coffein auf, wenn die Mütter coffeinhaltige Getränke zu sich nehmen.

> *In der Schwangerschaft und während der Stillzeit nicht mehr als 3 Tassen Kaffee am Tag trinken!*

Auf dem Markt werden neben Cola-Getränken »Energie Drinks« und »Energie Shots« angeboten, die sehr viel Coffein enthalten. Bei diesen Getränken sollten die auf den Verpackungen angebrachten Hinweise beachtet werden. Wenn von den Getränken mehr als die empfohlene Menge getrunken wird und gleichzeitig reichlich Alkohol eingenommen oder intensiv Sport getrieben wird, können Herzrhythmusstörungen, Krämpfe und Nierenversagen die Folge sein.

Sicherheitshalber sollte man Arzneimittel nicht zusammen mit coffeinhaltigen Getränken einnehmen. In einzelnen Fällen sind Wechselwirkungen beschrieben.

Kaffee enthält neben Coffein auch *Chlorogensäuren*. Sie werden bei Kaffee, für den mit der Angabe »säurearm« geworben wird, durch technologische Verfahren entfernt. Chlorogensäuren können bei empfindlichen Personen Magenreizungen verursachen. Andererseits sollen sie auch zahlreiche gesundheitsdienliche Eigenschaften besitzen. Sie sollen blutdrucksenkend und regulierend auf den Glukose- und Fettstoffwechsel wirken sowie vor Krebserkrankungen schützen. Wird dem Kaffee Milch zugegeben, so werden die Chlorogensäuren vom Körper besser aufgenommen.

Vermutet wird, dass der Konsum von Kaffee das Risiko vermindert, an Typ-2-Diabetes und an Herz-Kreislauf-Beschwerden zu erkranken. Auch die Gefahr einer Erkrankung der Prostata soll bei reichlichem Kaffeekonsum verringert werden. Andererseits bilden sich beim Rösten der Kaffeebohnen die krebserzeugenden Stoffe *Acrylamid* und *Furan*. Furan entsteht dabei in größeren Mengen. Da der Stoff sich beim Aufbrühen jedoch verflüchtigt, ist er in einer Tasse Kaffee nur noch in sehr geringen Mengen enthalten. Dieser Prozess ist bei Kaffee aus Vollautomaten, bei denen kein Kaffeedampf entweicht, schwächer als bei Kaffee aus üblichen Kaffeemaschinen. Daher enthält Vollautomatenkaffee etwa viermal so viel Furan wie Kaffee aus Kaffeemaschinen.

Fruchtsäfte, Fruchtnektare und Gemüsesäfte

Obst und Gemüse sind wichtige Bestandteile unserer Nahrung. Dies gilt auch für die aus ihnen hergestellten Fruchtsäfte und Gemüsesäfte. Sie enthalten Mineralstoffe, Vitamine, insbesondere Vitamin C sowie weitere sekundäre Pflanzenstoffe. Die Deutsche Gesellschaft für Ernährung empfiehlt daher, täglich etwa 200 ml Fruchtsaft zu trinken. Damit kann auch die von ihr empfohlene Menge an Obst um eine Portion reduziert werden.

Wenn Sie Fruchtsäfte einkaufen, sollten Sie Erzeugnisse bevorzugen, die trüb sind oder noch Fruchtfleisch enthalten. Diese Getränke enthalten mehr wertvolle Pflanzenstoffe als klare Säfte. Das gilt natürlich besonders für Säfte, die Sie selbst pressen!

Fruchtsäfte und Gemüsesäfte sollten Sie kühl und lichtgeschützt lagern und nach dem Öffnen der Packungen möglichst bald trinken, da sonst der Vitamin-C-Gehalt abnimmt. Wenn Sie Fruchtsaftverpackungen nach der ersten Entnahme wieder verschließen und in den Kühlschrank stellen, sind sie bis zu zehn Tage genießbar. Wird jedoch direkt aus der Flasche oder der Packung getrunken, gelangen Bakterien aus dem Mund in den Saft, der dann sehr schnell anfängt zu gären. Verdorbene Fruchtsäfte erkennt man an einem veränderten Geruch, Geschmack und Aussehen.

Im Gegensatz zu den Gemüsesäften enthalten Fruchtsäfte, Fruchtnektare und Fruchtsaftgetränke zwischen 8 und 15 % *Zucker*. Eine Flasche dieser Getränke mit 0,7 Liter Inhalt enthält somit im Durchschnitt rund 7 Esslöffel Zucker. Dies bedeutet, dass es beim Trinken großer Mengen solcher Getränke zu starken Schwankungen des Blutzuckerspiegels kommt. Bei gleichzeitigem Bewegungsmangel kann sich dies auf Dauer nachteilig für den Stoffwechsel auswirken. Zum Durstlöschen empfiehlt es sich daher, die Säfte mit Wasser im Verhältnis 1 : 1 bis 1 : 3 zu verdünnen.

Fruchtsäfte, Fruchtnektare und auch Fruchtsaftgetränke enthalten neben Zucker (Saccharose) zum Teil auch *Fruchtzucker* (Fruktose), der eine sehr viel stärkere Süßkraft als Haushaltszucker (Saccharose) oder Traubenzucker (Glukose) besitzt.

Fruchtzucker wird jedoch aus ernährungsphysiologischer Sicht kritisch betrachtet, weil bei einem reichlichen und dauerhaften Verzehr Leber-, Herz- und Kreislaufschäden entstehen können und Ursache für Fettsucht, Zuckerkrankheit und Gicht sind. Fruchtzucker in größeren Mengen kann zu Blähungen, Durchfall oder Übelkeit führen. Nach Schätzungen leidet bei uns jeder dritte Erwachsene an einer solchen Fruktoseunverträglichkeit.

Darüber hinaus enthalten Fruchtsäfte, Fruchtnektare und Fruchtsaftgetränke *Fruchtsäuren*. Es handelt sich dabei zumeist um *Zitronensäure* und *Apfelsäure*. Beim Trinken süßer Getränke bilden die Bakterien im Mund aus dem Zucker zusätzliche Säuren. Alle diese Säuren greifen in der Mundhöhle den Zahnschmelz an. Dies ist insbesondere der Fall, wenn solche säure- und zuckerhaltigen Getränke über längere Zeit in kurzen Abständen getrunken werden und der Calcium enthaltende Speichel daher keine Möglichkeit hat, die Verätzungen des Zahnschmelzes zu reparieren. Besonders stark angegriffen wird dabei der Zahnschmelz

Kleinkindern keine süßen oder sauren Getränke pausenlos über längere Zeit in Nuckelflaschen zu trinken geben!

von Milchzähnen. Dies führt zu der sogenannten »Flaschenkaries«. Daher sollten Kleinkinder keine zucker- und säurehaltigen Getränke in Flaschen bekommen, aus denen sie über Stunden immer wieder kleine Schlucke in den Mund nehmen. Auch sollte nach dem Trinken von sauren Getränken ein Zähneputzen erst nach etwa einer Stunde vorgenommen werden. In dieser Zeit festigt der Speichel den Zahnschmelz wieder und die Borsten der Zahnbürste und die Zahnpasta schaden dem Zahnschmelz nicht mehr.

Karottensäfte für Säuglinge und Kleinkinder, die im Handel erhältlich sind, werden über längere Zeit bei Temperaturen über 100 °C sterilisiert. Damit sollen alle bedenklichen Keime abgetötet werden. Dabei entstehen in dem Getränk aus den natürlichen Inhaltsstoffen der Karotten Aminosäuren und Aromen, aber auch krebserregendes **Benzol**. Die Mengen sind zwar sehr gering, weil es aber für diesen Stoff keine Grenze gibt, bis zu der der Stoff unbedenklich ist, empfiehlt es sich, Säuglingen und Kleinkindern kommerziellen Karottensaft nicht in größeren Mengen über einen längeren Zeitraum zu verabreichen.

Holunderbeersaft

Beliebt ist die eigene Herstellung von Holunderbeersaft. Er dient in der Volksheilkunde als Hausmittel gegen Erkältungskrankheiten. Dies

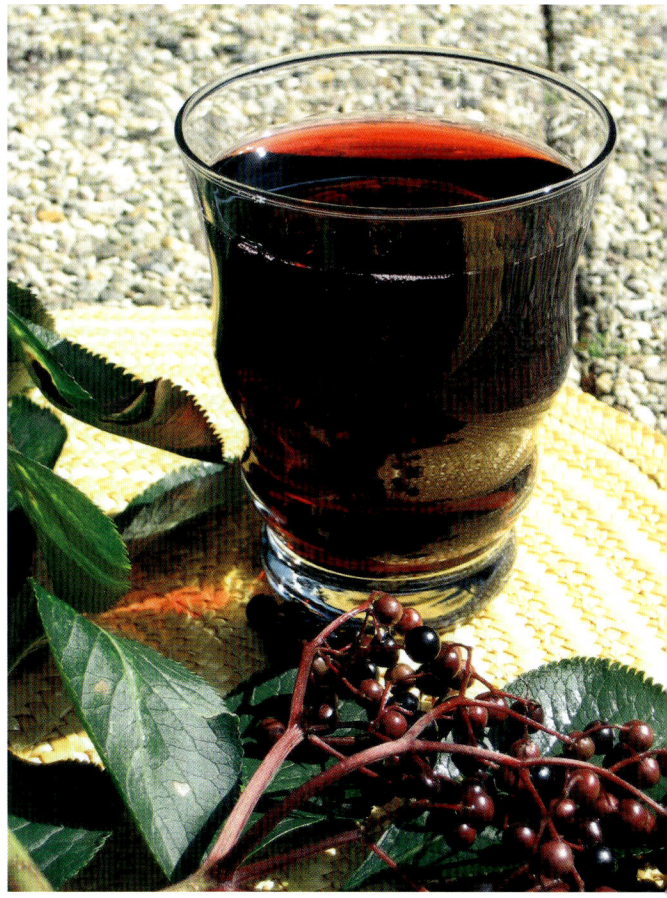

beruht auf seiner schweißtreibenden, schleimlösenden, entzündungshemmenden und fiebersenkenden Wirkung. Auch soll sich die Einnahme von Holunderbeersaft günstig bei einer Virusgrippe auswirken.

Es ist jedoch zu berücksichtigen, dass in allen Teilen des Holunderbaumes der Giftstoff *Sambunigrin* enthalten ist. Holunderbeeren sollten daher nicht gegessen werden. Holunderbeeren zur Saftgewinnung sollten erst gepflückt werden, wenn sie blauschwarz sind, da reife Beeren weniger Sambunigrin enthalten als grüne. Unreife Beeren und Stiele müssen vor der Verarbeitung der Holunderbeeren zu Saft aussortiert werden. Der rohe Holundersaft sollte mindestens 15 Minuten gekocht oder bei mindestens 80 °C etwa 20 Minuten lang erhitzt werden. Dabei spaltet sich die zuckerähnliche Verbindung Sambunigrin auf und gibt giftige *Blausäure* frei. Aus dem heißen Holundersaft verflüchtigt sich sodann die Blausäure. Werden Holunderbeeren oder roher Holundersaft verzehrt, so findet die Aufspaltung von Sambunigrin in der Mundhöhle und im Magen statt. Insbesondere bei Kindern und sensiblen Personen können Erbrechen und leichte Krämpfe auftreten. In schweren Fällen sind starker Durchfall oder Magenbeschwerden zu beobachten.

Grapefruitsaft

Wenn Sie gerne Grapefruitsaft trinken oder Grapefruit essen, müssen Sie beachten, dass der Saft die Wirksamkeit bei vielen Arzneimitteln, insbesondere bei Blutdruckmedikamenten, verändern kann. Zumeist wird die Wirkung der eingenommenen Arzneimittel durch die Inhaltsstoffe *Naringenin* und *Bergamottin* verstärkt oder es kann zu anderen unerwünschten gesundheitlichen Beschwerden kommen. Die Beeinträchtigungen treten nicht nur bei gleichzeitiger Einnahme von Arzneimitteln und Grapefruitsaft auf. Vielmehr kann diese nachteilige Wirkung auch noch bis zu 24 Stunden nach der Einnahme von Arzneimitteln eintreten, wenn in dieser Zeit Grapefruitsaft getrunken oder Grapefruits gegessen werden. Wer Arzneimittel einnimmt, sollte daher seinen Apotheker fragen, ob in seinem Fall Grapefruitsaft und Grapefruits unbedenklich verzehrt werden können.

> *Bei vielen Arzneimitteln darf nach ihrer Einnahme 24 Stunden lang kein Grapefruitsaft getrunken werden!*

Erfrischungsgetränke

Erfrischungsgetränke (Softdrinks) sollen erfrischen, sie werden aber oft in großen Mengen zum Durstlöschen getrunken. Limonaden wie zum Beispiel Cola und Fruchtsaftgetränke enthalten große Mengen *Zucker*. Der Zuckergehalt kann in den Getränken bis zu 12 % betragen. In einem halben Liter Softdrink sind somit rund sechs Esslöffel Zucker enthalten. Dies bedeutet, dass solche Erzeugnisse besonders kalorienreich sind und daher nicht in größeren Mengen getrunken werden sollten.

Darüber hinaus sind einige Erfrischungsgetränke mit der Zuckerart **Fruchtzucker** (Fruktose) gesüßt, der gegenüber normalem Zucker (Saccharose) eine stärkere Süßkraft besitzt. Es wird jedoch vermutet, dass ein längerfristiger übermäßiger Verzehr von Fruchtzucker zu Übergewicht führt und damit verbunden Krankheiten der inneren Organe auftreten können.

Alkoholfreie Erfrischungsgetränke sollten daher nur dann zum Durstlöschen getrunken werden, wenn sie weitgehend ohne Zuckerarten hergestellt und die Produkte als kalorienarm ausgewiesen werden.

Limonaden, Cola-Getränke und andere Kaltgetränke enthalten zumeist **Fruchtsäuren**, wie zum Beispiel **Zitronensäure**. Einige Cola-Getränke werden mit **Phosphorsäure** hergestellt. Manche Kinder und Jugendliche haben die Angewohnheit, den Tag über dauernd an solchen Getränken zu nippen. Wenn auf diese Weise die Zähne über längere Zeit von diesen Getränken umspült werden, kann der Zahnschmelz angegriffen werden und Karies entstehen.

Cola-Getränke enthalten in unterschiedlichen Mengen **Coffein**. Der Gehalt an Coffein in einem halben Liter Cola-Getränk entspricht etwa dem Gehalt in einer Tasse Kaffee, bei Energy-Drinks wird diese Menge schon bei einem Viertelliter erreicht. Die Wirkungen und die Gefahren von Coffein in coffeinhaltigen Getränken sind im Abschnitt »Kaffee und coffeinhaltige Getränke« beschrieben.

> *Kinder sollten keine coffeinhaltigen Cola-Getränke trinken!*

Dunkelbraune Cola-Getränke werden mit karamellisiertem Zucker hergestellt. Dabei entsteht, wenn auch nur in Spuren, der Stoff **4-Methylimidazol**. Er steht im Verdacht, krebserregend zu wirken. Das Risiko einer solchen Erkrankung sollte durch maßvolles Trinken klein gehalten werden.

In alkoholfreien Saftgetränken, die mit Benzoesäure konserviert sind, entsteht bei der Herstellung und Lagerung durch eine chemische Reaktion mit dem im Getränk enthaltenen Vitamin C in sehr geringen Mengen **Benzol**. Da dieser Stoff als krebserregend eingestuft ist, sollten Sie solche Erzeugnisse möglichst meiden. Bei derart hergestellten Getränken sind in der Liste der Zutaten entweder der Name des Konservierungsstoffes oder dessen E-Nummern 210 bis 213 angegeben.

Einige Erfrischungsgetränke enthalten den Stoff **Chinin**. Er wird wegen seines bitteren Geschmacks in Erfrischungsgetränken wie Bitter Lemon, Bitter Orange und Tonic Water eingesetzt. Auch Bitterspirituosen und aromatisierte weinhaltige Getränke können Chinin enthalten. Einige Verbraucher können durch das Chinin in Getränken gesundheitliche Probleme bekommen. Schwangere sollten chininhaltige Erfrischungsgetränke nur in geringen Mengen trinken, da der Stoff eine gebärmutterstimulierende Wirkung hat. Auch machen sich gesundheitliche Probleme bei Neugeborenen bemerkbar, wenn sie Muttermilch von Müttern erhalten, die täglich große Mengen solcher Getränke zu sich nehmen.

> *Schwangere und Stillende sollten Chinin enthaltende Bittergetränke nicht in größeren Mengen trinken*

Wenn Autofahrer vor oder während der Fahrt Chinin enthaltende Getränke in großen Mengen trinken, können bei ihnen Sehstörungen auftreten. Verbraucherinnen und Verbraucher, die an Tinnitus, Vorschädigungen des Sehnervs, Anämie oder an einer Überempfindlichkeit gegenüber Chinin leiden, sollten chininhaltige Getränke ebenfalls meiden. Gleiches gilt für Personen mit Herzrhythmusstörungen und für Patienten, die Medikamente einnehmen, die mit Chinin Wechselwirkungen zeigen, wie zum Beispiel Arzneimittel, die die Blutgerinnung hemmen.

Alkoholische Getränke

Die Vielfalt der alkoholischen Getränke ist groß. Ihre Gehalte an **Alkohol** variieren erheblich. Bezogen auf das Volumen enthalten zum Beispiel Vollbiere meist um 5 %, Weine zwischen 8 und 13 %, Liköre etwa 13 bis 30 % und Brände zwischen 32 bis 55 % Alkohol.

Auch »alkoholfreie« Biere enthalten noch etwas Alkohol, etwa 0,3 bis 0,4 %. Alkohol hat in diesen Mengen, wie sie auch in vielen anderen Lebensmitteln, zum Beispiel in Sauerkraut und Fruchtsäften natürlich vorkommen, noch keine physiologische Wirkung.

Gesunde Erwachsene können geringe Mengen an Alkohol ohne gesundheitliche Bedenken verzehren. Frauen sollten jedoch nicht mehr als 10–12 g, Männer nicht mehr als 20–24 g Alkohol pro Tag zu sich nehmen. Dies entspricht etwa 125 beziehungsweise 250 ml Wein oder 250 beziehungsweise 500 ml Bier. Liegt der tägliche Alkoholkonsum über dieser Menge, muss er dringend reduziert werden. Grundsätzlich sollte man nicht jeden Tag Alkohol trinken. Besonders vorsichtig im Umgang mit alkoholischen Getränken sollten Personen sein, die an Bluthochdruck oder Herzrhythmusstörungen leiden, Beschwerden mit der Leber oder dem Dickdarm haben oder bei denen in der Familie häufig Krebserkrankungen auftreten.

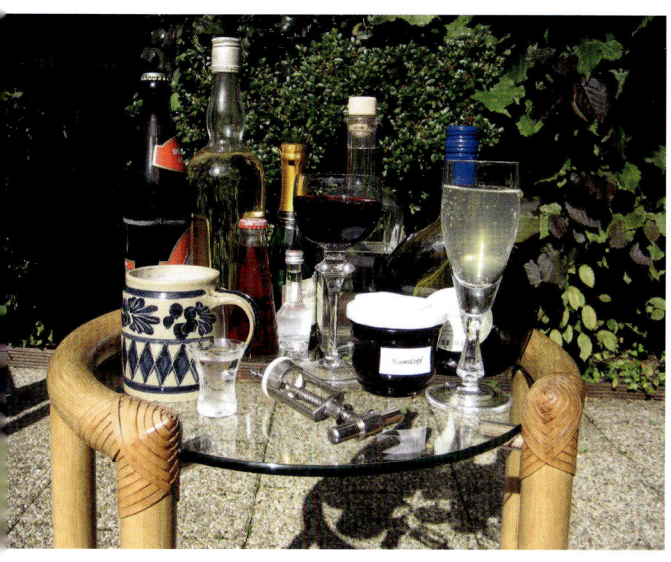

Führt der Genuss eines alkoholischen Getränks zu 0,2 Promille Alkohol im Blut, wird der Lach-, Rede- und Tatendrang verstärkt. Ab 0,5 Promille hat der Alkohol im Blut eine dämpfende Wirkung auf den menschlichen Organismus, die sich in einer Schwächung der Konzentration und in Gedächtnisschwund bemerkbar macht. Ab etwa 1 Promille Alkohol im Blut treten Rauschzustände auf. Sie bewirken Schwindel und Übelkeit, verlängerte Reaktionszeiten, Sprach- und Koordinationsstörungen, Verhaltensänderungen wie Enthemmung, Aggression und Gewaltbereitschaft. Die Muskelleistung nimmt ab und die Hautgefäße erweitern sich, was bei Personen, die sich nach starkem Alkoholgenuss bei kalten Außentemperaturen längere Zeit im Freien aufhalten, zur raschen Auskühlung und zu Erfrierungen führen kann. Ab 2 Promille Alkohol sind starke Bewusstseinstrübungen zu erwarten. Atemnot und Schock können auftreten. Ab 3 Promille fällt der Betroffene in ein tiefes, unter Umständen tödliches Koma.

Weil schon wenige Promille Alkohol im Blut die Reaktionsfähigkeit herabsetzen, hat dies bei Verkehrsteilnehmern häufig katastrophale Folgen. Gleiches gilt bei handwerklichen Tätigkeiten als Hobby und im Beruf. Einige Arzneimittel verstärken zusätzlich diese Wirkung des Alkohols. Umgekehrt kann Alkohol die Wirkungsdauer und die Wirkungskraft vieler Arzneimittel verändern. Wegen solcher Wechselwirkungen sollten generell Arzneimittel nicht mit alkoholischen Getränken eingenommen werden. Wird zu viel Alkohol in kurzer Zeit getrunken, so kann ihn der Körper nicht rasch genug abbauen. Das Abbau-Zwischenprodukt *Acetaldehyd* sammelt sich in der Leber an und verursacht nach einigen Stunden die im Volksmund als »Kater« bezeichneten Beschwerden: Es stellen sich Kopfschmerzen, flaues Gefühl im Magen und starker Durst ein. Daher sollte vor dem Alkoholkonsum fettreiche Nahrung gegessen und während des Alkoholgenusses Wasser getrunken werden.

In der Schwangerschaft alkoholische Getränke und Speisen meiden!

Keine alkoholischen Getränke und Speisen für Kinder und Jugendliche!

Alkoholische Getränke nur in vernünftigen Mengen trinken!

Nach Alkoholkonsum kein Fahrzeug fahren!

Arzneimittel nicht mit alkoholischen Getränken einnehmen!

Auf diese Weise wird der Alkohol langsamer von der Magenwand aufgenommen und abgebaut. Die nachfolgenden Beschwerden sind dadurch etwas geringer.

Alkohol wirkt schädigend auf das Erbgut und auf Embryos und ist als krebserregend für den Menschen eingestuft. Es wird vermutet, dass bei Männern etwa 10 %, bei Frauen 3 % der Krebserkrankungen auf erhöhten Alkoholverzehr zurückzuführen sind. Dies gilt für Leber- und Darmkrebs und insbesondere bei reichlich Alkohol trinkenden Rauchern für Tumore in Mund und Speiseröhre. Dauernder Alkoholmissbrauch schädigt die meisten inneren Organe, insbesondere die Leber, das Nervensystem und das Herz-Kreislauf-System. Nach Schätzungen sollen in Deutschland jährlich etwa 73 000 Personen an den Krankheitsfolgen von Alkoholmissbrauch sterben.

Wird während der Schwangerschaft Alkohol getrunken, besteht ein großes gesundheitliches Risiko für das ungeborene Kind. Bei ihm können Wachstumsverzögerungen und Gesichtsmissbildungen auftreten und es kann geistig zurückbleiben. Auch in der Stillzeit sollte weitgehend auf alkoholische Getränke verzichtet werden, insbesondere wenn das Baby ausschließlich gestillt wird. Kinder und Jugendliche sollten keinen Alkohol zu sich nehmen, da er bei ihnen den Hormonhaushalt verändert und das Wachstum sowie die Entwicklung und Funktion des Nervensystems ungünstig beeinflusst. Offensichtlich ist Jugendlichen nicht bewusst, in welche gesundheitliche Gefahr sie sich begeben und wie sehr sie ihrer Gesundheit auf Dauer schaden, wenn sie sich zu riskantem Trinkverhalten mit Alkohol verleiten lassen. Mehr als 25 000 Jugendliche im Alter von 10 bis 20 Jahren wurden im Jahr 2010 in Deutschland nach einem solchen »Komasaufen« in ein Krankenhaus eingeliefert.

Täglicher erhöhter Alkoholkonsum über viele Wochen führt bei entsprechender Veranlagung und unter ungünstigen psychosozialen Bedingungen in eine Sucht. Dadurch können schwere psychische und körperliche Schäden auftreten. Sie haben wiederum negative Auswirkungen auf das private und berufliche Umfeld des Betroffenen. Bei ehemaligen Suchtkranken, die abstinent geworden sind, können schon geringe Mengen eines alkoholischen Getränks einen Rückfall auslösen.

Bei hochsommerlichen Temperaturen sollten Sie alkoholische Getränke mit 3 % und mehr Alkohol nicht zum Durstlöschen trinken. Bei Hitze wirkt der Alkohol schneller. Es kann zu erheblichen Kreislaufproblemen kommen. Gefährlich wird es auch für Betrunkene, die in Gewässern baden wollen. Selbst bei Wassertemperaturen um 20 °C kann ein Kälteschock auftreten und das Herz versagen.

Je nach den Bedingungen bei der Herstellung von alkoholischen Getränken wie zum Beispiel bei Rotwein und Bier können während der Gärung größere Mengen an *Histamin* entstehen. Dieser Stoff löst bei Verbrauchern, die auf diesen Stoff empfindlich reagieren, Hautrötungen, Kopfschmerzen und Übelkeit aus. Bei Personen, die unter einer Pollenallergie leiden, können sich beim Trinken solcher Getränke die typischen allergischen Reaktionen verstärken.

Zu bedenken ist, dass Alkohol (1 Gramm = 7 kcal) fast so viele Kalorien wie Fett (1 Gramm = 9 kcal) und mehr Kalorien als Zucker (1 Gramm = 4 kcal) hat. Regelmäßiger reichlicher Genuss alkoholischer Getränke kann daher wesentlich zu Übergewicht und zu damit verbundenen gesundheitlichen Problemen führen.

Andererseits wird dem Alkohol, in geringen Mengen genossen, eine die Gefäße schützende Wirkung zugesprochen. Einen besonderen Schutz vor Herz-Kreislauf-Erkrankungen soll der in der Schale von roten Trauben und damit in rotem Wein enthaltene Stoff **Resveratrol** bewirken. Es wird vermutet, dass Resveratrol antioxidative und antientzündliche Wirkungen und damit zusätzlich gesundheitlich günstige Eigenschaften besitzt. Der Stoff soll die Entstehung von Arteriosklerose und Krebserkrankungen hemmen und lebensverlängernd wirken.

Bier enthält die in dem eingesetzten Hopfen enthaltenen **Hopfen-Bitterstoffe**. Diese sollen entzündungshemmend wirken und der Entstehung bestimmter Krebsarten entgegentreten. Ein weiterer Bestandteil des Bieres ist das Malz. Es wird aus Getreide gewonnen, das auskeimt und danach gedarrt wird. Beim Darren wird das gekeimte Getreide mit heißer Luft getrocknet. Durch entsprechende Vorkehrungen ist es gelungen, die Bildung von krebserregenden **Nitrosaminen** aus den Aminoverbindungen in den Keimlingen und den Stickoxiden in der Heißluft weitgehend zu vermindern. Über das Malz kann auch das Schimmelpilzgift **Deoxynivalenol** in das fertige Bier gelangen, wenn das verwendete Getreide von Schimmelpilzen befallen war.

Mit der heute verfügbaren Technologie lassen sich im Geschmack ansprechende alkoholfreie Biere herstellen. Ihr Alkoholgehalt beträgt höchstens 0,5 Vol %. Solche Mengen an Alkohol können auch Fruchtsäfte enthalten, da gleich nach dem Auspressen der Früchte die Säfte anfangen, auf natürliche Weise zu gären. Alkoholfreie Biere sind reich an Vitaminen, Mineralstoffen, Aminosäuren und sekundären Pflanzenstoffen. Da sie isotonisch sind, werden sie gern auch von Sportlern getrunken.

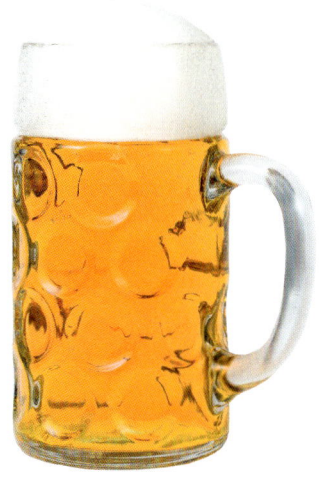

Spirituosen

<table>
<tr><td>Steinobstbrände nicht im Sonnenlicht aufbewahren</td></tr>
</table>

Spirituosen aus Steinobst wie zum Beispiel Kirschen, Zwetschgen und Aprikosen werden aus der Maische ganzer Früchte hergestellt. In den Destillaten aus Steinobst ist Blausäure enthalten, die aus beschädigten Obstkernen stammt. Im Lauf der weiteren Herstellung bildet sich hieraus der Stoff *Ethylcarbamat*. Der Stoff entsteht auch noch nach der Abfüllung von Steinobstbränden, wenn sie dem Sonnenlicht ausgesetzt werden. Ethylcarbamat steht im Verdacht, krebserregend zu sein. Die Lebensmittelüberwachung achtet darauf, dass die im Handel erhältlichen Steinobstbrände einen technischen Richtwert für diesen Stoff nicht überschreiten. Hersteller solcher Erzeugnisse können durch technische Maßnahmen die Gehalte an Ethylcarbamat erheblich reduzieren. Verbraucher sollten jedoch Steinobstbrände so aufbewahren, dass sie nicht längere Zeit dem Sonnenlicht ausgesetzt sind, damit sich in den Erzeugnissen nicht erneut Ethylcarbamat bildet.

Bei der Herstellung alkoholischer Getränke können während der Gärung neben Alkohol auch andere Stoffe entstehen, die gesundheitlich bedenklich sind, so zum Beispiel die Stoffe *Acetaldehyd* und *Acrolein*. Es wird vermutet, dass Acetaldehyd in größeren Mengen eingenommen eine krebserzeugende Wirkung hat. Spirituosen und Likörweine haben erhöhte Gehalte an Acetaldehyd und sollten daher nur in geringen Mengen getrunken werden, zumal bei ihnen der hohe Alkoholgehalt zusätzlich zu einer krebserregenden Wirkung beitragen kann.

Bei der Vergärung von Trester und von Früchten, die Pektin enthalten, entsteht als Nebenprodukt *Methylalkohol*. Er muss bei der Herstellung von Obst- und Tresterbranntweinen abgetrennt werden. Bei einem Billigangebot von Spirituosen im Internet oder bei einem Urlaub in fernen Ländern mit einer unzureichenden Lebensmittelüberwachung besteht die Gefahr, dass der Methylalkohol nicht abgetrennt oder dass das Getränk unter Zusatz von preiswertem Methylalkohol hergestellt wurde. Eine Methylalkoholvergiftung macht sich erst nach mehreren Stunden durch Übelkeit, Bauch- und Kopfschmerzen bemerkbar. Werden größere Mengen Methylalkohol eingenommen, so kommt es zu Sehstörungen, Erblindung, Atemnot, Bewusstlosigkeit und Tod.

Waldmeisterbowle

Beim Welken von Pflanzenteilen des Waldmeisters entsteht das nach Heu duftende *Cumarin*. Dieser Stoff verleiht der Waldmeisterbowle ihren typischen Geschmack. Wird zu viel Waldmeister bei der Herstellung der Bowle verwendet oder viel davon getrunken, kann dies zu Kopfschmerzen, Benommenheit und eventuell auch zu Leberschäden führen. Auch steht Cumarin im Verdacht, Krebserkrankungen auszulösen.

Waldmeister, der zur Herstellung von Bowle verwendet wird, sollte noch nicht blühen, da die Pflanzenteile sonst besonders viel Cumarin enthalten. Mehr als 3 Gramm frisches Kraut sollen für einen Liter Waldmeisterbowle nicht verwendet werden. Damit keine Bitterstoffe in die Bowle übergehen, werden beim Auslaugen möglichst nur die Blätter und nicht die unteren Stängel des Waldmeisters in die Bowlenflüssigkeit getaucht.

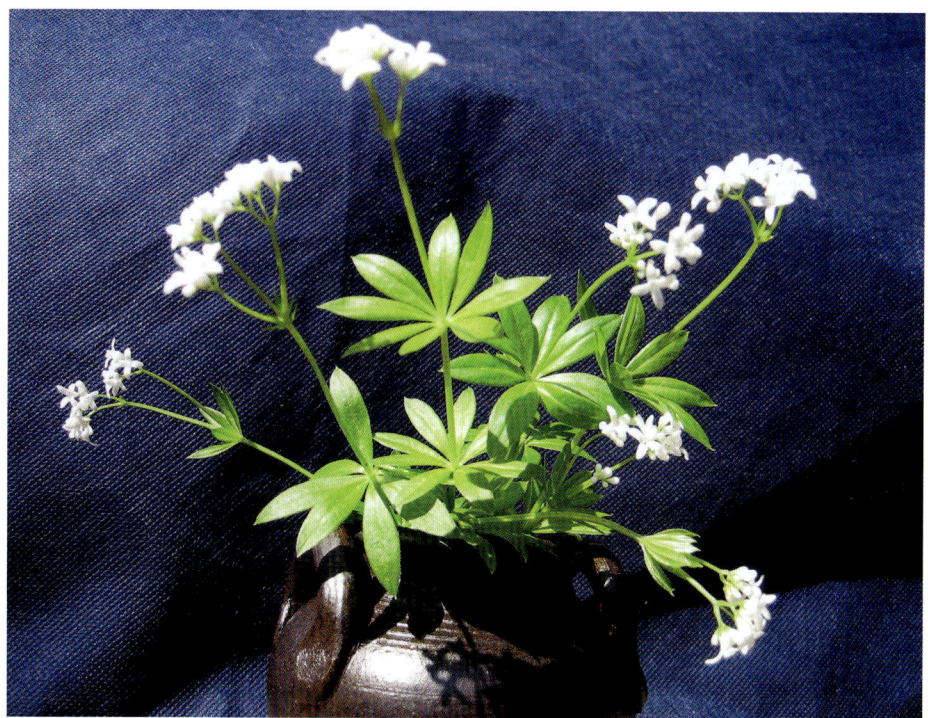

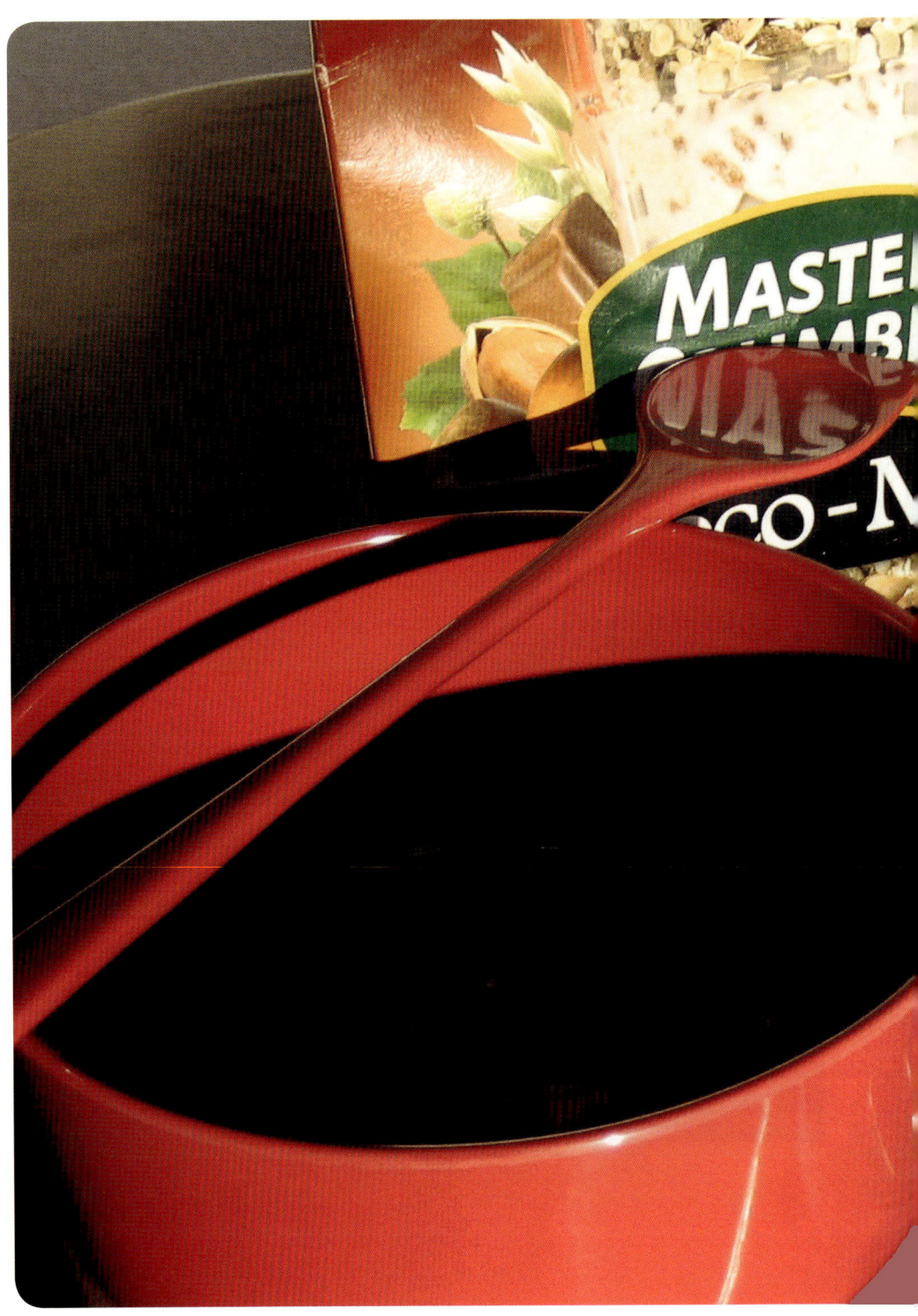

Lebensmittelverpackungen und Küchengeschirr

— nicht immer unbedenklich

Lebensmittel können durch eine ungeeignete Verpackung Schaden leiden. Nicht jedes Material eignet sich zur Aufbewahrung oder Zubereitung.

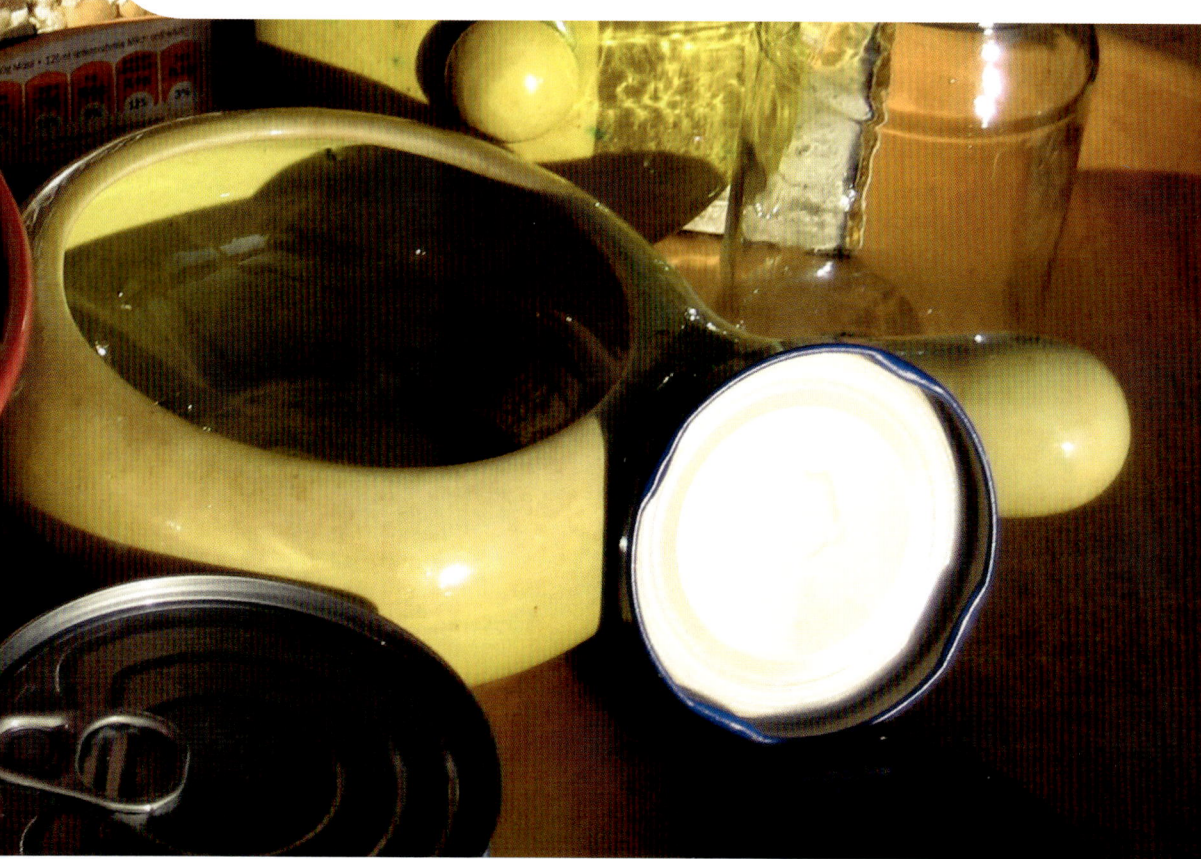

Schon bei der Gewinnung und Verarbeitung kommen Lebensmittel mit Gegenständen verschiedener Art in Berührung. Bei diesen Kontakten können von den Gegenständen mehr oder weniger Bestandteile auf die Lebensmittel übergehen. Die Mengen an Bestandteilen, die auf diese Weise ungewollt in die Lebensmittel gelangen, sind abhängig vom Material der Gegenstände (zum Beispiel Kunststoff, Glas, Papier und Metall), von der Beschaffenheit der Lebensmittel (zum Beispiel fettig, sauer, flüssig, pulverförmig) sowie von der Temperatur und der Kontaktzeit. Fertiglebensmittel, die bei ihrer industriellen Herstellung stark bearbeitet werden, kommen auf diese Weise intensiv mit Werkstoffen in Berührung. Sie können daher im Vergleich zu den im Haushalt hergestellten Speisen erhöhte Gehalte an unerwünschten Bestandteilen aufweisen.

Viele Lebensmittel werden in unterschiedlichen Packungen angeboten. Vielleicht haben auch Sie manchmal Zweifel, ob Sie Getränke nicht doch besser in Glasflaschen statt in Kunststoffbehältern kaufen sollten. Bei Getränkeflaschen in Kisten macht sich das Gewicht der Glasflaschen besonders stark bemerkbar. Personen, die in einem höheren Stockwerk wohnen, greifen da doch gerne zu Getränken, die in Kunststoffbehältnissen abgefüllt sind. Während aus Glasflaschen, die hauptsächlich aus unbedenklichem Silikat, Natrium und Kalium bestehen, praktisch keine Stoffe in die verpackten Lebensmittel übergehen, verhält es sich bei Flaschen aus Kunststoff anders. So geht zum Beispiel bei Kunststoffflaschen aus PET (Polyethylenterephthalat) der bei der Herstellung als Nebenprodukt im Kunststoff entstandene *Acetaldehyd* in die darin abgefüllten Lebensmittel über. Bei natürlichem Mineralwasser in Kunststoffflaschen macht sich Acetaldehyd bereits in geringen Mengen durch einen »Geschmack nach Kunststoff« bemerkbar, wenn die gefüllten PET-Flaschen unsachgemäß in der Wärme, im Sonnenlicht oder über das Mindesthaltbarkeitsdatum hinaus gelagert wurden. Bei Säften und Erfrischungsgetränken, die in PET-Flaschen abgefüllt sind, liegt die Schwelle, an der sich der Acetaldehyd geschmacklich bemerkbar macht, wesentlich höher, da sein Geschmack durch das Aroma der Lebensmittel überlagert wird. Aus diesem Grund sollten auch solche Getränke kühl und dunkel aufbewahrt werden, um den Übergang von Acetaldehyd aus den Flaschen klein zu halten. Acetaldehyd steht im Verdacht, in größeren Mengen auf Dauer eingenommen eine krebserzeugende Wirkung zu haben. Andererseits ist dieser Stoff in vielen fermentativ hergestellten Lebensmitteln in Spuren enthalten. Bei sachgerechter Lagerung von Getränken in PET-Flaschen bestehen daher keine Bedenken.

Getränke in Kunststoffflaschen immer kühl, nicht im Sonnenlicht und nicht über das Mindesthaltbarkeitsdatum hinaus aufbewahren!

Bei Verpackungen aus Glas machen häufig die Verschlüsse Probleme. Damit die Deckel für die Glasbehälter von Lebensmitteln dicht sind, werden sie mit gummiartig weichen Kunststoffdichtungen versehen. Einigen Kunststoffen, die zu solchen

Deckeldichtungen eingesetzt werden, sind sogenannte **Weichmacher** zugesetzt. Auch bei Konservendosen, die innen mit einer Kunststoffschicht ausgekleidet sind und die einen Aufreißdeckel haben, ist der Deckel häufig mit einem Weichmacher enthaltenden Kunststoff beschichtet. Daher splittert der Kunststoff beim Öffnen der Dose nicht und es fallen davon keine Teile in das Verpackungsgut.

Viele dieser Weichmacher wie zum Beispiel einige **Phthalate, Semicarbazid, Bisphenol A** und **epoxidiertes Sojaöl** stehen im Verdacht, hormonell wirksam oder krebserregend zu sein. Gerade bei Lebensmitteln für Säuglinge und Kleinkinder, verpackt in Gläsern, sind die Übergänge solcher Stoffe aus den Deckeldichtungen, in welchen Mengen auch immer, unerwünscht. Vorsorglich sollten derart verpackte Lebensmittel alsbald verzehrt und bis dahin kühl und dunkel aufbewahrt werden, um eventuelle Übergänge von Weichmachern so gering wie möglich zu halten. Auch bei Lebensmitteln in Vakuumverpackungen aus Kunststofffolien sollten Sie darauf achten, dass davon möglichst

> *Lebensmittel für Säuglinge und Kleinkinder in Weithalsgläsern mit Deckel kühl und dunkel aufbewahren!*

wenige Bestandteile in Lebensmittel übergehen. Sie sollten daher solche Packungen insbesondere im Sommer im Kühlschrank lagern, nicht dem Sonnenlicht (zum Beispiel auf dem sonnenbeschienenen Fensterbrett der Küche) aussetzen und den Inhalt möglichst bald verzehren.

Vor einiger Zeit wurde der Handel mit Säuglingsflaschen aus **Polycarbonat** verboten, da aus ihnen der Stoff Bisphenol A in erhöhten Mengen in die eingefüllte Milch übergeht. Aus den als Ersatz angebotenen Säuglingsflaschen aus **Polypropylen** und **Polyethersulfon** geht zwar kein Bisphenol A in die Milch über, dafür jedoch andere Kunststoffbestandteile. Daher sollten möglichst die allerdings schweren und zerbrechlichen Glasflaschen verwendet werden.

Viele Gebrauchsgegenstände für den Haushalt wie Teller, Becher, Schüsseln und Besteck bestehen aus dem Kunststoff Melaminharz. Er wird aus den Stoffen **Melamin** und **Formaldehyd** hergestellt. Die Gegenstände sind leicht, hart und bruchfest und in vielen bunten Farben erhältlich. In der Regel ist auf den Gegenständen ein Hinweis in englischer Sprache angebracht, dass sie nicht für den Einsatz in Mikrowellenöfen empfohlen werden. Werden diese Kunststoffgegenstände Temperaturen über 70 °C ausgesetzt, so kann sich der Kunststoff wieder in seine Bestandteile zersetzen, wobei das Melamin und das Formaldehyd in die heißen Speisen und in die Raumluft gelangen. Die übergehenden Mengen sind umso größer, je höher die Temperatur ist, der der Kunststoff ausgesetzt ist. Sowohl Melamin als auch Formaldehyd sind gesundheitlich bedenkliche Stoffe. Sie sollten daher keine kochend heißen Speisen auf Teller geben oder

> *Geschirr aus Melamin oder Polyamid nicht über 70 °C erhitzen!*

in Becher oder Schüsseln aus Melaminharz füllen. Auch sollten in Gefäßen aus diesem Kunststoff Lebensmittel nicht erhitzt oder in der Mikrowelle erwärmt werden. Pfannenwender und Kochlöffel sind ungeeignet, wenn sie aus Melaminharz bestehen. Kommen Küchenartikel aus dem Kunststoff Polyamid (häufig schwarz eingefärbt) längere Zeit mit heißen oder kochenden Lebensmitteln in Berührung, können erhöhte Mengen an gesundheitlich bedenklichen *aromatischen Aminen* übergehen. Diese Gegenstände eignen sich daher ebenfalls nicht als Pfannenwender oder Kochlöffel.

Papiertüten, Pappschachteln und andere Verpackungen aus Papier für Lebensmittel werden aus Gründen des Umweltschutzes zu einem großen Teil aus Altpapier hergestellt. In solchen Packungen können daher noch Reste von Schadstoffen aus der früheren Verwendung des Ausgangsmaterials enthalten sein. Dabei handelt es sich unter anderem um technische *Mineralöle, polycyclische aromatische Kohlenwasserstoffe und Weichmacher*, die unter anderem in Druckfarben für Zeitungen und Illustrierte verwendet wurden. Die Lebensmittelverpackungen, mit oder ohne Altpapier hergestellt, werden neu bedruckt. Dabei werden ebenfalls Druckfarben und Mineralöle auf das Papier oder den Karton aufgebracht. Aus solchen Verpackungen können Mineralölbestandteile gasförmig auf die darin enthaltenen Lebensmittel, insbesondere auf Mehl, Reis, Zucker, Grieß, Nudeln und Backwaren, übergehen. Innenbeutel aus Frischfaserpapier oder Polyethylen verhindern einen solchen Übergang nur wenig. Aus diesem Grund wurden zum Beispiel im Jahr 2012 Mineralölbestandteile in Schokolade nachgewiesen, die in Adventskalendern verpackt war. Werden diese Stoffe mit der Nahrung aufgenommen, lagern sie sich im Körper in den inneren Organen ab. Solche Ablagerungen

> *In Pappe oder bedrucktem Papier verpackte Lebensmittel alsbald in Behälter aus anderem Material umfüllen!*

können zu Schäden in der Leber, den Herzklappen und den Lymphknoten führen. Auch kann nicht ausgeschlossen werden, dass Mineralölbestandteile ein krebserzeugendes Potenzial besitzen. Sind Lebensmittel für Kleinkinder in Papier oder Karton verpackt, empfiehlt es sich, sie nach dem Einkauf in Glas- oder Porzellangefäße oder Blechdosen umzufüllen. Obst und Gemüse vom Markt sollten Sie nicht in den Papiertüten oder in Zeitungspapier lagern, in die sie von den Händlern beim Einkauf eingewickelt wurden.

Lebensmittel mit weiten Transportwegen oder für eine langfristige Lagerung werden zumeist in Konservendosen verpackt. Bei Lebensmitteln, die sich beim Kontakt mit dem Metall der Dosen geschmacklich nachteilig verändern, sind die Doseninnenseiten mit Kunststoff ausgekleidet. Je nach den Bedingungen bei der Herstellung der Innenbeschichtungen aus Epoxidharzen und beim Erhitzen der abgefüllten Dosen kann sich aus den Kunststoffen *Bisphenol A* abspalten und in die Lebensmittel übergehen. Daher sollte eine einseitige dauerhafte Ernährung mit Lebensmitteln aus

Konservendosen vermieden werden. Bei einigen Konservendosen besteht die Innenbeschichtung aus metallisch schimmerndem **Zinn**. Entnimmt man den Dosen nach dem Öffnen nur einen Teil des Lebensmittels und lässt den Rest für einige Stunden stehen, so löst sich unter dem Einfluss der Luft das Zinn aus der Beschichtung und gelangt in großen Mengen in das Lebensmittel. Bei empfindlichen Personen und bei Kindern können diese Mengen an Zinn zu Beschwerden im Magen-Darm-Trakt führen und die Nieren belasten. Daher muss nach dem Öffnen der Dosen der Inhalt in andere Gefäße umgefüllt werden, wenn der Inhalt nicht umgehend verzehrt oder weiterverarbeitet wird.

Wenn Sie Töpfe und Schalen aus Aluminium besitzen, sollten Sie darin keine sauren oder salzigen Lebensmittel wie zum Beispiel Kompott aus sauren Früchten und Rhabarber, Tomatenpüree oder Salzheringe aufbewahren. Gleiches gilt für das Verpacken saurer und salziger Lebensmittel in Aluminiumfolie. Damit vermeiden Sie, dass sich aus dem Geschirr oder der Folie größere Mengen an Aluminium lösen und in die Lebensmittel übergehen. Zwar wird gelegentlich behauptet, dass die Aufnahme von Aluminium zu den für die Alzheimer-Krankheit typischen Amyloidablagerungen im Gehirn führen und Brustkrebs auslösen würde. Dieser Verdacht konnte jedoch nach Auffassung des Bundesinstituts für Risikobewertung bisher wissenschaftlich nicht bestätigt werden. Gleichwohl sollte nach Auffassung des Instituts vorsorglich eine unnötige Aufnahme von Aluminium durch Lebensmittel vermieden werden.

Suppenteller, Gemüseschüsseln und Kaffeetassen aus Keramik, die Sie hier bei uns einkaufen, sind gesundheitlich unbedenklich. Wenn Sie jedoch Gegenstände in Form von Tellern, Schalen und Schüsseln als Ziergegenstände gekauft haben, sollten Sie keine Lebensmittel einfüllen, denn sie können mit **Cadmium-Farben** hergestellt sein und eine **Blei-Glasur** enthalten. Beim Kauf von buntem Keramikgeschirr im Urlaub in fernen Ländern sollten Sie sicher sein, dass sich die Gegenstände für den Kontakt mit Lebensmitteln eignen, wenn sie hierfür zu Hause verwendet werden sollen. Cadmium-Farben färben die Glasur von Keramikgegenständen grell von gelb über orange bis rot. Wird beim Brennen der Keramik statt einer Salzglasur, die eine Temperatur über 1000 °C benötigt, die weniger kostenintensive Bleiglasur bei etwa 800 °C eingesetzt, so geben die glasierten Gegenstände beim Kontakt mit flüssigen und sauren Lebensmitteln Blei und Cadmium in gesundheitsschädlichen Mengen ab. Vorsicht ist auch geboten, wenn Sie oder Ihre Familienangehörigen als Freizeitbeschäftigung Gefäße und anderes Geschirr aus Keramik mit Cadmium enthaltenden Farben und Blei herstellen und die Gegenstände bei niedrigen Temperaturen brennen. Sie sollten diese Artikel nicht mit Lebensmitteln in Berührung bringen, sondern nur zur Zierde aufstellen.

In Ziergegenstände mit Bleiglasur keine Lebensmittel einfüllen!

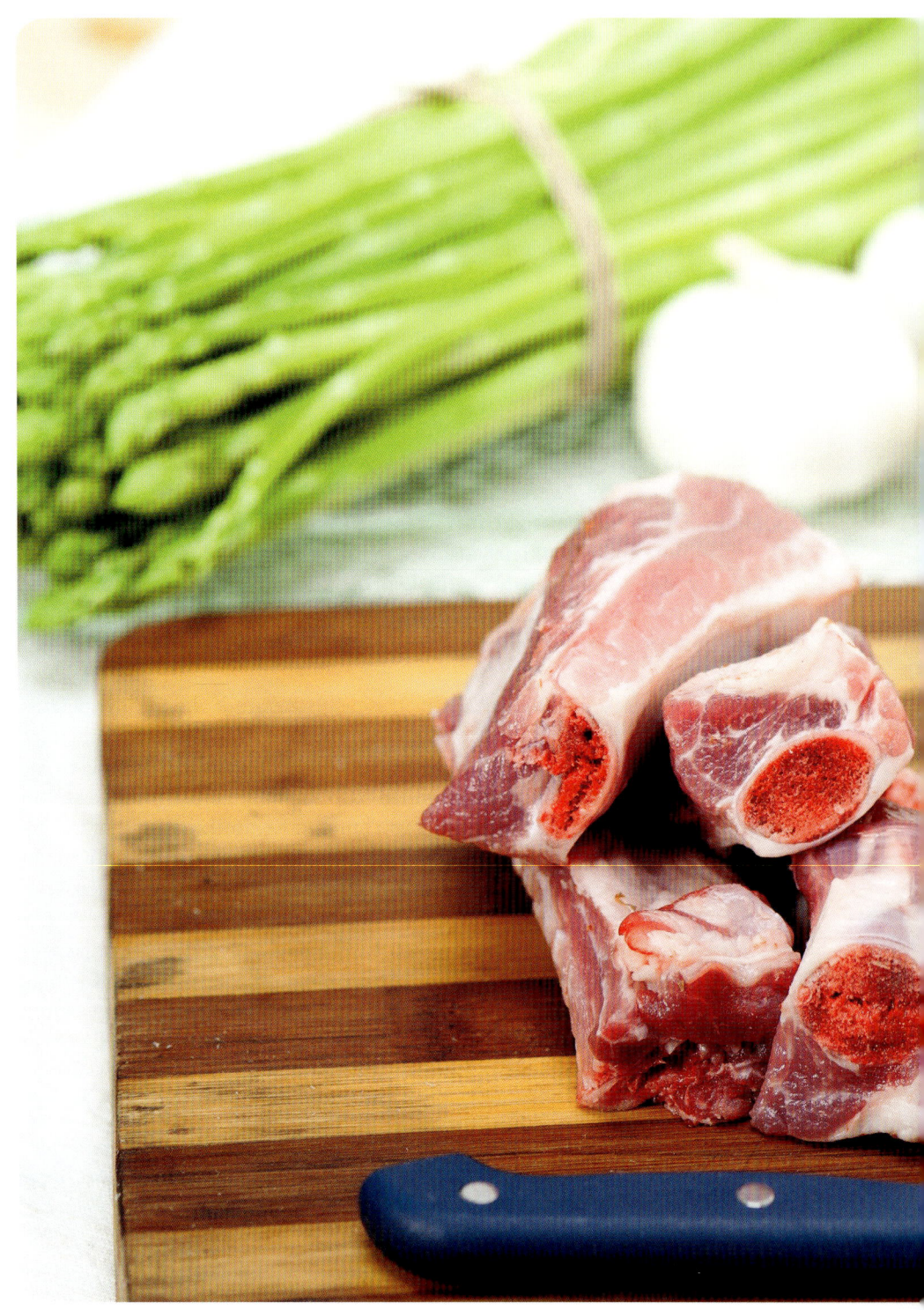

Küchenhygiene
— muss sein!

Krankheitserreger vermehren sich gerne in und auf Lebensmitteln.
Hygiene ist daher auch in der Küche oberstes Gebot,
einige wichtige Regeln sind zu beherzigen.

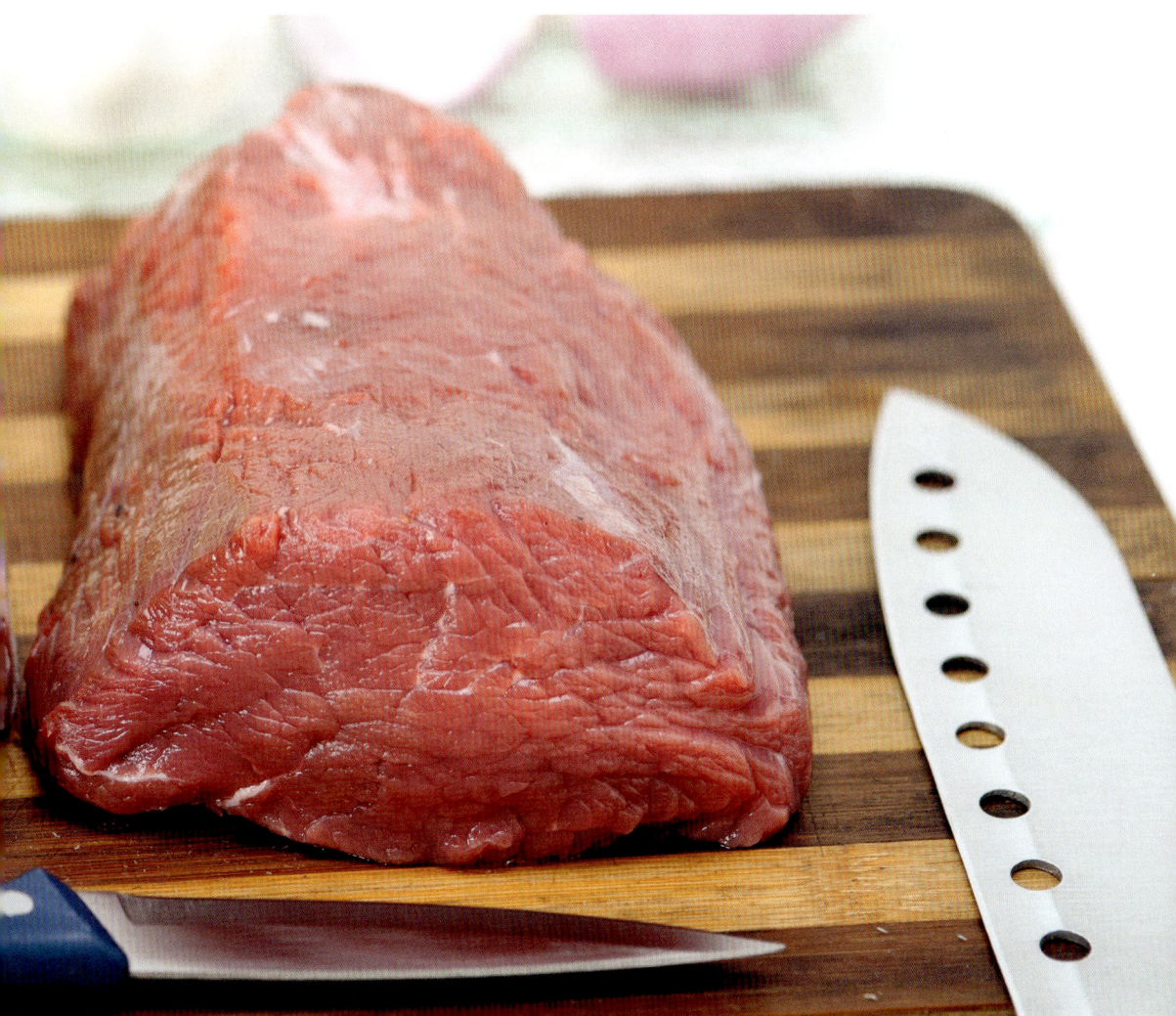

Bakterien und Schimmelpilze fühlen sich in einer Küche besonders wohl, da es viele Stellen gibt, an denen es feucht und warm ist. Hier können sie sich zu einer Siedlungsdichte vermehren, die mehrere Millionen pro Quadratzentimeter betragen kann. Gelangen die Mikroben auf Lebensmittel, die in der Küche zubereitet werden, so können sie diese rasch verderben und sie zu gesundheitlich bedenklichen Produkten machen. Auch Viren und Parasiten können durch Unsauberkeit in der Küche auf Lebensmittel übertragen werden und Krankheiten verursachen. Dies sollte Sie jedoch nicht veranlassen, in Ihrer Küche Jagd auf alle Bakterien und sonstige Keime zu machen und vielleicht sogar mit der chemischen Keule für Reinheit zu sorgen. Wenn Sie jedoch die Problemzonen in Ihrer Küche kennen, erreichen Sie dort ohne großen Aufwand die notwendige Sauberkeit.

Wie gelangen Krankheitserreger in die Küche?

Krankheitserreger können auf vielen Wegen in die Küche und von dort auf Lebensmittel gelangen. Zumeist werden sie mit dem Einkauf von folgenden Lebensmitteln in die Küche gebracht:

>> rohes Fleisch, insbesondere Hackfleisch und Mett, und andere nicht erhitzte Fleischerzeugnisse;

>> frisches Geflügelfleisch und rohe Eier;

>> frischer Fisch und rohe Meeresfrüchte;

>> Rohmilch und Rohmilchkäse;

>> anhaftende Verschmutzungen, insbesondere Erde, auf Gemüse und Salat.

Ungeziefer wie Schaben, Insekten und Nagetiere, die in die Küche oder in die Lagerräume gelangen, können ebenfalls gesundheitsschädliche Keime auf die Lebensmittel übertragen. Auch Haustiere bringen Keime aller Art von draußen in die Küche. Lebensmittel, die nicht mehr erhitzt, geschält oder gewaschen werden, sollten Sie im Küchenraum verpackt oder in abgedeckten Gefäßen aufbewahren.

Beim Verarbeiten von rohem Fleisch, rohem Geflügel und rohen Eiern besonders auf Sauberkeit achten!

Wenn Sie leicht verderbliche Lebensmittel aus den Kühltheken und Kühltruhen der Geschäfte nach dem Einkauf nicht unmittelbar weiterverarbeiten oder verbrauchen, so sollten Sie sie sofort in den heimischen Kühlschrank beziehungsweise in den Gefrierschrank stellen. Auf diese Weise wird eine weitere Entwicklung von Fäulnis- oder Krankheitserregern, die sich auf oder in den Lebensmitteln befinden können, eingeschränkt. Personen, die sich in einer Küche an der Zubereitung von Speisen beteiligen, sollten sich zuvor und während der Arbeiten immer wieder die Hände waschen, um eine Übertragung von Keimen auf Lebensmittel zu vermeiden. Dies gilt in besonderem Maße, wenn jemand an einer Magen-Darm-Infektion leidet. Bei Entzündungen an Fingern und Händen muss mit einem wasserdichten Verband oder Gummihandschuhen dafür gesorgt werden, dass nichts von der Wunde auf die Speisen gelangt.

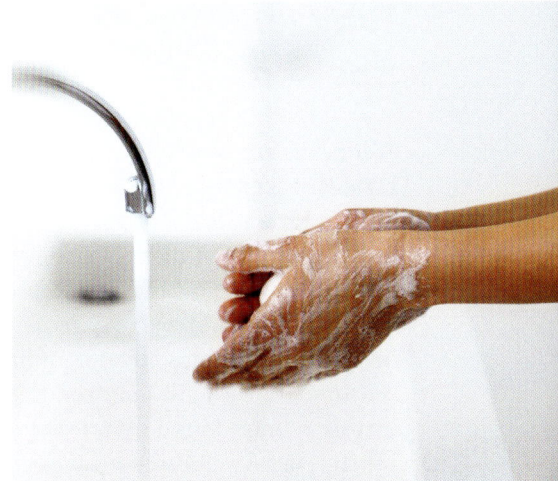

Wer bei der Küchenarbeit Gummihandschuhe trägt, sollte wissen, dass auch damit Krankheitserreger von einem Lebensmittel zu einem anderen übertragen werden können. Bakterienreicher Fleischsaft und andere Verschmutzungen haften gut an den Oberflächen von Gummi und gelangen von dort auf Salate, Obst oder auf andere Speisen, die nicht mehr erhitzt werden.

Sind Säuglinge und Kleinkinder im Haus, sollten Eltern oder andere Personen im Haushalt beim Vorkosten der Milch nicht den Flaschensauger in den Mund nehmen und beim Füttern eines Breis nicht den Löffel ablecken. Damit wird vermieden, dass Bakterien in die Mundhöhle der Kinder gelangen, die ihre Zahngesundheit beeinträchtigen.

Küchentisch und Schneidebretter

Beim Arbeiten mit rohem Fleisch, Fisch, Geflügel oder rohen Eiern sowie mit Gemüse und Salat, an denen noch Erde haftet, gelangen in großer Zahl Bakterien und andere Krankheitserreger auf den Küchentisch. Von dort können sie leicht auf saubere und bereits fertig zubereitete Speisen gelangen.

Daher sollten Sie in der Küche

>> möglichst zwei Bereiche, einen für das Arbeiten mit unreinen und einen mit sauberen Lebensmitteln, einrichten;

>> die Tischplatten nach dem Arbeiten mit Lebensmitteln, die Krankheitserreger enthalten können, besonders gründlich reinigen und trockenreiben.

Erhitzen, Warmhalten und Abkühlen von Speisen

Wenn Sie leicht verderbliche Lebensmittel, die roh nicht verzehrt werden können, braten, backen oder kochen, müssen die Speisen in der Weise erhitzt werden, dass auch in ihrem Inneren für mindestens zwei Minuten eine Temperatur von 70 °C erreicht wird. Auf diese Weise werden die meisten Krankheitserreger, die sich in den Lebensmitteln befinden können, abgetötet. Erhitzte Speisen, die erst zu einem späteren Zeitpunkt warm gegessen werden, sollten Sie bei Temperaturen über 65 °C heiß halten, da sich sonst erneut Bakterien auf den Speisen entwickeln und vermehren können. Dies gilt insbesondere für Büffets, bei denen die warmen Gerichte oft erst nach einer Stunde Wartezeit oder noch später verzehrt werden oder wenn das Mittag- oder Abendessen nicht gemeinsam eingenommen wird, weil hungrige Kinder und Berufstätige zu unterschiedlichen Zeiten nach Hause kommen.

Bleiben nach einer Party oder anderen Gelegenheiten in Töpfen und Schüsseln große Mengen als Reste übrig, so sollten Sie die Speisen in kleine Portionen aufteilen, damit sie so schnell wie möglich abkühlen und danach in den Kühlschrank oder in die Kühltruhe gestellt werden können. Dies ist wichtig, da sich Krankheitserreger in Temperaturbereichen zwischen 60 °C und Kühlschranktemperatur rasant vermehren können.

Für Säuglinge sollte jede Mahlzeit aus pulverförmiger Säuglingsnahrung mit frisch gekochtem, auf 70 °C abgekühltem Trinkwasser in sauberen Behältnissen zubereitet und möglichst innerhalb einer Viertelstunde, spätestens nach zwei Stunden bei Trinktemperatur verabreicht werden. Im Kühlschrank sollte frisch zubereitete Säuglingsnahrung bei Kühlung unter 5 °C höchstens einen Tag lang lagern.

Kühlschrank

Bei einer Kühlschranktemperatur zwischen 5 und 6 °C können sich viele Krankheitserreger auf Lebensmitteln nicht oder nur langsam vermehren. Aber schon ab einer Temperatur über 8 °C vermehren sich manche Bakterien rasch. In einem Kühlschrank, der nicht sorgfältig gewartet wird, gelangen Bakterien und Schimmelpilze von den Innenflächen oder von darin aufbewahrten verdorbenen Lebensmitteln auf andere Speisen.

Sie sollten daher Folgendes berücksichtigen:

>> Stellen Sie in Ihrem Kühlschrank die richtige Kühltemperatur (zwischen 5 und 6 °C) ein.

Den Kühlschrank regelmäßig auf Sauberkeit und Ordnung überprüfen!

>> Lassen Sie jedes erhitzte Lebensmittel erst abkühlen, bevor Sie es in den Kühlschrank stellen. Die Kühlschranktür sollte nicht länger als notwendig offen stehen. In beiden Fällen würde sich sonst die Temperatur im Kühlraum für einige Zeit erhöhen.

>> Leicht verderbliche Lebensmittel wie Fleisch und Fisch und daraus hergestellte Erzeugnisse sollten an der kältesten Stelle im Kühlschrank gelagert werden. Dies ist die Rückwand im Fach über dem Gemüsebehälter.

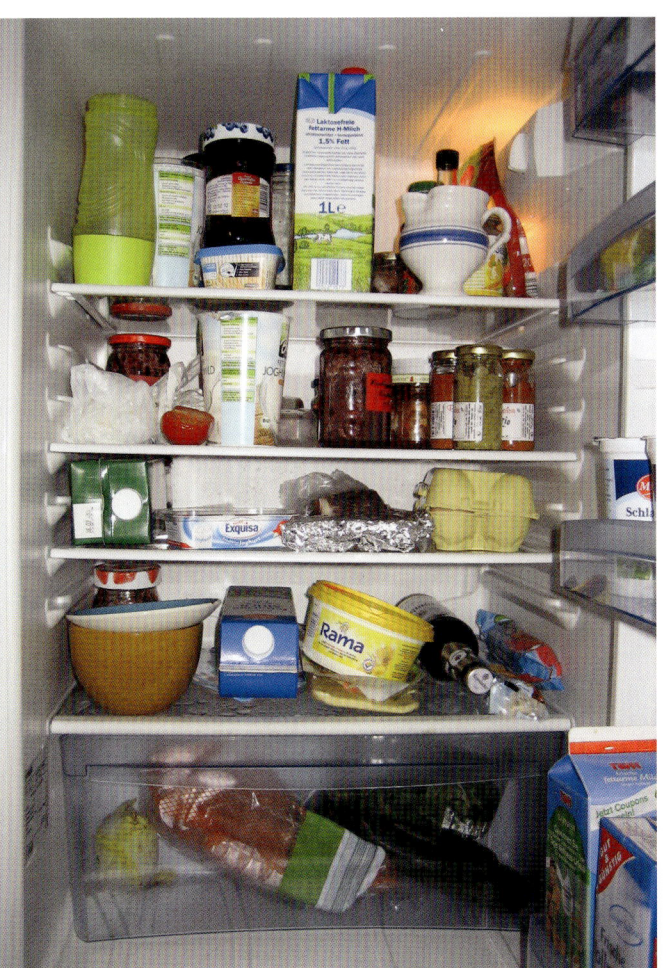

>> Jedes Lebensmittel sollten Sie abdecken oder in Folie verpacken, bevor Sie es in den Kühlschrank stellen, damit es nicht austrocknet und keine Keime aus der Kühlschrankluft übertragen werden.

>> Den Kühlschrank sollten Sie nicht zu voll packen, damit die kühle Luft zwischen den Lebensmitteln zirkulieren kann.

>> Durchforsten Sie regelmäßig den Inhalt des Kühlschranks auf verdorbene Lebensmittel und Lebensmittel mit abgelaufenem Verbrauchs- oder Mindesthaltbarkeitsdatum. Verschimmelte und verdorbene Lebensmittel sollten Sie sofort aus dem Kühlschrank nehmen.

>> Das Kondenswasser im Kühlschrank sollten Sie regelmäßig entfernen.

137

>> Mindestens zweimal im Jahr sollten Sie den Kühlschrank abtauen und mit Essigwasser gründlich reinigen.

Mikrowellengerät

In so manchem Haushalt dient ein Mikrowellengerät zum Erhitzen von Speisen und ergänzt dabei Herd und Backofen. Die Geräte sind besonders praktisch, wenn nur wenig Zeit zur Bereitung von Speisen zur Verfügung steht. Sie eignen sich gut für kleine Portionen bis etwa 500 Gramm und somit auch zum raschen Aufwärmen von Speiseresten, wenn zum Beispiel in Familien die Mitglieder die Hauptmahlzeiten zu unterschiedlichen Zeiten einnehmen wollen. Beim schnellen Aufwärmen vorgekochter Speisen oder von Tiefkühlkost in der Mikrowelle gehen weniger ernährungsphysiologisch wichtige Stoffe verloren als bei konventionellem Erwärmen oder Warmhalten.

Im Gerät werden die Moleküle der Lebensmittelinhaltstoffe in Schwingungen versetzt, wobei Reibungswärme entsteht. Es besteht kein Unterschied im Nährwert von Speisen, die in der Mikrowelle erhitzt oder konventionell gekocht oder gegart wurden. Befürchtungen, dass bei einer Behandlung von Lebensmitteln mit Mikrowellen gesundheitsschädliche Stoffe entstehen könnten, sind aus wissenschaftlicher Sicht nicht gerechtfertigt. Da der Frequenzbereich der Strahlung in der Mikrowelle nicht ionisierend ist, finden im Lebensmittel auch keine entsprechenden chemischen Veränderungen der Inhaltsstoffe statt. Jedoch sollten einige Regeln beim Erhitzen von Lebensmitteln berücksichtigt werden. Durch die Mikrowellen werden die Moleküle der Inhaltstoffe unterschiedlich in Schwingung versetzt. Dadurch entsteht eine ungleichmäßige Temperaturverteilung in den Lebensmitteln. Weil sich kältere und wärmere Zonen bilden, sollten während des Erhitzens in der Mikrowelle flüssige Speisen umgerührt, feste Lebensmittel umgedreht werden.

Bei einigen Speisen ist besondere Vorsicht geboten. Geflügelfleisch mit Knochen eignet sich zum Beispiel nicht für die Mikrowelle, da es dort ungleichmäßig erhitzt wird. Krankheitserreger wie zum Beispiel Salmonellen, die sich zwischen den Knochen befinden, werden daher nicht immer vollständig abgetötet. Babykost, die in Fläschchen in der Mikrowelle erwärmt wird, kann außen noch kühl, im Inneren jedoch bereits heiß sein. Damit sich Säuglinge nicht verbrühen, müssen die Fläschchen vor dem Füttern geschüttelt und der Inhalt gegebenenfalls auf die erwünschte Temperatur gebracht werden.

Wichtig ist, dass nur Mikrowellen-geeignetes Geschirr verwendet wird. Dies ist bei Gegenständen aus Glas, Porzellan und Keramik der Fall. Gegenstände aus anderen

Materialien sollten Sie für die Mikrowelle nur verwenden, wenn bei ihnen auf diese Eignung ausdrücklich hingewiesen wird.

Wenn Ihr Gerät technisch einwandfrei, die Glasscheibe nicht defekt und die Türdichtungen nicht porös sind, gelangt nur eine minimale Strahlung aus dem Gerät, die mit der Entfernung vom Gerät stark abnimmt. Es besteht beim Arbeiten mit einer Mikrowelle somit keine gesundheitliche Gefahr. Doch sollten vorsorglich Kinder und auch Schwangere während des Betriebs des Gerätes einen Abstand von einem halben Meter einhalten.

Kühltruhe

Bei Temperaturen von unter −18 °C, die in Tiefkühlgeräten herrschen, wachsen Bakterien nicht mehr. Einige Bakterienarten können jedoch unter diesen Bedingungen, auch in Form von Sporen, überleben und sich bei und nach dem Auftauen wieder vermehren. Daher sollten Sie das erneute Einfrieren von Lebensmitteln, die Sie zuvor aufgetaut haben, vermeiden, da hierbei zweimal Temperaturbereiche durchlaufen werden, in denen sich verschiedene Bakterienarten stark vermehren können. Wenn Sie jedoch Speisen aus tiefgefrorenen Lebensmitteln zubereitet und danach gekocht, gebraten oder gebacken haben, können Sie sie erneut einfrieren.

Die Haltbarkeit von Lebensmitteln ist bei Tiefkühlung je nach ihrer Zusammensetzung unterschiedlich, denn es können auch bei diesen Temperaturen in den Lebensmitteln noch chemische Prozesse ablaufen. Die von Ihnen selbst hergestellten Speisen können sich daher nach einigen Wochen oder Monaten Lagerung in der Kühltruhe im Geruch, im Geschmack oder in ihrer Konsistenz nachteilig verändern und ungenießbar werden. Bei abgepackter Tiefkühlkost gibt Ihnen das aufgedruckte Mindesthaltbarkeitsdatum an, wie lange eine einwandfreie Qualität gewährleistet ist.

Hierauf sollten Sie bei Tiefkühlkost besonders achten:

>> Die Waren, die Sie bei Ihrem Einkauf in den Geschäften aus den Kühltruhen nehmen, sollen keinen Reif auf der Verpackung haben, denn es besteht der Verdacht, dass die Kühlkette unterbrochen war.

>> Tiefkühlware aus den Geschäften sollten Sie in der warmen Jahreszeit in einer Kühltasche möglichst schnell nach Hause bringen und dort sofort in Ihre Tiefkühltruhe legen.

>> Selbst hergestellte Speisen sollten Sie nur in kleinen Portionen tiefkühlen, da sonst das Einfrieren zu langsam erfolgt. Einige Lebensmittel verlieren dadurch ihre Struktur.

>> Bei Tiefkühlware wie Fleisch und Fisch entfernen Sie vor dem Auftauen die Verpackungsfolie und legen die Lebensmittel zum Auftauen in ein Porzellan- oder Glasgefäß.

>> Entsorgen Sie sorgfältig die beim Auftauen von Fleisch, Fisch und Geflügel ausgetretene Flüssigkeit, die besonders viele Krankheitserreger enthalten kann, und reinigen Sie die dafür verwendeten Gegenstände gründlich mit heißem Wasser und Spülmittel.

>> Verbrauchen Sie Tiefkühlware sofort nach dem Auftauen und frieren Sie aufgetaute Lebensmittel nicht ohne vorhergehendes Erhitzen erneut ein.

Spüle und Putzlappen

In der feuchten Spüle können sich an den etwas weniger gut zugänglichen Stellen wie zum Beispiel unter dem Sieb im Abguss gut sichtbare Bakterienbeläge ausbilden. Spülbecken müssen daher regelmäßig gereinigt werden. Besonders gefährlich können jedoch Putzlappen und Putzschwämme werden, wenn sie feucht aufbewahrt werden und ihnen noch Essensreste anhaften. Es bilden sich auf ihnen rasch umfangreiche Bakterienbeläge. Bei der nächsten Wischaktion werden die Bakterien sodann in großer Zahl auf die Küchentische und auf dem Geschirr verteilt und finden von dort den Weg zu den darauf abgelegten Lebensmitteln.

> *Feuchte Putzlappen und Schwämme, an denen noch Essensreste haften:*
>
> *Hier ist nach kurzer Zeit die größte Ansammlung von Bakterien im Haus!*

Daher sollten Sie:

>> Den Wasserhahn und die Spüle täglich reinigen.

>> Küchentücher und Küchenschwämme nach Gebrauch gut auswaschen und aufhängen, damit sie gut trocknen können. Sie sollten mindestens wöchentlich ausgetauscht werden.

>> Einwegpapier von der Küchenrolle nehmen, wenn Fleischsaft oder Auftauwasser von Tiefkühlkost aufgewischt werden soll.

Handtücher

Beim Zubereiten von Speisen und Getränken sollte nur mit sauberen Händen gearbeitet werden. Ungewaschene Hände sind häufig die Ursache dafür, dass Krankheitserreger auf Lebensmittel gelangen.

Darauf sollten Sie besonders achten:

>> Die Arbeiten in der Küche sollten Sie regelmäßig unterbrechen, um Ihre Hände zu waschen.

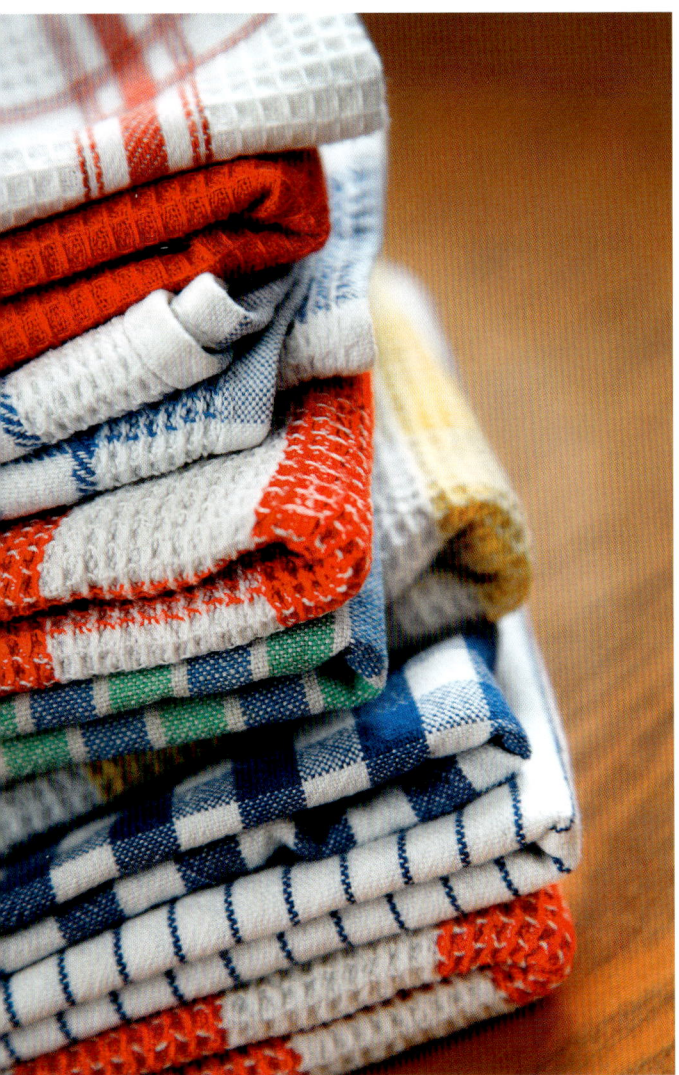

>> Nach dem Berühren von rohem Fleisch, Fisch, Ei und Geflügel sowie von ungewaschenem Gemüse und Salat sollten Sie Ihre Hände besonders sorgfältig waschen.

>> Zum Händetrocknen sollten Sie nur das dafür vorgesehene Handtuch und nicht das zum Abtrocknen des Geschirrs bestimmte Handtuch verwenden.

>> Geschirr- und Händehandtuch sollten Sie mindestens wöchentlich wechseln.

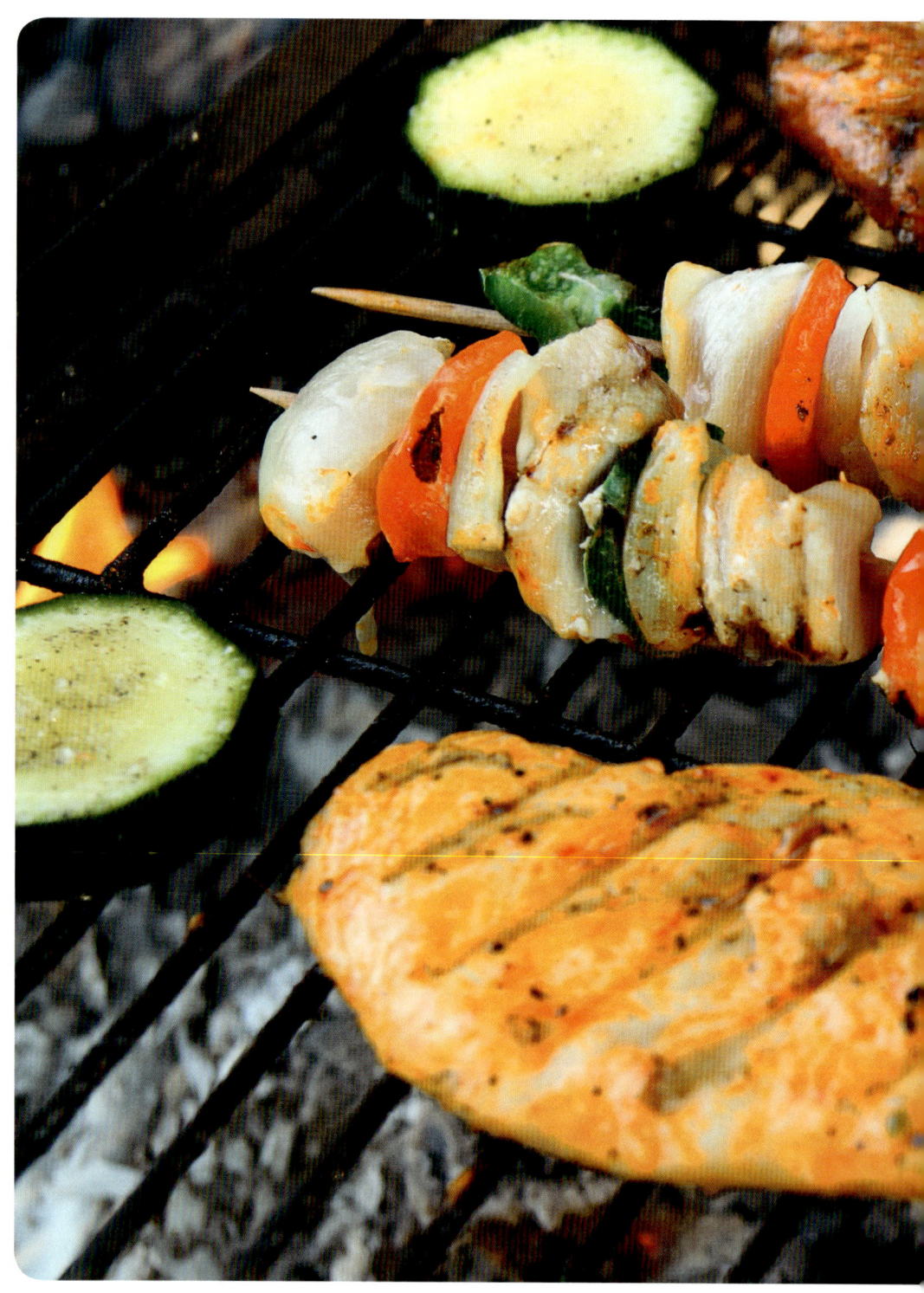

Grillen
— eine glühende Leidenschaft

Grillen ist ein beliebtes Sommervergnügen, doch sollten ein paar Vorsichtsmaßnahmen eingehalten werden.

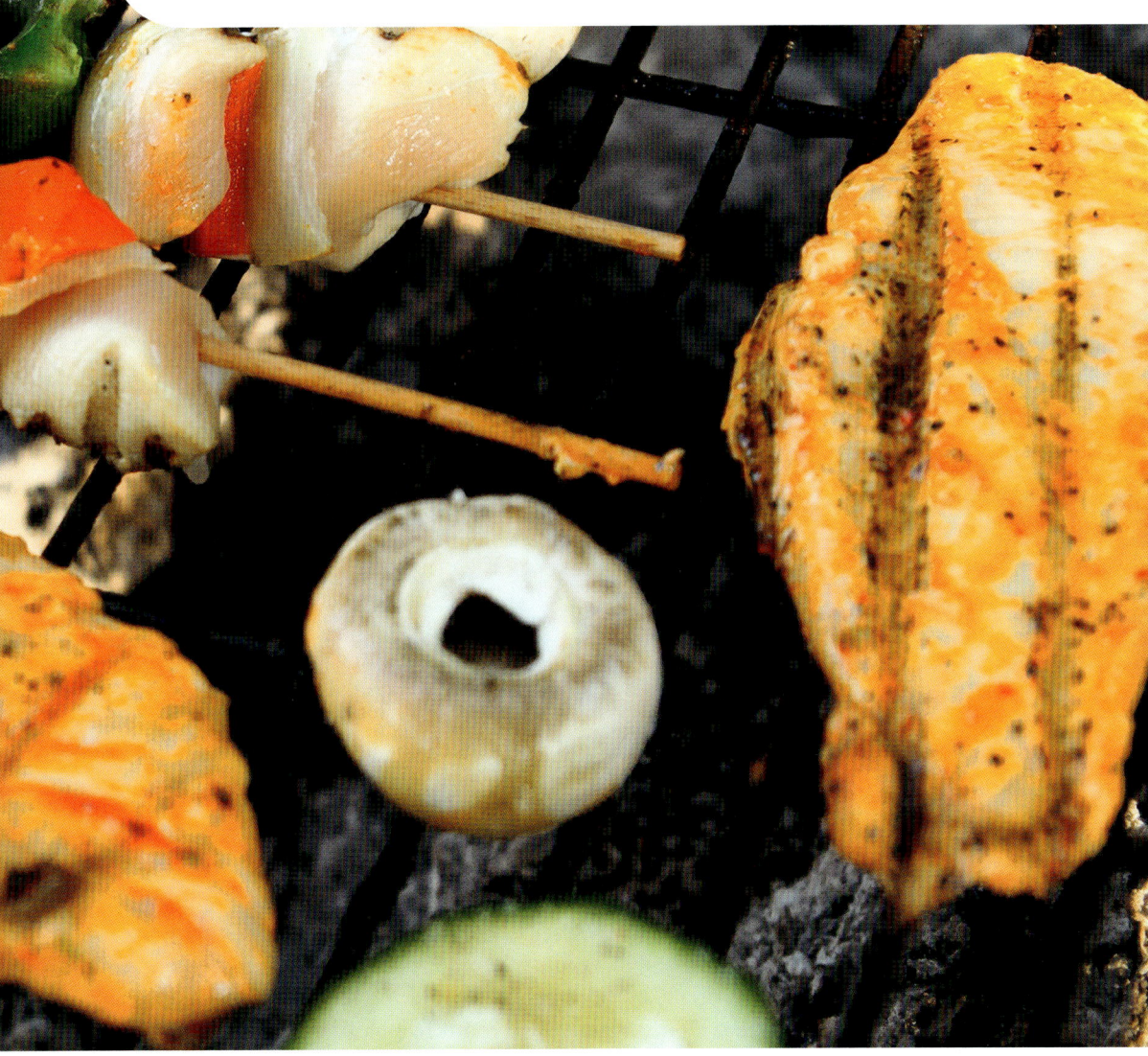

Grillen in rustikaler Umgebung und oft auch in Gesellschaft fördert den Genuss von Lebensmitteln. Beim Grillen von Lebensmitteln sollten Sie jedoch einige Regeln beachten, um gesundheitliche Gefahren zu vermeiden. Diese Gefahren bestehen insbesondere darin, dass beim Grillen schädliche Stoffe entstehen, die auf das Grillgut gelangen. Auch sollten Sie einige Lebensmittel nicht auf den Grillrost legen, da sie sich aufgrund ihrer Zusammensetzung nicht zum Grillen eignen. Darüber hinaus besteht eine Gefahr für die Gesundheit, wenn beim Hantieren mit rohem Fleisch über Zangen, Schüsseln und Teller Krankheitserreger auf andere für die Grillparty hergerichtete Speisen wie zum Beispiel Salate und Würzsoßen übertragen werden.

Grillkohle und Grillanzünder

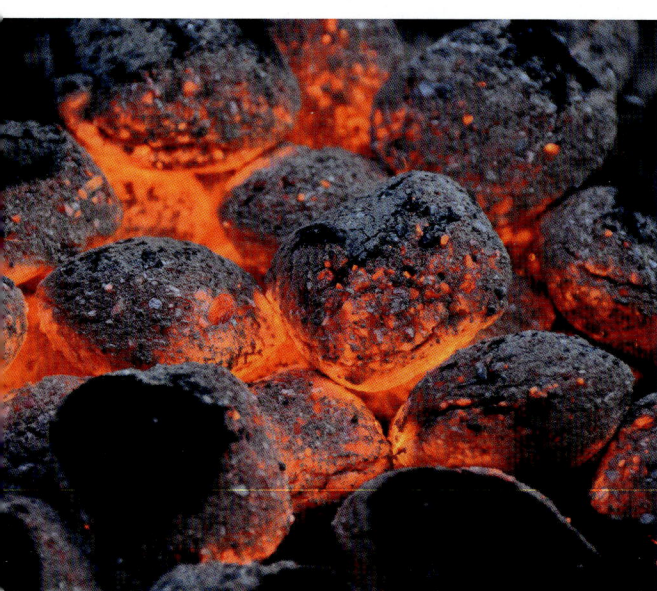

Nehmen Sie sich für die Vorbereitungen für das Grillfeuer genügend Zeit. Verwenden Sie nur handelsübliche Grillkohle, Grillbriketts oder naturbelassenes Holz. Werden Holzstücke verwendet, die zuvor als Gartenzaun, Spalier und Vergleichbares gedient hatten und daher mit Holzschutzmitteln und Lasuren behandelt waren, können die hierfür eingesetzten Giftstoffe während des Grillens auf das Grillgut gelangen. Auch harzreiches Holz, Tannen- und Kiefernzapfen sowie Pappe erzeugen im Grillfeuer gesundheitlich bedenkliche Stoffe und sind daher für diesen Zweck ungeeignet.

Zum Anzünden der Grillkohlen keinen Brennspiritus und kein Benzin verwenden!

Zum Anzünden der Grillkohle sollten Sie am besten Feststoff-Grillanzünder verwenden. Keinesfalls sollte Brennspiritus eingesetzt werden, da der darin enthaltene hochprozentige Alkohol mit Luft ein hochentzündliches Gasgemisch bildet. Wird Brennspiritus aus der Flasche direkt in glimmende Grillkohle gegossen, entsteht durch Verpuffung eine riesige Stichflamme, die bei den Umstehenden schwerste Brandwunden verursachen kann. Rund 3000 Verletzungen entstehen jährlich beim Grillen, weil Brennspiritus oder Benzin als Brandbeschleuniger verwendet wurde. Bei kleinflächigen Verbrennungen kühlen Sie die betroffene

Stelle unter fließendem lauwarmem, nicht mit sehr kaltem Wasser. Bei großflächigen Verbrennungen nehmen Sie aus der Auto-Verbandtasche sterile Kompressen und decken damit die Wunden ab. Anschließend muss sofort ein Arzt aufgesucht oder der Notarzt gerufen werden. Flüssige Grillanzünder und Lampenöle dürfen nicht in die Hände von Kleinkindern gelangen. Schon das Nippen oder Trinken kleinster Mengen kann bei ihnen zu schwersten Lungenschäden führen. Solche Flüssigkeiten sollten daher sofort nach ihrem Gebrauch an einen vor Kindern sicheren Platz gebracht werden. Bei festen Grillanzündern besteht diese Gefahr nicht.

Mit dem Grillen sollten Sie erst beginnen, wenn die Grillkohle durchgeglüht ist und sich keine Flammen mehr bilden. Der Grillrost sollte etwa eine Handbreit über der glühenden Grillkohle hängen. Ist die Grillkohle am Verglühen und muss neue Kohle zugegeben werden, so darf kein Grillgut auf dem Rost liegen, bis auch die frische Kohle wieder glüht. Holzkohlegrills sollten Sie keinesfalls in der Wohnung und auch nicht in schlecht gelüfteten Garagen in Betrieb nehmen. Bei ungenügender Zufuhr von Luft entsteht in der Glut das geruchlose Gas Kohlenmonoxyd. Das Gas unterbindet den Sauerstofftransport im Blut. Dadurch entstehen schwere Hirnschäden, die tödlich enden können.

Das Grillgut

Üblich ist das Grillen von Fleisch, Fisch und Gemüse. Soll tiefgefrorenes Fleisch verwendet werden, so sollte es zuvor ohne Verpackung im Kühlschrank aufgetaut werden. Nur auf diese Weise wird vermieden, dass die Fleischstücke auf dem Grill an der Außenseite bereits beginnen zu verkohlen, während sie im Inneren noch roh sind. Fleisch kann vor dem Grillen auch sparsam mit Öl bestrichen oder mit einer Marinade behandelt worden sein. Gewürze sollten Sie nicht schon während des Grillens auf das Fleisch geben, denn sie können dabei verbrennen und sich zu gesundheitlich bedenklichen Stoffen zersetzen. Es ist daher besser, nach dem Grillen Salz, Pfeffer oder eine Barbecue-Soße auf das Fleisch zu geben.

Keine gepökelten Fleischwaren grillen!

Nicht verwendet werden dürfen Fleisch- und Wurstwaren, die mit Nitrit-Pökelsalz behandelt wurden. Es handelt sich dabei zum Beispiel um Kasseler, Schinken, Leberkäse und Bockwürste. Auch geräucherte Lebensmittel sollten beim Grillen nicht zum Einsatz kommen. Werden Fleisch- und Wurstwaren, die Nitrit enthalten, gegrillt, so entstehen aus diesem Stoff und dem Eiweiß in den Lebensmitteln Nitrosamine, die eine krebserregende Wirkung haben. Am besten werden daher nur solche Würste gegrillt, bei denen in der Bezeichnung auf ihre Eignung zum Grillen hingewiesen wird, zum Beispiel Grill- oder Bratwurst.

Das Grillen

Ist das Grillgut auf den Rost gelegt, sollten Sie darauf achten, dass möglichst kein Fett oder Marinade in die Glut tropft. Hilfreich ist dabei die Verwendung von Alu-Grillschalen, mit denen die Flüssigkeiten aus dem Grillgut aufgefangen werden. Auch durch eine seitliche Anordnung der glühenden Kohle zum Grillgut lässt sich ein Tropfen von Flüssigkeit auf die Glut verhindern. Dies ist wichtig, denn in solchen Fällen bilden sich *polycyklische aromatische Kohlenwasserstoffe* wie zum Beispiel *Benzpyren*, die eine krebsauslösende Wirkung besitzen, sowie das gesundheitlich ebenfalls nicht unbedenkliche *3-Monochlorpropandiol (3-MCPD)*.

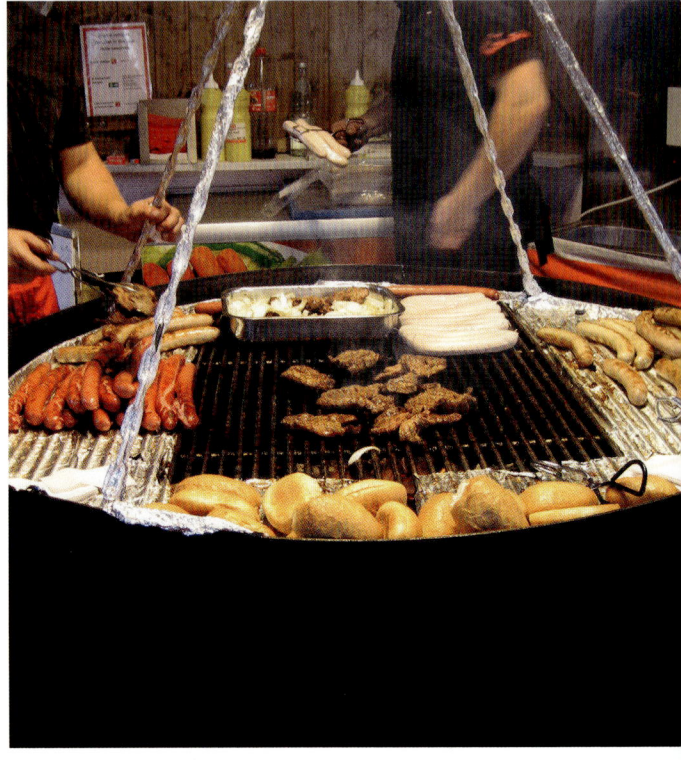

Auch wenn der Appetit und die Ungeduld noch so groß sind: Fleisch und Fisch sollten gut durchgegart werden. Bei Geflügel darf das Fleisch nicht mehr blutig sein, sondern soll eine weiße bis graue Farbe aufweisen. Damit vermeiden Sie, dass sich im Fleisch noch krankheitserregende Bakterien befinden.

Durchwachsene dünne Fleischstücke können bei höheren Temperaturen gegrillt werden. Sind die Fleischstücke mager und dick, so werden sie bei etwas geringerer Hitze über längere Zeit gegrillt. Die Temperatur lässt sich durch die Höhe der aufgeschichteten glühenden Kohlen variieren. Jedoch sollten Sie Fleisch und Wurstwaren nicht zu lange bei großer Hitze grillen, da sich dann wiederum gesundheitlich bedenkliche Stoffe bilden, wie zum Beispiel *heterocyklische aromatische Amine*. »Verkohlte« Krusten an Fleisch und Würsten sollten abgeschnitten und nicht gegessen werden.

Wenn Kinder Brotteig um einen Holzstab wickeln und ungeduldig über dem Grill backen, ist das Stockbrot häufig außen schon schwarz, während innen der Teig noch roh ist. In solchen Fällen sollten Sie bei der Herstellung des Teigs keine Eier verwenden. Da die Eier Salmonellen enthalten können, die im rohen Teig noch vorhanden sind, kann der Verzehr von solchem nicht ausgebackenen Stockbrot Krankheiten wie zum Beispiel Durchfall und Erbrechen auslösen.

Während der Grillparty sollten Sie darauf achten, dass mit Besteck, Tellern und Schüsseln keine Krankheitserreger von noch nicht erhitztem Fleisch oder Fisch auf andere Lebensmittel, wie zum Beispiel Salate, Soßen und Marinaden, übertragen werden. Bakterien können sich dort insbesondere bei warmem Wetter sehr schnell vermehren und beim Verzehr dieser Lebensmittel Krankheiten hervorrufen. Auftauwasser von Fleisch und Fisch sowie Reste von Marinaden sollten Sie sorgfältig entsorgen. Die dafür verwendeten Schüsseln und Teller dürfen erst nach dem Spülen mit heißem Wasser und Spülmittel wieder für andere Lebensmittel eingesetzt werden.

> *Geschirr und Besteck, das mit rohem Fleisch in Berührung kam, nicht für andere Lebensmittel verwenden!*

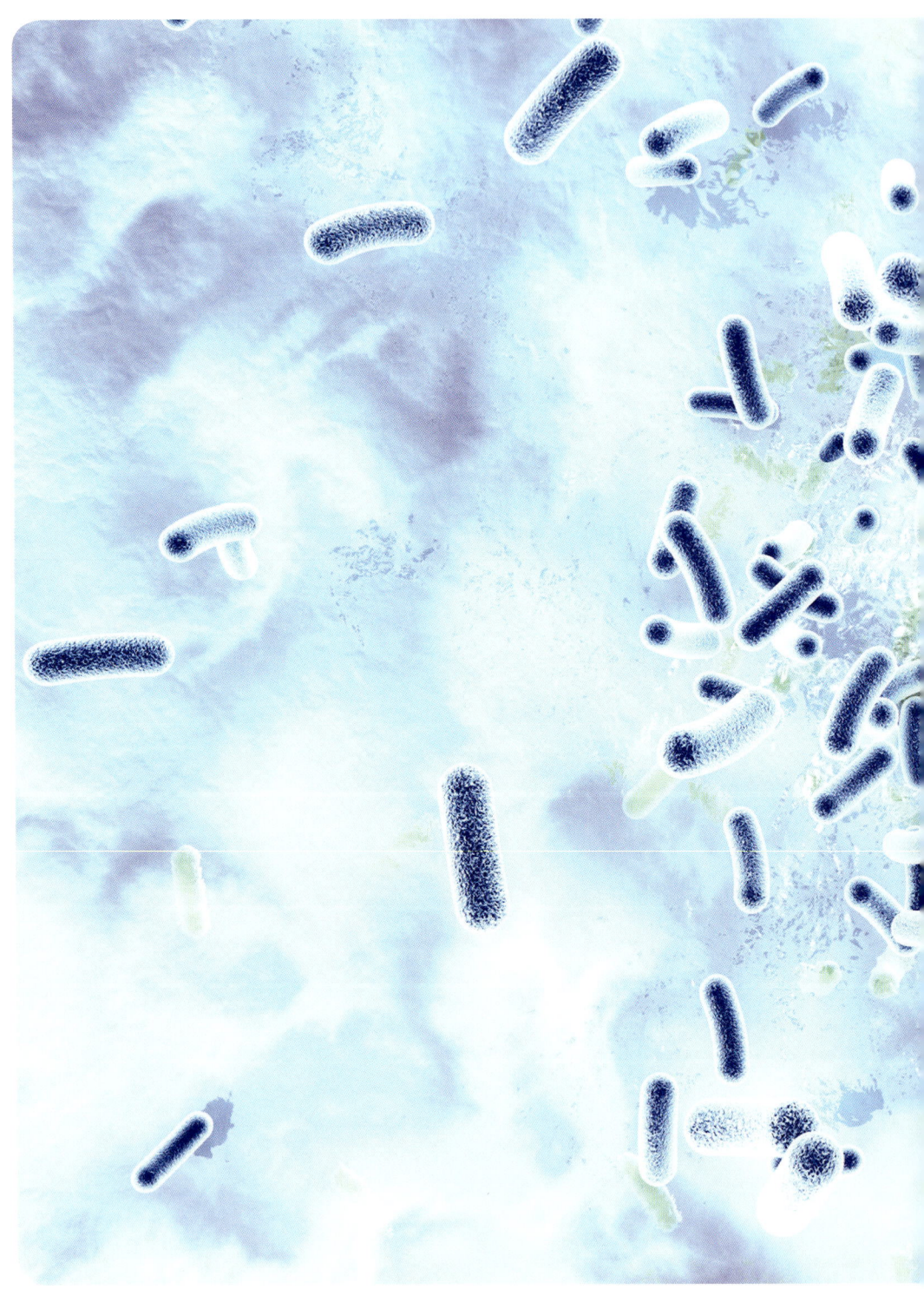

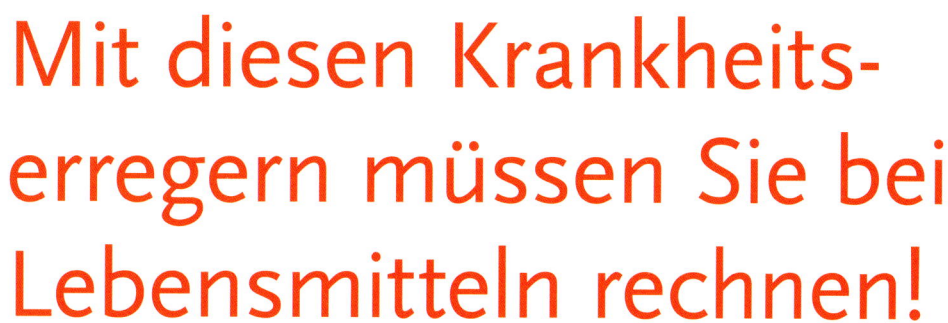

Mit diesen Krankheitserregern müssen Sie bei Lebensmitteln rechnen!

Einige Bakterien, Viren und Parasiten besiedeln unsere Lebensmittel besonders gerne, manche können zu ernsthaften Erkrankungen führen.

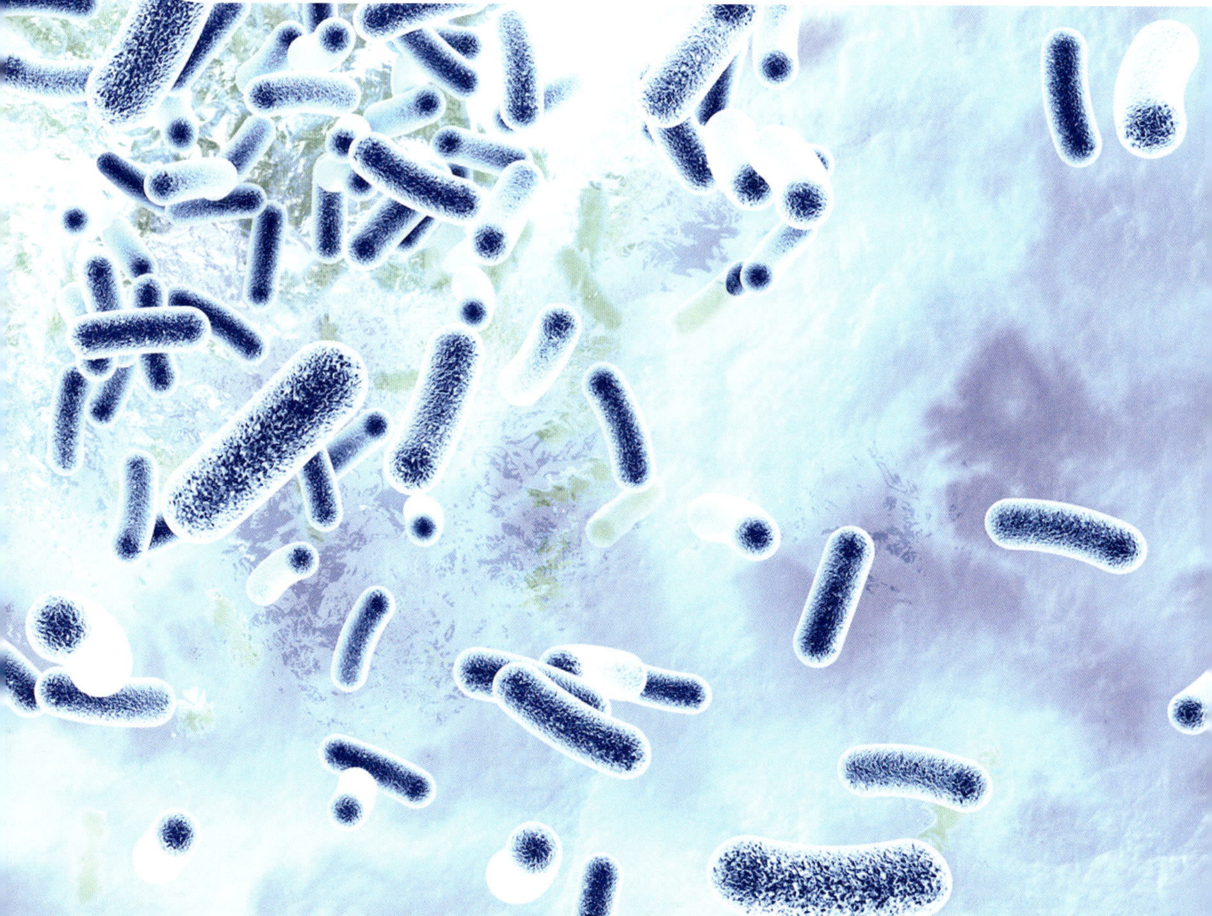

Es ist gut, wenn Sie wissen, welche Krankheitserreger Ihnen, Ihren Angehörigen und Ihren Gästen beim Verzehr von Speisen körperlichen Schaden zufügen können. Darüber hinaus ist es wichtig, die unterschiedlichen Strategien dieser Widersacher zu kennen. Denn dann können Sie die Krankheitserreger in und auf Lebensmitteln wirksam bekämpfen und somit Infektionen von vornherein vermeiden.

Bakterien

Wir Menschen sind von unzähligen Bakterien besiedelt. Auch unser Darmtrakt enthält Milliarden Bakterien, die zusammen rund zwei Kilogramm wiegen. Mehr als 1000 Bakterienarten wurden bereits im menschlichen Darm nachgewiesen. Diese Bakterien sind für uns Menschen lebensnotwendig, denn sie erfüllen mehrere wichtige Aufgaben. Sie helfen bei der Verdauung, indem sie Nährstoffe abbauen, haben eine Schlüsselrolle beim Aufbau unseres Immunsystems und bekämpfen krankheitserregende Keime. Die Darmflora ist bei Menschen unterschiedlich zusammengesetzt. Sie ist abhängig vom Alter und insbesondere von der Nahrung, die der Mensch aufnimmt. Personen, die viel tierisches Eiweiß essen, haben eine andere Darmflora als Vegetarier. Für eine gesunde Darmflora sorgt eine ausgewogene Ernährung, zu der ballaststoffreiche Lebensmittel wie zum Beispiel Gemüse, Obst und Vollkornprodukte zählen.

Viele Bakterienarten, die für den Menschen Krankheitserreger sind, haben ihren Lebensraum in Nutztieren. Sie gelangen von diesen auf unterschiedlichen Wegen auf Lebensmittel und sind daher häufig auf Fleisch und Fleischerzeugnissen, Fisch und Fischerzeugnissen, Geflügelfleisch, Eiern und Eiprodukten sowie Rohmilch und Rohmilchprodukten anzutreffen. Andere krankheitserregende Bakterienarten leben in großer Zahl im Erdboden und werden mit Schmutz, Staub oder durch unsauberes Wasser auf Lebensmittel übertragen.

Krankmachende Bakterien auf oder in Lebensmitteln vermehren sich umso schneller, je höher die Temperatur der Umgebung ist. Daher steigt die Zahl der Lebensmittelvergiftungen im Sommer und Frühherbst stark an. Urlauber erkranken in subtropischen und tropischen Ländern sehr viel häufiger als Reisende in nördliche Regionen. Je mehr krankheitserregende Bakterien mit einem Lebensmittel verzehrt werden und in den Magen und Darm gelangen, umso größer ist die Wahrscheinlichkeit, dass das Immunsystem des Menschen sie nicht mehr sofort besiegen kann. Die Bakterien bilden sodann Giftstoffe in solchen Mengen, dass Krankheiten ausgelöst werden. Bei Kindern, kranken Personen und älteren Menschen ist das Immunsystem meist nur schwach oder geschwächt. Daher sind diese Personengruppen durch Infektionen besonders gefährdet.

Bakterien auf Lebensmitteln werden durch Kochen, Braten oder Backen weitgehend beseitigt. Dies bietet jedoch nicht immer einen Schutz vor Krankheiten. Mit einer Lebensmittelvergiftung ist auch zu rechnen, wenn bestimmte Bakterienarten bereits während einer unsachgemäßen Lagerung von Lebensmitteln Giftstoffe gebildet haben. Einige dieser Giftstoffe werden beim Kochen, Backen oder Braten nicht zerstört und können daher nach dem Verzehr solcher Lebensmittel noch immer Krankheiten hervorrufen.

Einige Bakterien bilden Giftstoffe, die durch Kochen, Backen oder Braten nicht zerstört werden.

Einige Bakterienarten bilden Sporen, die höhere oder sehr tiefe Temperaturen überdauern. Wenn die Umgebung wieder günstige Bedingungen bietet, können die Sporen auf den Lebensmitteln auskeimen. Die Bakterien vermehren sich erneut und rufen Krankheiten hervor. Daher sollten Speisen, die erhitzt wurden und nicht sofort gegessen werden, nicht unter 65 °C warm gehalten werden. Andernfalls

Daher leicht verderbliche Lebensmittel immer kühl aufbewahren!

sollte das Essen sehr schnell, eventuell in kleine Portionen aufgeteilt, auf Kühlschranktemperatur heruntergekühlt werden. Auch beim Aufwärmen von Speisen sollte so verfahren werden, damit den Bakterien der für ihr Wachstum günstige Temperaturbereich zwischen kalt und heiß nur kurze Zeit zur Verfügung steht.

Werden Nutztiere nicht artgerecht gehalten oder wird keine sachgerechte Stallhygiene betrieben, so werden sie krank. In solchen Fällen werden häufig Antibiotika eingesetzt. Einige Bakterienstämme entwickeln gegen diese Arzneimittel Resistenzen und können daher mit dem Fleisch dieser Tiere in die Haushalte der Verbraucher gelangen. Werden das Fleisch oder daraus hergestellte Lebensmittel dort nicht nach den Regeln einer guten Küchenhygiene behandelt und kommt es daher zu einer Lebensmittelvergiftung, so ist zu befürchten, dass die Infektion mit den in der Humanmedizin üblichen Antibiotika nicht mehr geheilt werden kann.

Nachfolgend sind die Bakterienarten beschrieben, die in unserem Land häufig zu Lebensmittelvergiftungen führen oder für Infektionen durch Lebensmittel von besonderer Bedeutung sind.

Campylobacter

Campylobacter-Arten sind Bakterien, die hauptsächlich im Magen und Darm gesunder Hühner und in anderem Geflügel leben. Von dort gelangen sie beim Schlachten der Tiere auf das rohe Geflügelfleisch. Wird im Haushalt Geflügelfleisch ungenügend durchgebraten oder kommen andere Lebensmittel

Geflügel immer nur gut durchgebraten essen!

mit rohem Geflügelfleisch über verschmutzte Schneidebretter, Messer, Hände oder Putzlappen in Kontakt, so werden auf diesen Wegen auch andere Lebensmittel infiziert. Durch Hitze und durch Tiefgefrieren werden diese Krankheitserreger abgetötet.

Infektionen mit Campylobacter sind häufige Ursachen für Durchfallerkrankungen. In Deutschland infizieren sich jährlich etwa 50 000 Personen mit diesen Bakterien. Magenkrämpfe und Fieber sowie Übelkeit und Erbrechen können ebenfalls auftreten. Nach dem Verzehr verdorbener Lebensmittel kann es zwei bis fünf Tage dauern, bis die Beschwerden beginnen, die Durchfälle können eine Woche lang anhalten.

Salmonellen

Salmonellen sind eine große Gruppe von Bakterien, von denen einige wenige Arten als Krankheitserreger in Lebensmitteln von besonderer Bedeutung sind. Sie kommen in den Eingeweiden vieler Tierarten vor und werden von dort beim Schlachten und Weiterverarbeiten auf das Fleisch übertragen. Wird auf Feldern Gülle als Dünger ausgebracht, können Salmonellen auch auf Gemüse, Salate und Gewürzpflanzen gelangen.

Salmonellen leben besonders gern auf frischem Fleisch, in Eiern, auf getrockneten Kräutern und Gewürzen

Häufig sind Hühner mit Salmonellen infiziert. Wenn sich in einem infizierten Huhn ein Ei entwickelt, gelangen Salmonellen in das Hühnerei. Auch über verschmutzte Eierschalen dringen Salmonellen in das Innere von Eiern.

Salmonellen werden im Haushalt häufig über infizierte Eier oder Fleisch durch direkten oder indirekten Kontakt auf andere Lebensmittel übertragen, wo sie sich weiterentwickeln. Dies kann bereits bei 7 °C geschehen. Je wärmer das Lebensmittel gelagert wird, umso schneller vermehren sich die Salmonellen. Erst bei einer Hitze von 70 bis 80 °C sterben die Keime innerhalb von 10 Minuten ab. Dagegen werden sie durch Tiefgefrieren nicht abgetötet. Daher ist besondere Vorsicht beim Auftauen von Tiefkühlkost geboten. Auch in getrockneten Lebensmitteln wie in Kräutern zum Würzen, in Kräutertees und in gepulverten Gewürzen lassen sich manchmal Salmonellen nachweisen.

Lebensmittelvergiftungen mit Salmonellen sind sehr häufig. In Deutschland erkranken rund 25 000 Personen pro Jahr. Eine Infektion äußert sich in Durchfällen, Erbrechen, Magenkrämpfen und Fieber. Die Krankheit kann bereits nach einem halben Tag, spätestens nach zweieinhalb Tagen ausbrechen. In manchen Fällen ist der Durchfall so stark, dass eine Behandlung im Krankenhaus erforderlich wird.

Coli-Bakterien

Coli-Bakterien sind Bewohner des Darms von Mensch und Tier und haben dort wichtige Funktionen. Es gibt jedoch auch Coli-Bakterienstämme, die gefährliche Krankheitserreger sind. Besonders bedrohlich sind EHEC-Bakterien (Enterohämorrhagische Escherichia coli) und ETEC-Bakterien (Enterotoxinbildende Escherichia coli). Sie bewirken durch Bildung von Zellgiften schwere, mit Fieber verbundene Durchfälle und können von allem bei Kleinkindern und älteren Menschen lebensbedrohliche Nierenschädigungen verursachen. Im Jahr 2011 waren in Deutschland nach dem Verzehr von Sprossen und Keimlingen, die ursprünglich aus Ägypten stammten, durch einen besonders aggressiven EHEC-Stamm mehr als 4000 Menschen schwer erkrankt und 53 Personen an einem hämolytisch-urämischen Syndrom (HUS) gestorben.

Rohes Fleisch und rohe Milch können mit krankheitserregenden Coli-Bakterien belastet sein. Diese Lebensmittel müssen daher ausreichend, möglichst über 70 °C, erhitzt werden, bevor sie verzehrt werden. Zubereitungen aus Hackfleisch wie zum Beispiel Hamburger dürfen innen nicht mehr rot sein. Nur pasteurisierte oder gleichwertig behandelte Milch sollte getrunken oder weiterverarbeitet werden. Obst und Gemüse, die roh verzehrt werden, sollten sorgfältig gewaschen werden. Beim Tiefgefrieren oder Trocknen von Lebensmitteln können Coli-Bakterien überleben.

Staphylokokken

Viele gesunde Menschen haben im Nasen-Rachen-Raum, auf der Haut oder an den Haaren Staphylokokken. Gelangen diese durch Husten, Niesen oder über die Hände auf Lebensmittel, so bilden sie dort bakterielle Giftstoffe. Besonders betroffen sind Milch-, Fleisch- und Eiprodukte, die bereits hitzebehandelt wurden, aber noch weiterverarbeitet werden, zum Beispiel zu Belägen von Sandwiches oder auch zu Feinkostsalaten. Bei Temperaturen zwischen 15 und 47 °C können sich die Staphylokokken in kurzer Zeit rasant vermehren. Die Giftstoffe der Bakterien in den befallenen Lebensmitteln werden durch Kochen, Backen und Braten nicht zerstört.

Salate und Sandwiches mit Ei, Fisch, Geflügel sowie Feinkostsalate, Pudding und Cremeschnitten immer im Kühlschrank aufbewahren!

Staphylokokken-Infektionen sind häufig Ursache von Vergiftungen. Lebensmittel, die von Staphylokokken befallen sind, haben weder ein abweichendes Aussehen noch fallen sie durch einen unangenehmen Geruch oder Geschmack auf. Schon zwei bis sechs Stunden nach einer Infektion mit Staphylokokken treten Brechdurchfall, Krämpfe, Schwindel und Mattigkeit, jedoch kein Fieber auf. Bei Bettruhe und Ersatz

der verlorenen Körperflüssig-
keit ist die Krankheit in weniger
schweren Fällen nach ein bis
zwei Tagen überstanden. Um
Infektionen mit Staphylokokken
zu vermeiden, ist beim Zubereiten von Lebensmitteln, die
nicht sofort gegessen und auch
nicht mehr erhitzt werden, eine
gute Küchenhygiene erforderlich. Ei-, Fisch-, Geflügel- und
Kartoffelsalate, Sandwiches,
Pudding und Cremeschnitten
sollten sofort nach dem Fertig-
stellen bis zu ihrem Verzehr im
Kühlschrank aufbewahrt werden.

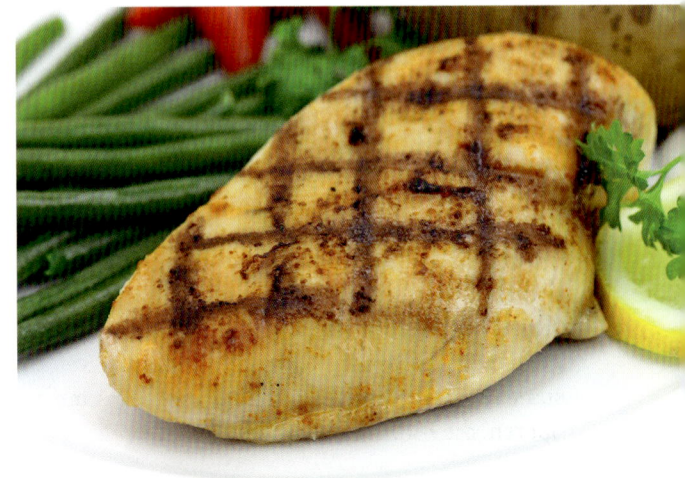

Wer Fleisch verarbeitet, sollte den Kontakt mit den Händen vermeiden. Dies gilt insbesondere für Putenfleisch, auf welchem sich besonders häufig der Methicillin-resistente Staphylococcus aureus (MRSA) befindet.

Bacillus cereus

Bacillus cereus ist ein Bakterium, das im Erdreich vorkommt und durch anhaftende Erde oder Staub auf Gemüse, Getreideprodukte, Gewürze, getrocknete Pilze und andere Lebensmittel gelangt. Die Besonderheit dieses Bakteriums besteht darin, dass es beim Kochen und Backen befallener Lebensmittel abstirbt, seine Sporen jedoch überleben können. Werden fertig gekochte Lebensmittel, insbesondere Reis, aber auch Nudeln, warm gehalten, so können die Sporen bei den für sie günstigen Temperaturen (unter 65 °C) wieder auskeimen. Auch in Puddings, Grießbrei, Kartoffel- und Nudelsalaten und anderen Speisen, die erhitzt und wieder abgekühlt werden, können sich aus den Sporen rasch Bacillus-cereus-Bakterien entwickeln und Vergiftungen hervorrufen. Die Giftstoffe führen innerhalb einer halben Stunde bis zu sechs Stunden zu Übelkeit, Erbrechen und Durchfall. Die Symptome klingen zumeist nach einem Tag wieder ab.

Um Krankheiten mit Bacillus cereus zu vermeiden, sollte daher darauf geachtet werden, dass erhitzte Speisen nur kurze Zeit unter 65 °C warm gehalten werden. Gekochte Speisen, die am nächsten Tag kalt oder nur angewärmt verzehrt werden sollen, sollten nicht ohne Kühlung in der Küche aufbewahrt werden. Säuglings-nahrung ist immer frisch zuzubereiten. Bei leicht verderblichen Lebensmitteln in

Vakuumverpackungen soll die Kühlkette vom Lebensmittelgeschäft bis zum heimischen Kühlschrank nicht längere Zeit unterbrochen werden, um ein Wachstum von Bacillus-cereus-Bakterien zu verhindern.

Clostridien

Lebensmittelvergiftungen können auch durch zwei Clostridien-Arten hervorgerufen werden: Clostridium perfringens und Clostridium botulinum. Das sind Bakterien, die im Erdboden vorkommen. Im Gegensatz zu vielen anderen Bakterien brauchen sie zu ihrer Vermehrung keinen Luftsauerstoff und entwickeln sich daher besonders stark in Speisen, die unter Luftabschluss aufbewahrt werden. Clostridien bilden Sporen, die hitze- und kältebeständig sind.

Clostridium perfringens produziert im Darm einen Giftstoff, der Durchfälle und Krämpfe, manchmal auch Übelkeit und Fieber verursacht. Häufig ist die Krankheit nach einem Tag wieder vorbei. Besteht jedoch eine Infektion mit einem besonderen Stamm dieses Bakteriums, so kann die meist tödlich verlaufende Enteritis necroticans (Darmbrand) entstehen. Gegarte Speisen, die nicht sofort verzehrt werden, sollten möglichst rasch gekühlt, im Kühlschrank aufbewahrt und auf mindestens 65 °C erhitzt werden, bevor sie gegessen werden.

Das Botulinum-Toxin ist eines der stärksten Gifte in der Natur.

In sehr starker Verdünnung wird es zu kosmetischen Zwecken unter die Gesichtshaut gespritzt.

Clostridium botulinum bildet unter Luftabschluss in Lebensmitteln, aber auch im Darm, den Giftstoff Botulinum-Toxin. Vergiftungen mit diesem Stoff äußern sich nach 12 bis 36 Stunden in Speichelfluss, Müdigkeit, Übelkeit, Krämpfen, Erbrechen und Durchfall. Wird die Atmung gelähmt, enden solche Vergiftungen tödlich. Die Gefahr einer Botulinum-Vergiftung besteht, wenn Lebensmittel mit großem Volumen wie zum Beispiel Rohschinken nicht ausreichend gekühlt wurden, da sich im Inneren des Lebensmittels die Bakterien vermehren konnten. Beim »Einwecken« von Lebensmitteln im Haushalt ist besondere Vorsicht geboten, da beim Einkochen auch im Inneren des Füllgutes die erforderliche Temperatur zur Abtötung der Bakterien erreicht werden muss. In Deutschland werden jährlich rund zehn Vergiftungsfälle mit Clostridium botulinum, verursacht durch selbst eingekochte Konserven, bekannt. In gleicher Weise bedenklich sind im Handel erhältliche Konservendosen, bei deren Herstellung die notwendige Erhitzungstemperatur nicht überall erreicht wurde. Unter Luftabschluss vermehren sich die Bakterien und wölben die Deckel der Konservendosen nach oben. Daher müssen solche Dosen sofort ungeöffnet entsorgt werden.

Auch in Honig können Botulinum-Bakterien oder ihre Sporen enthalten sein. Die Bakterien besiedeln den Darm von Säuglingen und bilden das Botulinum-Toxin. Säuglinge reagieren auf diese geringen Mengen sehr empfindlich und können plötzlich an Atemlähmung sterben. Daher sollte Honig nicht zum Süßen von Nahrungsmitteln für Kinder bis zu einem Alter von einem Jahr verwendet werden. Bei älteren Kindern und Erwachsenen, die eine stabile Darmflora haben, besteht diese Gefahr nicht mehr.

Listerien

Listerien sind in der Umwelt weit verbreitet, zum Beispiel im Erdboden und im Darm vieler Säugetierarten. Durch mangelnde Hygiene bei der Gewinnung und Verarbeitung können tierische, aber auch pflanzliche Lebensmittel mit Listerien kontaminiert werden. Besonders anfällig für den Befall mit Listerien sind rohe, von Tieren stammende Lebensmittel wie Hackfleisch, Rohwurst, geräucherter Fisch, Rohmilchkäse sowie vorgeschnittene Salate. Auch auf der Rinde von Käse aus pasteurisierter Milch können Listerien siedeln. Da Listerien die befallenen Lebensmittel nicht verderben, sind solche Lebensmittel auch nicht an einem abweichenden Geruch oder Aussehen erkennbar. Das Besondere bei Listerien ist, dass sie sich auch bei niederen Temperaturen, also selbst im Kühlschrank, wenn auch langsam, vermehren können. Braten, Kochen und Pasteurisieren tötet dagegen Listerien ab.

> *Listerien vermehren sich auf Lebensmitteln auch noch bei Kühlschrank-temperaturen!*

Lebensmittel sind sehr häufig mit Listerien behaftet. Jedoch ist die Zahl der Keime überwiegend niedrig und reicht nicht aus, bei gesunden Erwachsenen eine Listeriose auszulösen. Werden aber Lebensmittel falsch gelagert, können sich die Listerien reichlich vermehren und Krankheiten hervorrufen. Bei Kleinkindern sowie bei älteren oder immungeschwächten Personen kann es zu schweren Symptomen kommen, die bei einem Teil der Betroffenen tödlich enden können. Bei Schwangeren sind zusätzlich auch Fehl- und Frühgeburten beobachtet worden. Die Zeit, bis zu der eine Krankheit ausbricht, kann zwischen acht Tagen und acht Wochen liegen. Bei gesunden Erwachsenen verläuft eine Infektion dagegen meist unauffällig oder harmlos mit grippeähnlichen Symptomen.

In Deutschland werden jährlich einige Hundert Listeriose-Fälle bekannt. Diese Zahl ist in den letzten Jahren stetig, wenn auch nur leicht gestiegen. Auch muss wegen der längeren Zeit zwischen Infektion und Ausbruch einer Krankheit mit einer hohen Dunkelziffer gerechnet werden.

Yersinien

Yersinien sind in rohem Schweinefleisch und somit insbesondere in Schweinehackfleisch und Schweinemett zu finden. Wird keine ausreichende Küchenhygiene betrieben, gelangen die Bakterien vom Schweinefleisch über die Hände, Schneidebretter oder Messer auch auf andere Lebensmittel. Zu beachten ist auch, dass sich Yersinien selbst bei Kühlschranktemperaturen vermehren können.

Yersinien rufen in Deutschland, abgesehen von Infektionen mit Campylobacter und Salmonellen, mit am häufigsten Magen-Darm-Erkrankungen hervor. Im Jahr 2011 waren es 3400 Fälle. Sie machen sich im Durchschnitt nach fünf Tagen mit Durchfall, Bauchschmerzen und in manchen Fällen auch mit Fieber und Erbrechen bemerkbar. Besonders häufig betroffen sind Kinder im Alter bis zu drei Jahren, deren Immunsystem noch nicht vollständig entwickelt ist.

Viren

Verschiedene Viren können Lebensmittelvergiftungen hervorrufen und die Ursache für Magen-Darm-Krankheiten sein. Offensichtlich sind Erkrankungen durch Viren auf Lebensmitteln recht häufig. Ausgelöst werden sie meistens durch unzureichende hygienische Zustände insbesondere in Groß- und Gemeinschaftsküchen. Ausscheider der Viren sind in solchen Fällen erkrankte Personen, die in den Küchen tätig sind und manchmal von ihrer Krankheit nichts merken. Waschen diese Personen nach dem Gang auf die Toilette die Hände nicht ausreichend und fassen anschließend Lebensmittel oder Gegenstände an, die mit Lebensmitteln in Berührung kommen, werden die Viren weitergegeben. Viren können bereits in kleinsten Mengen krankheitserregend sein. Schon 10 bis 100 Partikel reichen manchmal aus, eine Krankheit auszulösen.

Auch auf anderen Wegen gelangen Viren auf oder in Lebensmittel. Wird zum Beispiel Gülle mit Ausscheidungen von Erkrankten auf landwirtschaftlich genutzte Felder aufgebracht, können die Viren auf den Früchten, wenn sie ungewaschen gegessen werden, Krankheiten hervorrufen. Muscheln und Austern sammeln in ihrem Darm krankheitserregende Viren aus Abwässern, die zu den Muschelbänken gelangen.

Wer Austern und Muscheln aus belasteten Gewässern roh isst, kann Gelbsucht bekommen!

Bei ihrem Verzehr in rohem Zustand entstehen Lebensmittelinfektionen. Erst bei Temperaturen von über 70 °C werden Viren abgetötet.

Am häufigsten sind Lebensmittelvergiftungen mit **Noroviren**. Sie machen sich innerhalb von 24 Stunden durch Kopfschmerzen, Übelkeit, Erbrechen und Durchfall

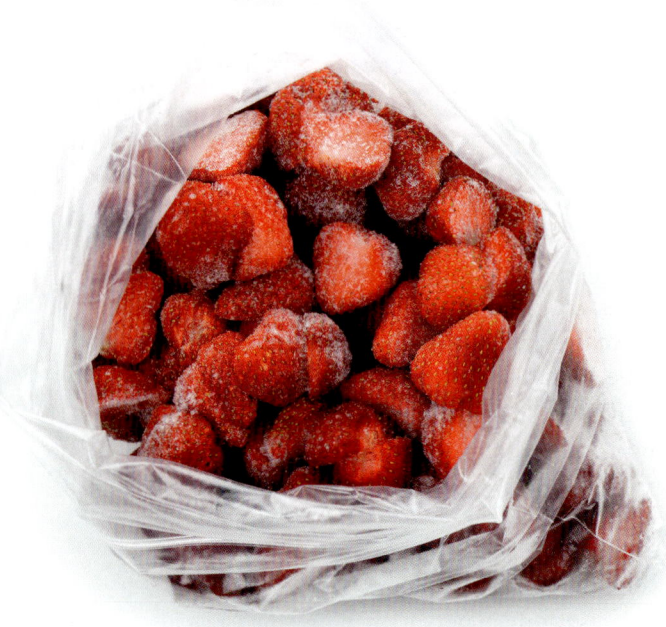

bemerkbar. Die Krankheiten verschwinden meistens innerhalb von 14 Tagen. Ende September 2012 waren in Deutschland 1100 Personen an Brechdurchfall erkrankt. Die Ursache waren tiefgefrorene Erdbeeren aus China, die dort teilweise mit Gülle gedüngt worden waren. In mehreren hundert Einrichtungen zur Gemeinschaftsverpflegung waren diese Erdbeeren nicht ausreichend erhitzt zu Speisen verarbeitet worden. Tiefgefrorene Beeren sollten daher auf über 90 °C erwärmt werden, um möglicherweise vorhandene Viren vollständig zu inaktivieren.

Lebensmittel wie Muscheln (Austern) können Hepatitis A übertragen. Vor Beginn von Reisen in Länder mit niedrigem Hygienestandard empfiehlt sich eine Hepatitis-A-Impfung, um eine Lebererkrankung durch Lebensmittel aller Art zu vermeiden. *Hepatitis-E-Viren*, die beim Menschen eine akute Leberentzündung hervorrufen, kommen verbreitet vor allem in Wildschweinen vor. Deshalb muss beim Zerlegen und Zubereiten von Wildschweinfleisch, auch wegen anderer Infektionserreger, auf eine gute Hygiene geachtet werden.

Parasiten

Nach der Gartenarbeit, nach dem Aufenthalt auf Spielplätzen, nach dem Streicheln streunender Katzen, während der Zubereitung von Lebensmitteln und vor dem Essen immer sorgfältig die Hände waschen!

Es gibt einige Parasiten, die über Lebensmittel in den menschlichen Körper gelangen können und Krankheiten verursachen. Dabei handelt es sich einerseits um Nematoden, zu denen die Fadenwürmer, die Spulwürmer, die Bandwürmer, die Heringswürmer und die Trichinen zählen. Andererseits sind es Protozoen (Einzeller) wie Amöben und Toxoplasmen, die Menschen befallen. Diese Parasiten befinden sich in der Erde und in Oberflächengewässern. Sie leben aber auch in Tieren und im Menschen als Wirt und gelangen über Fäkalien auf Lebensmittel. Insbesondere können Schweine, Heringe und andere Fische als Wirte von Würmern dienen.

Von **Trichinen** können Schweine und Wildschweine befallen sein. Wegen der vorgeschriebenen Fleischbeschau sind die gefährlichen Trichinellosen beim Verzehr von Schweinefleisch hierzulande nur selten zu beobachten. In Deutschland werden jährlich im Durchschnitt sechs Fälle von Trichinose bekannt, die ihre Ursache meist im Verzehr von rohem Schweinefleisch wie zum Beispiel Hackfleisch, Rohwürsten und Schinken haben. Die Krankheit kann einen schweren Verlauf mit Bauchschmerzen, Übelkeit, Fieber und Muskelschmerzen nehmen. Wenn Menschen von parasitären Würmern befallen sind, so macht sich dies oft zunächst nur wenig bemerkbar. Jedoch können je nach Parasit dauerhafte Durchfälle, Magenschmerzen, Blut im Stuhl, Gewichtsverlust und eine Vielzahl von Erkrankungen aller Art auftreten, da fast alle inneren Organe des Menschen befallen werden können. Dies gilt insbesondere für den **Fuchsbandwurm**, bei welchem sich die Erkrankungen erst nach 5 bis 15 Jahren zeigen und unbehandelt tödlich enden. Jährlich werden 50 bis 60 Neuinfektionen bekannt. Betroffen sind überwiegend in der Landwirtschaft tätige Personen. Die Eier des Fuchsbandwurms gelangen über Kot und Urin der Füchse auf Feldfrüchte, wahrscheinlich aber auch durch Staub auf Obst und Gemüse, das deshalb gut gewaschen werden sollte, wenn es roh verzehrt wird.

Bei den Einzellern sind insbesondere die **Toxoplasmen** von Bedeutung. In Deutschland ist etwa die Hälfte der Bevölkerung gegen Toxoplasmen immun, da sie schon einmal von diesen Einzellern befallen wurde. Eine akute Erkrankung an Toxoplasmose ist selten und äußert sich meist in leichten grippeähnlichen Symptomen. Besonders gefährlich können Toxoplasmen aber für Kleinkinder unter 5 Jahren und in ihrem Immunsystem geschwächte Personen werden. Bei einer solchen Infektion können schwere Krankheitsverläufe auftreten, bei denen auch die Lunge, das Gehirn oder andere Organe beteiligt sind. Bei Schwangeren, die nicht gegen Toxoplasmen immun sind, kann eine akute Infektion auf das Ungeborene übertragen werden und bei diesem zu schweren Missbildungen führen. In Deutschland werden jährlich rund 20 solcher Fälle bekannt, wobei von einer hohen Dunkelziffer auszugehen ist. Daher sollten nach Kontakt mit rohem Fleisch, nach Gartenarbeit und nach dem Aufenthalt auf Sandspielplätzen sowie vor dem Essen sorgfältig die Hände gewaschen werden. Während einer Schwangerschaft sollte der Kontakt mit streunenden Katzen vermieden werden, da sie Träger von Toxoplasmen sein können.

> *Um Infektionen mit Parasiten zu vermeiden, sollten generell keine rohen Fleischwaren gegessen und Fleischgerichte gründlich durchgegart werden. Gleiches gilt für Fisch und Fischgerichte. Rohes Obst und Gemüse sollte vor dem Verzehr geschält, gründlich gewaschen oder gekocht werden. Lebensmittel mit anhaftender Erde, wie zum Beispiel Kartoffeln und Karotten, sollten getrennt von anderen Lebensmitteln aufbewahrt werden.*

Parasiten werden in allen ihren Entwicklungsstadien durch Kochen, Braten oder Pasteurisieren abgetötet. Bei Kühlschranktemperaturen überleben viele Parasiten längere Zeit. Tiefkühlen tötet nicht alle Parasiten.

Krankheitserreger in fernen Ländern

In Ländern mit niedrigem Hygienestandard werden Gemüse-, Salat- und Obstpflanzen noch häufig mit Fäkalien gedüngt oder die geernteten Erzeugnisse mit unsauberem Wasser gewaschen. Auch ist nicht immer mit einer guten Küchenhygiene zu rechnen. Daher sollte bei Reisen in solche Länder besonders auf die Regel geachtet werden, dass Obst und Gemüse nur gekocht oder geschält gegessen werden sollten. Falls dies nicht möglich ist, sollte auf ihren Verzehr verzichtet werden. Blattsalate sollten ebenfalls gemieden werden. Fleisch, Fisch und Eier und daraus hergestellte Speisen sind nur in gut durcherhitztem Zustand gesundheitlich unbedenklich.

In nicht abgekochtem Trinkwasser aus dem öffentlichen Leitungsnetz oder in Wasser aus Brunnen können Krankheitserreger enthalten sein. Daher sollte dort nur das von der Getränkeindustrie in Flaschen abgefüllte Trinkwasser oder Mineralwasser getrunken werden. Bei original versiegelten Flaschen können Urlauber sicher sein, dass der Wirt oder der Händler kein unsauberes Wasser in leere Mineralwasserflaschen gefüllt hat. Bei Eiswürfeln zur Kühlung von Getränken ist ebenfalls Vorsicht geboten, wenn die Herkunft des verwendeten Wassers unsicher ist oder die hygienischen Verhältnisse bei ihrer Herstellung oder Verwendung zweifelhaft sind.

Schimmelpilze – ungebetene Gäste

Sporen von Schimmelpilzen sind überall in der Luft. Treffen sie auf Lebensmittel, keimen sie aus und bilden zunächst farblose Zellfäden (Hyphen), die für das menschliche Auge unsichtbar sind. Je feuchter das befallene Lebensmittel ist, umso besser durchdringen Schimmelpilze das Innere mit ihren Zellfäden. Aus den Zellfäden wachsen dann die uns bekannten weißen bis grünlichen Beläge auf den Lebensmitteln. Einige dieser Schimmelpilze geben dabei ihre giftigen Stoffwechselprodukte (*Mykotoxine*) an das Lebensmittel ab. Ausnahmen bestehen jedoch bei Lebensmitteln zum Beispiel bei verschiedenen Käsesorten, Salami oder Sojasoßen, bei deren Herstellung Schimmelpilzkulturen absichtlich zugesetzt werden. Diese Organismen produzieren keine Pilzgifte.

Ist ein Lebensmittel von Schimmelpilzen befallen, so verändert es häufig seinen Geruch, seinen Geschmack und sein Aussehen. Durch Kochen, Backen oder Braten werden die Schimmelpilze abgetötet. Die von ihnen gebildeten Giftstoffe werden dabei aber zumeist nicht zerstört. Auch Tiefgefrieren, Trocknen oder Säuern verändert die Pilzgifte nicht. Schimmelpilzgifte können die Entstehung von Krebserkrankungen fördern, das Erbgut verändern, Nieren-, Leber- und Nervenschädigungen hervorrufen, das Immunsystem schädigen oder Magen- und Darmbeschwerden bewirken.

Daher sollten Sie bei Schimmelbefall Folgendes berücksichtigen:

Immer wegwerfen sollten Sie folgende Lebensmittel, wenn sich auf ihnen Schimmel zeigt:

» Fleisch oder Wurst, ausgenommen luftgetrocknete Wurst und Schinken.

» Milch und Milchprodukte wie Joghurt, Quark, Frischkäse, Weich- und Schnittkäse, ausgenommen Hartkäse und Schimmelpilzkäse wie Camembert und Roquefort.

» Wasserreiches Obst und Gemüse (zum Beispiel Trauben, Pfirsiche und Tomaten), Kompott, Fruchtsäfte, Suppen, Soßen und ähnliches.

» Gewürze und Getreideprodukte wie Haferflocken und Müsli, insbesondere wenn sich Zusammenballungen durch Schimmelnester gebildet haben.

» Nüsse, wenn sie verfärbt sind, bitter, ranzig oder kratzig schmecken oder muffig riechen.

» Schnittbrot.

Bei folgenden Lebensmitteln, bei denen nur eine kleine Stelle befallen ist, können Sie einen Teil noch essen:

» Bei einem Brotlaib sollte die befallene Stelle großzügig abgeschnitten werden.

» Bei Hartkäse wie zum Beispiel Bergkäse, Greyezer oder Parmesan und bei luftgetrocknetem Schinken sind ebenfalls die befallenen Stellen großzügig abzuschneiden.

» Bei Obst und Gemüse, das nicht sehr wasserreich ist, wie zum Beispiel Äpfel und Kohlrabi, können kleine braune Stellen ausgeschnitten werden.

» Bei Konfitüren und Marmeladen, die mehr als 50% Zucker enthalten, kann die befallene Stelle mit einer dicken Fruchtschicht abgehoben und entfernt werden.

Damit in Ihrem Haushalt keine Lebensmittel verschimmeln, sollten Sie bei den genannten Lebensmitteln Folgendes beachten:

>> Frische Lebensmittel möglichst in kleinen Mengen kaufen und diese rasch verbrauchen.

>> Lebensmittel kühl und trocken aufbewahren. Die meisten Lebensmittel vertragen Kühlschranktemperaturen. Alle übrigen Lebensmittel, die nicht in den Kühlschrank kommen, verpacken oder abdecken.

>> Kühlschrank, Vorratsbehälter und Brotkästen regelmäßig reinigen und mit Essigwasser auswischen.

>> Lebensmittel mit Schimmelbefall sofort aus der Küche entfernen und nicht im Behältnis für Biomüll in der Küche einige Zeit aufbewahren.

Von den etwa 100 000 bekannten Schimmelpilzarten können nur etwa 100 dieser Organismen für Menschen gesundheitsschädliche Schimmelpilzgifte bilden. Dabei sind folgende Toxine von besonderer Bedeutung:

Aflatoxine

Der Schimmelpilz Aspergillus flavus bildet giftige Stoffwechselprodukte, die unter dem Sammelbegriff *Aflatoxine* zusammengefasst werden. Die Sporen dieses Pilzes sind überall in der Umgebung, auch in den Wohnungen der Verbraucher anzutreffen. Sie dringen in die Lebensmittel ein und entwickeln sich bei feuchter und warmer Umgebung rasch. Nüsse, Pistazien, Kokosflocken, Mohn, Getreide, Soja und Mais werden von Schimmelpilzen besonders gern befallen. Durch Hitze beim Backen oder Kochen werden Aflatoxine nicht abgebaut.

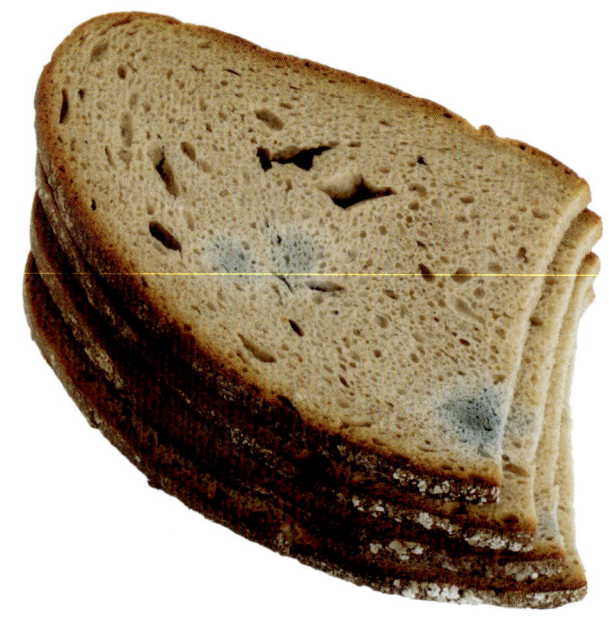

Ochratoxin A

Ochratoxine werden von verschiedenen Penicillium- und Aspergillusarten gebildet. Gesundheitlich bedenklich ist insbesondere das Pilzgift **Ochratoxin A**. Es wird vor allem von Pilzen auf Getreideprodukten, Reis, Kakao, Kaffee und gepulverten Gewürzen gebildet.

Fusarientoxine

Schimmelpilze der Gattung Fusarium befallen zumeist Getreidearten schon auf den Feldern. Sie bilden verschiedene hochgiftige Fusarientoxine aus. Hierzu zählen unter anderem die **Fumonisine**, die in Mais und Maiserzeugnissen anzutreffen sind, sowie **Trichothecene**, die als **Zearalenon** ebenfalls in Maismehl, aber auch in Hafer und als **Deoxynivalenol** (DON) in Braugerste enthalten sein können. In Bockbieren wurden vereinzelt hohe Gehalte an DON gefunden.

Patulin

Wenn Kernobst wie Äpfel und Birnen faulen, sind sie von dem Schimmelpilz Penicillium patulinum befallen, der das Pilzgift **Patulin** bildet. Solche Früchte sollten daher nicht mehr verzehrt werden. Werden Kernobstsäfte von Verbrauchern selbst hergestellt, so ist darauf zu achten, dass kein faules Lesegut verwendet wird. Anders als die meisten Pilzgifte wird Patulin durch längeres Kochen oder beim Vergären abgebaut.

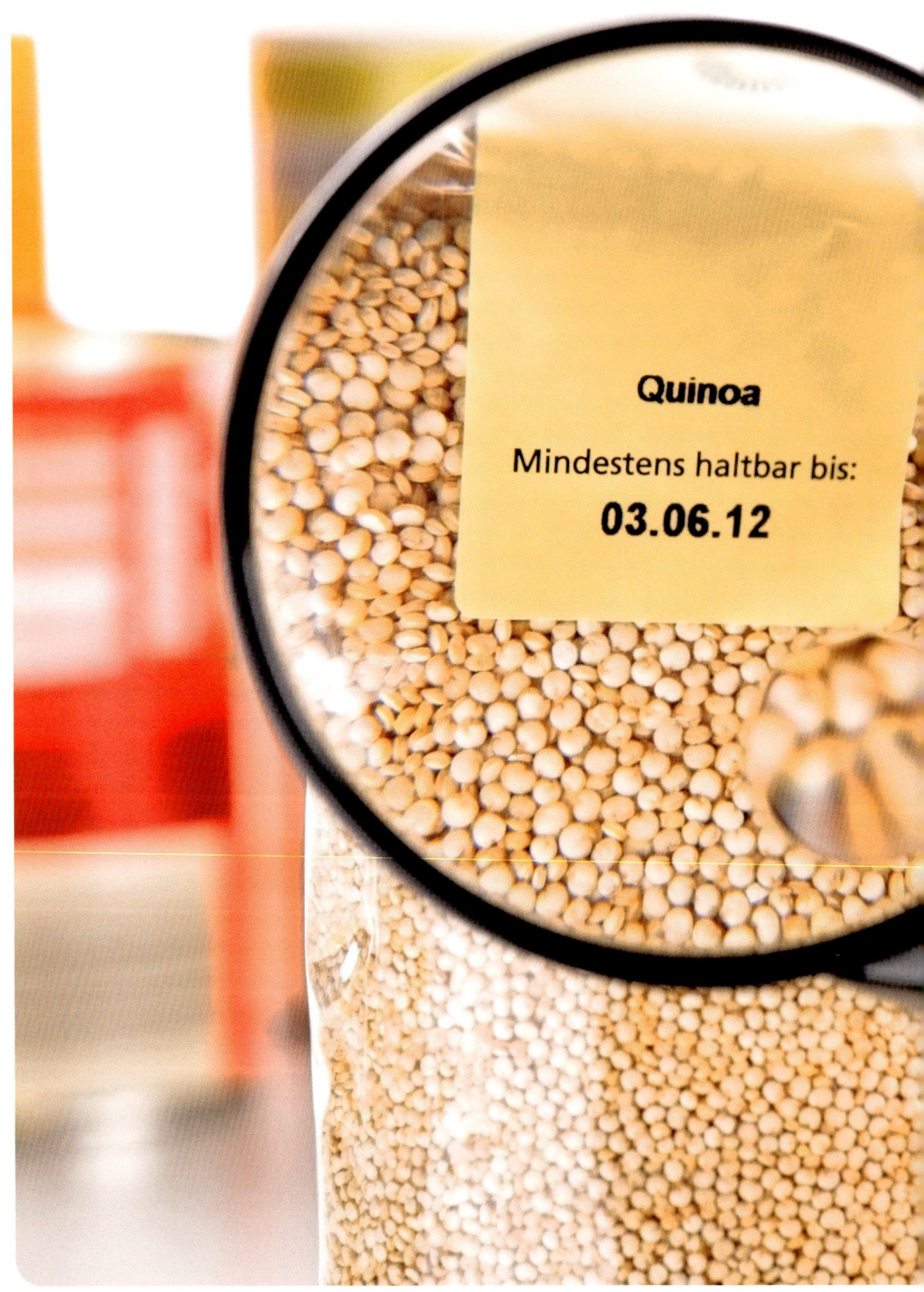

Quinoa

Mindestens haltbar bis:

03.06.12

Die Haltbarkeit von Lebensmitteln im Auge behalten

Das Mindesthaltbarkeitsdatum auf einem Lebensmittel bedeutet nicht, dass es vom einen auf den anderen Tag verdirbt. Es ist aber ein Maß für die Frische von Lebensmitteln, das beachtet werden sollte.

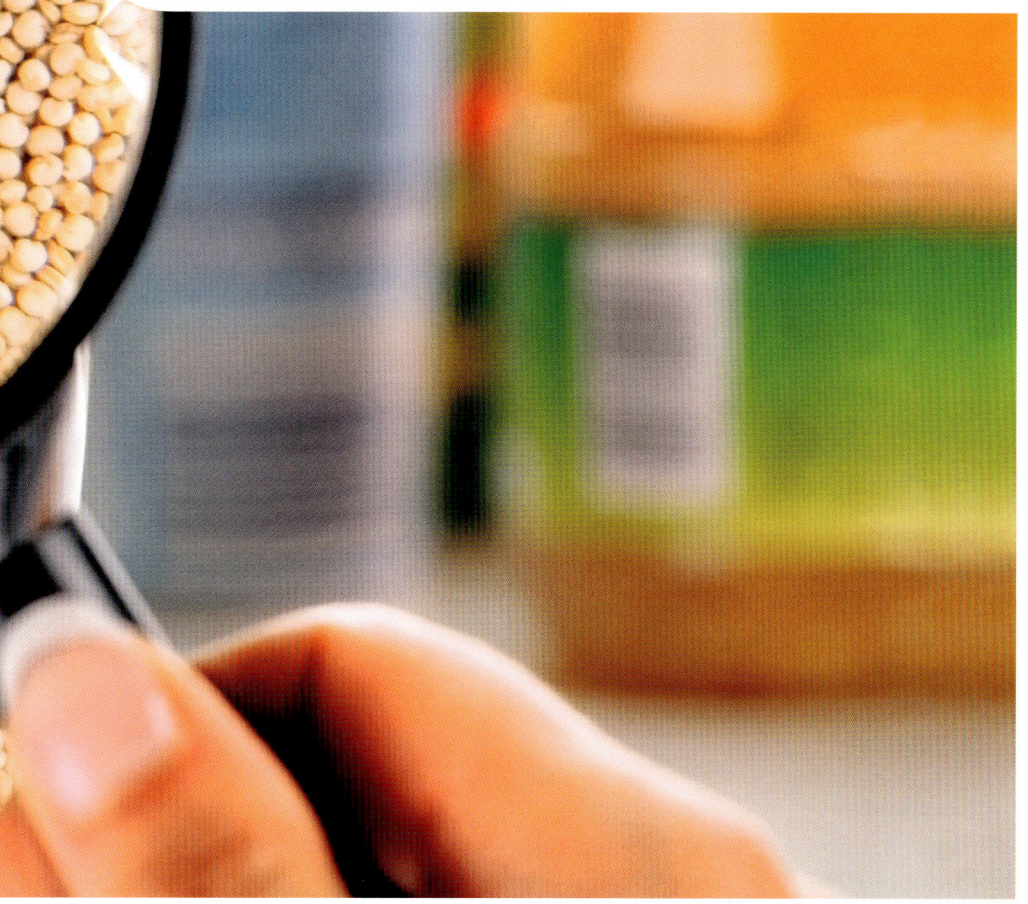

Bei mikrobiologisch sehr leicht verderblichen Lebensmitteln wie zum Beispiel bei einigen Fleisch- und Fischerzeugnissen ist auf den Packungen oder Etiketten ein Datum angegeben, bis zu dem das Erzeugnis zu verbrauchen ist. Zusätzlich sind die Bedingungen genannt, die in dieser Zeit bei der Aufbewahrung einzuhalten sind. Diese Lebensmittel dürfen nach Ablauf dieses *Verbrauchsdatums* nicht mehr verzehrt oder weiterverarbeitet werden. Ab diesem Zeitpunkt besteht die Gefahr, dass sich Krankheitskeime auf den Lebensmitteln in einem solchen Ausmaß vermehrt haben, dass sie nicht mehr unbedenklich verzehrt werden können.

Auf fast allen anderen Lebensmitteln, die verpackt verkauft werden, ist ein **Mindesthaltbarkeitsdatum** angegeben. Es gibt an, wie lange ein Lebensmittel unter angemessenen Aufbewahrungsbedingungen seine spezifischen Eigenschaften behält. Wahrscheinlich haben auch Sie manchmal Schwierigkeiten, das Mindesthaltbarkeitsdatum auf den Packungen zu finden. Oft ist auf den Verpackungen ein Hinweis angebracht, dass das Mindesthaltbarkeitsdatum auf dem Deckel, auf einer Lasche oder anderswo aufgedruckt ist. Die dort gemachte Angabe ist aber bisweilen schlecht lesbar und versteckt zwischen weiteren Zahlen und Nummern, die sich offensichtlich auf die Chargennummer für das Erzeugnis beziehen. Wenn Sie Lebensmittel mit längerer Haltbarkeit wie Mehl, Fruchtsäfte und Teigwaren im Küchenregal oder Küchenschrank längere Zeit aufbewahrt hatten und daher das Mindesthaltbarkeitsdatum vor nicht allzu langer Zeit abgelaufen ist, sollten Sie die Packung mit Inhalt nicht unbesehen wegwerfen. Wenn das Lebensmittel im Aussehen, Geruch und Geschmack noch einwandfrei ist, können Sie es ruhig noch verzehren oder weiterverwenden.

> *Prüfen Sie Lebensmittel mit abgelaufenem Mindesthaltbarkeitsdatum, ob sie noch einwandfrei sind!*
>
> *Werfen Sie Lebensmittel mit abgelaufenem Verfallsdatum unbesehen weg!*

Das Mindesthaltbarkeitsdatum ist kein Verbrauchsdatum und auch kein Verfallsdatum, an dem ein Lebensmittel von einem Tag auf den anderen ungenießbar wird. Der Hersteller bestätigt lediglich, dass er bis zum Ablauf dieses Datums die qualitativen Anforderungen an das Lebensmittel bei den angegebenen Lagerbedingungen oder bei normalen Temperaturen garantiert. In anderen Sprachen wird dieser Sachverhalt deutlicher. Zum Beispiel ist in französischer Sprache das Mindesthaltbarkeitsdatum mit folgendem Text versehen: »A consommer de préférence jusqu'au …«. Dies ist frei übersetzt ein Hinweis, dass das Lebensmittel bevorzugt vor dem angegebenen Datum verzehrt werden soll.

Bei Lebensmitteln mit kurzer Haltbarkeit wie zum Beispiel bei Joghurt und anderen Milchprodukten, die im Kühlschrank über das Mindesthaltbarkeitsdatum hinaus aufbewahrt wurden, können Sie in gleicher Weise prüfen, ob die Erzeugnisse noch einwandfrei sind und sie daher noch verzehrt werden können. Bei verpackten Fleisch- und Fischerzeugnissen, die bei Kühlschranktemperaturen aufzubewahren sind, sollte das Mindesthaltbarkeitsdatum höchstens für kurze Zeit überschritten sein, wenn Sie diese noch essen wollen. Räucherfische, Rohmilchkäse oder küchenfertig verpackte Blattsalate sollten Sie nach dem Mindesthaltbarkeitsdatum ungeprüft entsorgen, da sich darauf befindliche Krankheitskeime wie zum Beispiel Listerien auch im Kühlschrank auf dem Lebensmittel vermehrt haben können, ohne dass sich dies im Geschmack oder Geruch bemerkbar macht.

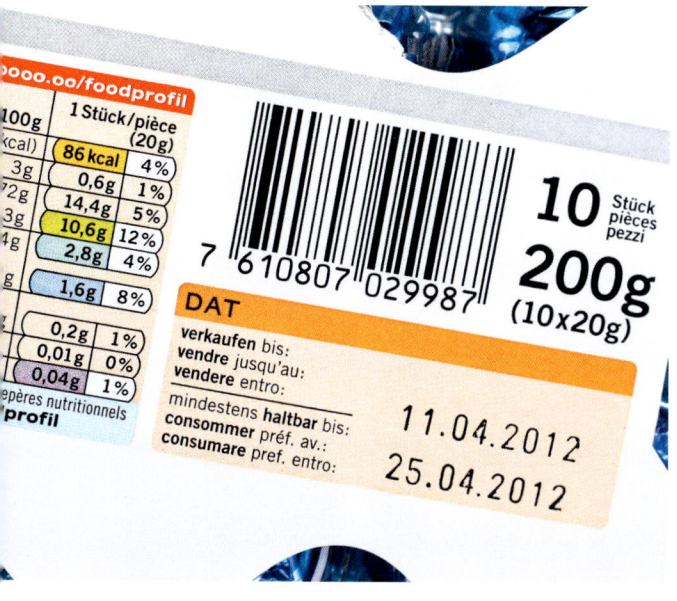

Wenn Sie bei leicht verderblichen Lebensmitteln wie Milch, Joghurt oder Wurst nur einen Teil einer Packung verbraucht und den Rest wieder in den Kühlschrank gestellt haben, ist das Mindesthaltbarkeitsdatum nicht mehr gültig. Nach dem Öffnen der Verpackung gelangen Bakterien, Schimmelpilzsporen und Luftsauerstoff auf das Lebensmittel und führen noch vor Ablauf des Mindesthaltbarkeitsdatums zu einem raschen Verderb. Solche Lebensmittel sollten nach Anbruch wie unverpackt gekaufte Ware behandelt und innerhalb von wenigen Tagen gegessen oder weiterverarbeitet werden. Bei einigen Lebensmitteln ist angegeben, dass die Mindesthaltbarkeit nur bei Einhaltung von Kühlschranktemperaturen gewährleistet ist. Wurde eine solche Lagerung nicht vorgenommen oder für einige Zeit unterbrochen, sollte das Lebensmittel alsbald verbraucht werden, sofern es nicht bereits verdorben ist.

Bevor Sie Lebensmittel einkaufen, sollten Sie in den Kühlschrank schauen. Sehen Sie nach, ob Sie an Lebensmitteln, die nur begrenzt haltbar sind, tatsächlich Bedarf haben. Achten Sie in den Geschäften auf das Mindesthaltbarkeitsdatum der Lebensmittel, die Sie kaufen wollen, und überlegen Sie, ob die Produkte nach Ihrer Erfahrung innerhalb der angegebenen Frist in Ihrem Haushalt tatsächlich auch verzehrt werden. Wenn Sie leicht verderbliche Lebensmittel nur in Mengen kaufen, die Sie alsbald verbrauchen, vermeiden Sie Lebensmittelabfälle. Leider werden in Deutschland pro Person jährlich Lebensmittel im Wert von 300 Euro weggeworfen. Mit einer guten Planung sparen Sie daher nicht nur Geld, Sie zeigen auch Ihre hohe Wertschätzung für Lebensmittel.

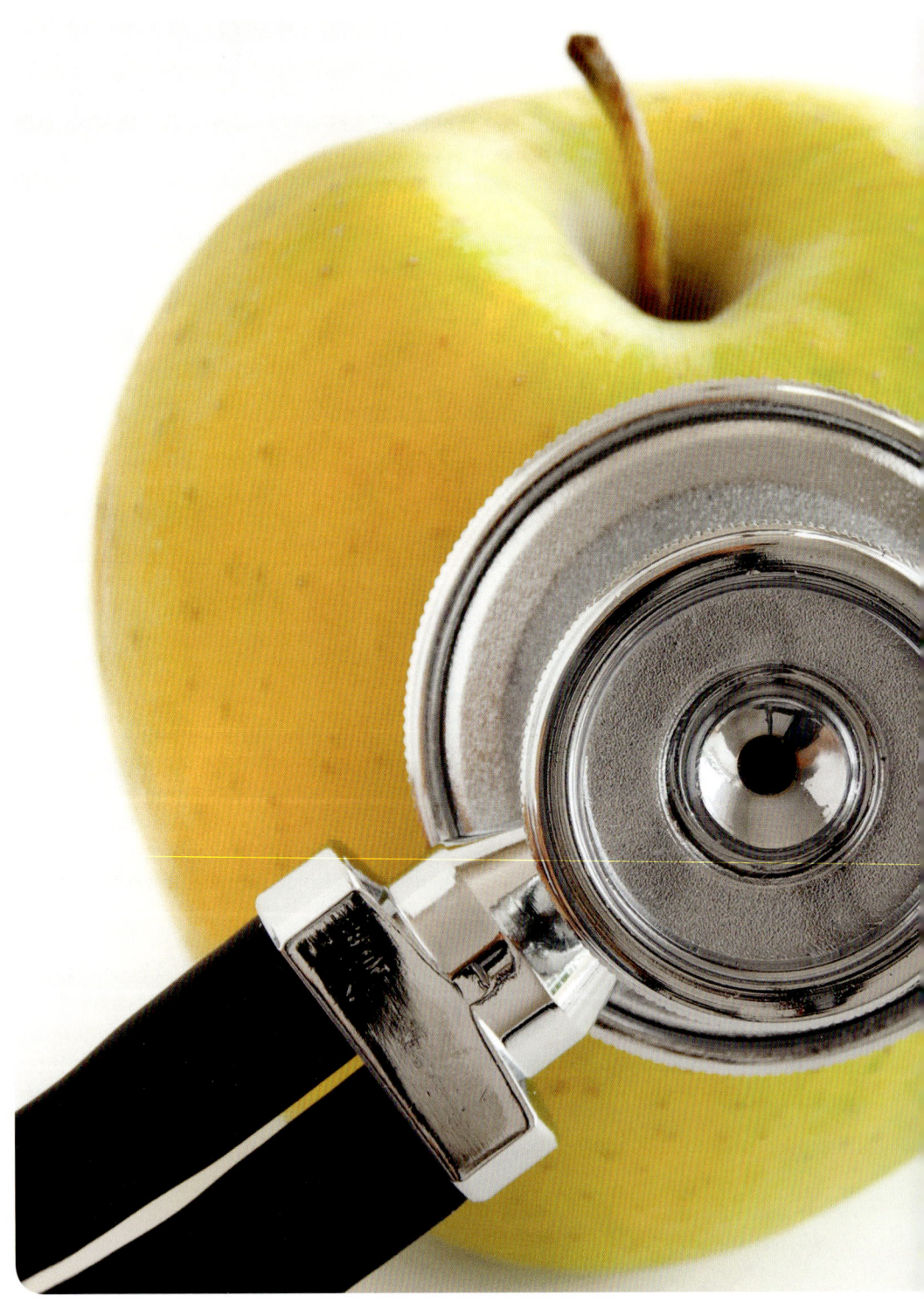

Was Sie schon immer über Lebensmittel wissen wollten

Mit welchen Schadstoffen auf Lebensmitteln müssen Sie rechnen? Sind Lebensmittel, mit Zusatzstoffen oder mit Gentechnik hergestellt, gesundheitlich bedenklich? Sind Bio-Lebensmittel und Nahrungsergänzungsmittel empfehlenswert? Was geschieht bei Einhaltung extremer Diäten?

Schadstoffe in und auf Lebensmitteln

Schadstoffe können auf vielen Wegen in unsere Lebensmittel gelangen, viele unbeabsichtigt, weil sie überall in unserer Umwelt vorkommen. Darüber hinaus kann es sich bei Schadstoffen aber auch um Rückstände von Stoffen handeln, die bei der Herstellung von Grundnahrungsmitteln eingesetzt wurden und teilweise noch darin vorhanden sind. Beispiele sind Rückstände von Pflanzenschutzmitteln und Tierarzneimitteln. Bei der dritten Gruppe von Schadstoffen handelt es sich um Stoffe, die ungewollt bei der Herstellung, beim Kochen, Braten und Backen von Lebensmitteln aus ihren Bestandteilen entstehen, wie zum Beispiel Acrylamid und 3-Monochlorpropandiol (3-MCPD). In allen diesen Fällen sollten die im Lebensmittel vorhandenen Mengen so niedrig wie möglich und gesundheitlich unbedenklich sein.

Umweltbedingte Schadstoffe

Überall wo Industrieprodukte hergestellt oder entsorgt werden, wo Energie erzeugt oder verbraucht wird sowie bei vielen anderen Tätigkeiten des Menschen entstehen gesundheitlich bedenkliche organische Verbindungen wie *Dioxine, polychlorierte Biphenyle (PCB) und polycyclische aromatische Kohlenwasserstoffe*. Sie kommen auf vielfältige Weise über die Luft, durch Gewässer, als Nebenprodukte von Erzeugnissen aller Art oder mit Abfall in die Umwelt. Gelangen die Schadstoffe auf Pflanzen oder werden sie von Nutztieren über Futtermittel und Wasser aufgenommen, so können daraus hergestellte Lebensmittel mehr oder weniger stark belastet sein.

Tiere speichern Dioxine und PCB vorwiegend in ihrem Fettgewebe. Daher sind vom Tier stammende Lebensmittel wie Fleisch, Eier und Fische sowie daraus hergestellte Erzeugnisse vergleichsweise stärker belastet als Obst, Gemüse und Getreideerzeugnisse.

Einige Lebensmittel können erhöhte Mengen an giftigen Schwermetallen wie *Blei, Cadmium, Quecksilber* und *radioaktive Stoffe* aufweisen. Die Belastungen der Umwelt mit diesen Stoffen und damit von Lebensmitteln beruhen auf industriellen Verschmutzungen, in manchen Fällen können aber auch die Böden, auf denen Pflanzen wachsen und Tiere grasen, geologisch bedingt Schwermetalle enthalten.

Die größten lebensmittelbedingten Gesundheitsrisiken sind falsche Essgewohnheiten, wenn zu viel, zu fett und zu süß gegessen wird, gefolgt von Infektionen durch mangelnde Küchenhygiene. Die meisten umweltbedingten Schadstoffe führen dagegen in den Mengen, in denen sie über Lebensmittel aufgenommen werden, zu keinen akuten gesundheitlichen Beeinträchtigungen. Erst bei einem länger dauernden Verzehr kontaminierter Lebensmittel kann es zu chronischen Schädigungen von inneren Organen und in einigen Fällen zu Krebserkrankungen kommen.

Für eine Reihe von Lebensmitteln, bei denen eine erhöhte Belastung mit Schadstoffen zu erwarten ist, sind zum vorbeugenden Gesundheitsschutz Höchstgehalte gesetzlich festgelegt, die nicht überschritten werden dürfen. Verbraucherinnen und Verbraucher können davon ausgehen, dass die für die Lebensmittelüberwachung zuständigen Behörden die Einhaltung solcher Höchstwerte kontrollieren und kriminelle Vergehen, wenn zum Beispiel Sondermüll dem Viehfutter zugemischt wird, rasch aufklären und unterbinden.

Pflanzenschutzmittel

In der Landwirtschaft werden aus ökonomischen Gründen Pflanzenschutzmittel eingesetzt. Pflanzenschutzmittel verhindern, dass ein großer Teil der in der Welt produzierten pflanzlichen Lebensmittel nicht schon vor oder während der Ernte, bei der Lagerung oder auf dem Transport zum Verbraucher von Tieren oder Mikroorganismen vernichtet wird. Als Pflanzenschutzmittel werden Pestizide eingesetzt, die insbesondere der Bekämpfung von Insekten, Milben Fadenwürmern, Schnecken, Nagetieren und Schimmelpilzen dienen. Darüber hinaus werden Unkrautbekämpfungsmittel und Wachstumsregulatoren verwendet.

80 % der Bevölkerung in Deutschland sind der Auffassung, dass Rückstände von Pflanzenschutzmitteln auf Lebensmitteln zu den größten gesundheitlichen Risiken zählen. Diese Einschätzung trifft jedoch nicht zu. Durch internationale Regelungen wird dafür gesorgt, dass die auf oder in Lebensmitteln geduldeten Rückstände an Pflanzenschutzmitteln nach dem aktuellen Stand wissenschaftlicher Erkenntnisse unvermeidbar und gesundheitlich unbedenklich sind. Auch wenn in Zeitungen und Fernsehen gelegentlich über Grenzwertüberschreitungen bei Pflanzenschutzmitteln in einigen Obst- oder Gemüsesorten berichtet wird, so ist dies wegen des hohen Sicherheitsfaktors, der bei den Grenzwertfestlegungen berücksichtigt wird, oft noch nicht problematisch. Da zumeist nur einzelne Chargen Obst oder Gemüse von überhöhten Rückständen betroffen sind, besteht auch kaum die Gefahr chronischer Erkrankungen. Keinesfalls sollte man den Verzehr von Obst und Gemüse einschränken, da der gesundheitliche Nutzen dieser Lebensmittel bei Weitem das Risiko, das von Pflanzenschutzmittel-Rückständen ausgehen könnte, überwiegt.

> *Möglichst regional erzeugtes Obst und Gemüse der Saison essen!*

Es ist verständlich, dass Verbraucher wegen des unvermeidlichen »Restrisikos« oder wegen eines Widerwillens gegen »Chemie in Lebensmitteln« oder aus Gründen des

Umweltschutzes möglichst »ungespritztes« Obst und Gemüse essen wollen. Sie können auf Bio-Erzeugnisse zurückgreifen, bei denen keine chemisch-synthetischen Pflanzenschutzmittel eingesetzt werden dürfen und bei denen die Rückstände im Durchschnitt um etwa 2/3 geringer sind als bei konventionell hergestellter Ware. Auch saisonal und regional erzeugtes Obst und Gemüse hat in der Regel weniger Rückstände an Pflanzenschutzmitteln als Lebensmittel, die fernab geerntet und auf weiten Wegen hierher in die Geschäfte gebracht werden. In Staaten mit tropischem oder subtropischem Klima kommen Pflanzenschädlinge vor, die es bei uns nicht gibt. Obst und Gemüse aus solchen Ländern kann daher Pflanzenschutzmittel enthalten, die in Deutschland nicht verwendet werden dürfen.

In jedem Fall sollte Obst und Gemüse entweder geschält oder sorgfältig mit Wasser gewaschen werden, da auf diese Weise die Belastung mit Pflanzenschutzmitteln, aber auch mit Bakterien reduziert wird.

Tierarzneimittel

Nutztiere erhalten Arzneimittel, wenn sie krank sind oder wenn die Gefahr besteht, dass sie krank werden können. Viele solcher Arzneimittel gelangen in das Fleisch, die Milch, in die Eier oder in den Honig. Es ist gesetzlich geregelt, dass keine tierischen Lebensmittel zum Verbraucher gelangen dürfen, die Reste von Tierarzneimitteln in gesundheitlich relevanten Mengen enthalten.

Antibiotika und andere Arzneistoffe werden bei Tieren aber nicht immer nur zur Bekämpfung und Vorbeugung von Infektionskrankheiten eingesetzt. Diese Mittel können auch die Futterverwertung und das Wachstum der Tiere fördern. Als Masthilfsmittel und zum Stressabbau bei Tieren dienen Hormone wie zum Beispiel Cortison und weibliche Geschlechtshormone. Auch auf die Schilddrüse wirkende Stoffe können den Futtermitteln für Tiere zugesetzt werden. Sie sollen den Energiebedarf der Tiere herabsetzen, damit eine bessere Gewichtszunahme erreicht wird.

Verbraucher können nicht erkennen, inwieweit Lebensmittel mit Tierarzneimitteln belastet sind. Je größer jedoch die Betriebe sind, die Nutztiere halten, um so wahrscheinlicher dürfte das Interesse der Betreiber am Einsatz von Tierarzneimitteln zur Vorbeugung von Krankheiten sein. Betriebe, die ihre Erzeugnisse als Bio-Produkte vertreiben, dürfen dagegen keine Tierarzneimittel zur Krankheitsprophylaxe einsetzen und den biologisch produzierten Futtermitteln keine leistungsfördernden Stoffe und Antibiotika zusetzen.

Schadstoffe, die bei der Verarbeitung von Lebensmitteln entstehen

Viele Schadstoffe entstehen in Lebensmitteln, wenn sie verarbeitet werden. So werden beim Backen, Rösten, Braten oder Frittieren aus Bestandteilen von Getreide- und Kartoffelerzeugnissen die Stoffe *Acrylamid* und *3-Monochlorpropandiol (3-MCPD)* gebildet. Diese Stoffe können bei häufigem Verzehr in größeren Mengen gesundheitsschädlich sein. Ein anderes Beispiel ist der Stoff *Ethylcarbamat*, der sich bei der Herstellung von Spirituosen aus Steinobst bildet. Dieser Stoff steht im Verdacht, krebserregend zu sein. Unerwünscht ist auch die Bildung von Transfettsäuren bei der Raffination von Speisefetten. In allen Fällen, in denen bei der gewerblichen Verarbeitung von Lebensmitteln Schadstoffe entstehen, ist die Lebensmittelindustrie gehalten, die technischen Verfahren in der Weise zu optimieren, dass solche Stoffe nicht oder nur in technisch unvermeidbaren und gesundheitlich unbedenklichen Mengen im Fertigerzeugnis enthalten sind.

Wenn Sie in Ihrem Haushalt Lebensmittel selbst verarbeiten, findet keine Kontrolle und Überwachung statt. Sie müssen selbst darauf achten, dass beim Backen, Braten, Frittieren und Grillen möglichst keine oder nur wenig Schadstoffe entstehen. Dies erreichen Sie, wenn Sie unnötig hohe Temperaturen und lange Brat- und Backzeiten vermeiden.

Lebensmittelzusatzstoffe

Zusatzstoffe erleichtern der Lebensmittelindustrie die Herstellung ihrer Produkte, sorgen für ein besseres Aussehen und verlängern ihre Haltbarkeit. Ohne Zusatzstoffe könnten viele Fertigprodukte, die Sie in den Regalen der Lebensmittelgeschäfte finden, nicht mehr hergestellt oder nur noch in wenig ansprechender Qualität geliefert werden. In Ihrem Haushalt benötigen Sie dagegen nur wenige Lebensmittelzusatzstoffe wie zum Beispiel Backpulver, Süßstoff und vielleicht auch manchmal Farbstoffe und Aromen für Süßigkeiten und einige andere Lebensmittel. Von den mehr als 300 zugelassenen Lebensmittelzusatzstoffen sind für Bio-Produkte nur knapp 50 Zusatzstoffe erlaubt. Für einige Bio-Siegel haben Öko-Verbände diese Zahl noch weiter reduziert. Verbraucher, die ein Restrisiko für ihre Gesundheit durch Zusatzstoffe vermindern möchten, können beim Kauf von Lebensmitteln auf solche Bio-Produkte zurückgreifen.

Die meisten Lebensmittelzusatzstoffe werden zwar auf chemischem Wege hergestellt, wie zum Beispiel *Konservierungsstoffe*. Lebensmittelzusatzstoffe sind aber in einigen Fällen auch Stoffe aus der Natur. Beispiele dafür sind die als *Dickungsmittel* eingesetzten Mehle von Johannisbrot und Guar-Bohne, die auch in Bio-Lebensmitteln verwendet werden dürfen. Die Lebensmittelzusatzstoffe wurden von Wissenschaftlern für ihren Einsatz in Lebensmitteln geprüft und von der Europäischen Union unter strengen Bedingungen zugelassen. Doch vermuten manche Verbraucher, dass die betroffenen Wirtschaftsverbände bei Gutachten und Zulassungen von Lebensmittelzusatzstoffen zu starken Einfluss nehmen und der Verbraucherschutz zu wenig berücksichtigt wird. Es ist in manchen Fällen tatsächlich nicht einfach, Kompromisse zwischen wirtschaftlichen Interessen und einem ausreichenden Verbraucherschutz zu finden.

Mit einem Blick auf die Liste der Zutaten können Sie feststellen, ob das Fertigerzeugnis die von Ihnen erwarteten wertbestimmenden Bestandteile enthält oder ob Geruch, Geschmack oder Konsistenz weitgehend auf der Zugabe von Zusatzstoffen beruhen.

Berechtigt ist die Befürchtung, dass einige Hersteller mit Hilfe von Zusatzstoffen ihre Produkte derart verändern, dass eine bessere Qualität vorgetäuscht wird. Mit einem Blick auf die Liste der Zutaten, die auf jeder Lebensmittelverpackung angebracht ist, können Sie jedoch schnell feststellen, wie das gekaufte Lebensmittel zusammengesetzt ist und ob zum Beispiel **Aromastoffe** statt wertvoller Zutaten zugesetzt sind. Aromastoffe, die in Lebensmitteln eingesetzt werden können, gibt es in großer Zahl. Manche Hersteller setzen ihren Lebensmitteln Aromen zu, damit sie in den Erzeugnissen einen sehr viel stärkeren Geschmack erzeugen, als dies durch Zugabe von aromatischen Früchten, Gewürzen oder von Gemüse erreicht werden kann. So manche Eltern sind daher erstaunt, dass ihrem Kind der käufliche Erdbeerjoghurt, hergestellt mit sehr wenig Früchten und viel Aroma, besser schmeckt als ein aus Joghurt und vielen Erdbeeren hergestelltes Erzeugnis.

Nicht immer muss die Lebensmittelindustrie die bei der Herstellung ihrer Produkte eingesetzten Zusatzstoffe angeben. Es handelt sich dabei um sogenannte technische Hilfsstoffe, die nach der Fertigstellung des Lebensmittels nicht mehr oder nur noch in geringen Mengen vorhanden sind. Ein Beispiel sind Filterhilfsstoffe, die bei der Herstellung von Wein und Fruchtsäften zur Klärung zugesetzt und mit den Trübstoffen wieder entfernt werden.

Werden einzelne Lebensmittel über längere Zeit in unvernünftigen Mengen verzehrt, können gesundheitliche Beeinträchtigungen nicht ausgeschlossen werden. So können zum Beispiel Lebensmittel, die **Zuckeraustauschstoffe** wie zum Beispiel **Sorbit** enthalten, bei übermäßigem Verzehr abführend wirken und Durchfälle und Bauchschmerzen hervorrufen.

Einige Erfrischungsgetränke mit der Angabe »Light« oder »Zuckerfrei« enthalten den Süßstoff **Aspartam**. Da dieser Stoff im Körper zu Phenylalanin abgebaut wird, ist er für schwangere Frauen, die an der seltenen Erbkrankheit Phenylketonurie leiden, bedenklich. Sie können Phenylalanin nicht abbauen. Er schädigt insbesondere die

Gehirne von Embryos. Solche Frauen müssen eine Phenylalanin-arme Diät einhalten und dürfen keine mit Aspartam gesüßten Erfrischungsgetränke zu sich nehmen.

So manche Stoffe in naturbelassenen Lebensmitteln sind für den Menschen gesundheitlich unbedenklich und oft auch wichtige Bestandteile für den Stoffwechsel. Wenn sie jedoch in isolierter Form Lebensmitteln zugesetzt werden und auf diese Weise häufig in großen Mengen verzehrt werden, können sie gesundheitlich problematisch werden. *Phosphate* sind hierfür ein Beispiel. Sie kommen vielfältig in chemisch gebundener Form in Lebensmitteln, zum Beispiel in Milchprodukten und Hülsenfrüchten vor. Der menschliche Körper benötigt Phosphat zu vielen Stoffwechselvorgängen. Dafür genügen die Mengen, die mit naturbelassenen Lebensmitteln aufgenommen werden. Phosphate werden aber oft als Substanz bei der Herstellung von Wurst, Schmelzkäse, Cola-Getränken und anderen Lebensmitteln reichlich zugesetzt. Es besteht dabei der Verdacht, dass Personen mit eingeschränkter Nierenfunktion bei einem starken Verzehr von Lebensmitteln mit reichlichem Phosphatzusatz Probleme mit ihrem Herz-Kreislauf-System und ihren Gefäßen bekommen.

Einige Verbraucherinnen und Verbraucher reagieren auf Zusatzstoffe mit Unverträglichkeit. So kann zum Beispiel *Schwefeldioxid,* das bei der Herstellung von Wein, Sekt und einigen anderen Lebensmitteln zugesetzt wird, bei empfindlichen Personen Kopfschmerzen und Übelkeit hervorrufen. Ohne diesen Stoff lassen sich aber wohlschmeckende Weine nicht herstellen. Schwefeldioxid und seine Salze behindern die Aufnahme von Vitamin B_1. Daher sollten Wein und Sekt, nicht nur wegen ihres hohen Gehaltes an Alkohol, nur in begrenzten Mengen getrunken werden. Bei Asthmatikern kann Schwefeldioxid das sogenannte Sulfit-Asthma bewirken.

Azofarbstoffe in Lebensmitteln lösen bei einzelnen Personen pseudoallergische Reaktionen aus. Generell sollten Lebensmittel, die mit Azofarbstoffen gefärbt sind, nicht zu häufig und nicht in größeren Mengen verzehrt werden, da sie sonst Allergien auslösen oder fördern können. Dies gilt in besonderem Maß für Kinder, deren Aktivität und Aufmerksamkeit durch Azofarbstoffe beeinträchtigt werden kann. Azofarbstoffe sind auf den Verpackungen von damit gefärbten Lebensmitteln mit den Nummern E 102, E 114, E 122, E 124a und E 129 angegeben.

Einige Verbraucherinnen und Verbraucher reagieren mit Kopfschmerzen, Taubheitsgefühlen oder Herzrasen, wenn sie Speisen mit dem Würzmittel *Glutamat* essen. Da diese Unverträglichkeiten insbesondere nach dem Verzehr asiatischer Speisen auftreten, wird auch von einem »China-Restaurant-Syndrom« gesprochen. Glutamat verstärkt den leicht salzigen oder süßen Geschmack von Lebensmitteln und unterdrückt gleichzeitig bittere und saure Aromen. Es

Von Kartoffelchips und anderem Knabbergebäck isst man mehr als man will, weil sie Glutamat enthalten, das den Appetit anregt.

wird daher häufig in industriellen Fertigerzeugnissen eingesetzt, wie zum Beispiel in verpackten Suppen und Soßen, pikanten Fertiggerichten und Kartoffelsnacks. Glutamat wirkt appetitanregend. So fällt es so manchen Verbrauchern schwer, mit dem Essen von damit gewürztem Knabbergebäck aufzuhören. Die Folge ist, dass zu viel gegessen wird und dadurch Übergewicht entsteht. Es wird vermutet, dass Glutamat eine neurologische Störung im Gehirn verursacht und die Appetitregulation beeinträchtigt.

Wenn häufig Glutamat in größeren Mengen gegessen wird, soll angeblich mit der Zeit der Geschmacksinn beeinträchtigt werden. Der Eigengeschmack natürlicher Lebensmittel wird dann nicht mehr richtig wahrgenommen. Daher sollten nicht zu viele stark mit Glutamat gewürzte Lebensmittel verzehrt werden. Glutamat kommt in vielen Lebensmitteln, zum Beispiel in Tomaten, Eiern, Rindfleisch und auch in Hefeextrakt, natürlich vor. Dieser Extrakt wird von der Lebensmittelindustrie gern als Ersatz für den Zusatzstoff Glutamat eingesetzt. Bei den Erzeugnissen darf dann der Hinweis »Ohne Zusatz von Geschmacksverstärkern« angebracht werden, da Hefeextrakt als Zutat und nicht als Lebensmittelzusatzstoff gilt.

Gentechnik – für viele ein rotes Tuch

Sie möchten keine Lebensmittel essen, die durch Anwendung gentechnischer Verfahren hergestellt wurden? Viele Menschen in unserem Land sind der Meinung, dass solche Produkte nicht genügend in Langzeitversuchen auf ihre gesundheitliche Unbedenklichkeit geprüft sind und daher Krankheiten hervorrufen könnten. Umweltorganisationen befürchten darüber hinaus, dass die »grüne Gentechnik« nur der industriell geprägten Landwirtschaft Vorteile bringt, die auf die weitere Steigerung der Produktivität durch noch bessere Hightech-Methoden abstellt. Dabei würden aber Naturschutz sowie soziale und kulturelle Gesichtspunkte weitgehend unberücksichtigt bleiben. Die grüne Gentechnik würde somit nicht zu einer nachhaltigen und ökologischen Landwirtschaft beitragen.

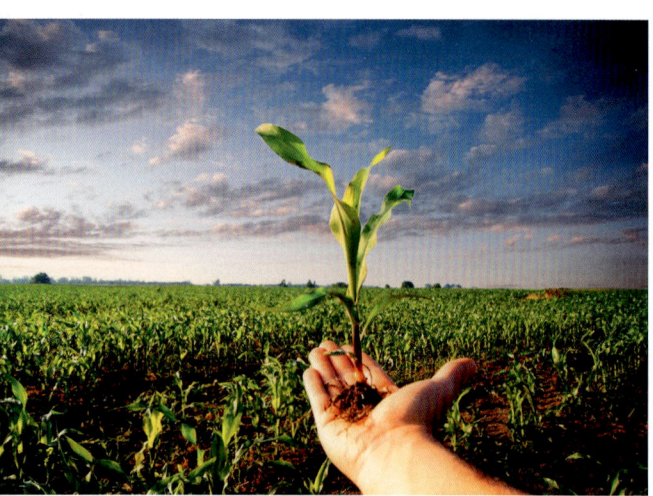

Viele Wissenschaftler und die Vertreter der betroffenen Wirtschaftskreise sind dagegen überzeugt, dass die aus gentechnisch veränderten Pflanzenteilen hergestellten Lebensmittel gesundheitlich unbedenklich und verträglich sind. Dies hätten zahlreiche Studien ergeben. Wichtig sei es, die Forschung im Bereich der Gentechnik bei Pflanzen fortzuführen. Nur auf diese Weise könnten die lebenswichtigen Kulturpflanzen den künftigen Anforderungen insbesondere im Hinblick auf die erwarteten Klimaveränderungen angepasst werden. Denn sonst könne bald die Ernährung der wachsenden Weltbevölkerung nicht mehr sichergestellt werden.

In vielen Ländern der Welt, insbesondere aber in Brasilien, Argentinien und in den USA wird in großem Umfang *Gen-Mais, Gen-Soja* und *Gen-Raps* angebaut. Mit diesen Saaten werden hier in Europa unsere Nutztiere gefüttert. Seriöse Untersuchungen haben gezeigt, dass gentechnisch veränderte Futtermittel keinen Einfluss auf die Gesundheit oder die Fruchtbarkeit dieser Tiere haben. Die veränderten Gene der Futterpflanzen werden von den Tieren verdaut und die Eiweißbestandteile wieder zu eigenen Genen zusammengebaut. Die ursprünglichen Gene in den Futtermitteln sind daher in Lebensmitteln wie Fleisch, Eiern und Milch nicht mehr nachweisbar.

Verbraucherinnen und Verbrauchern weniger bekannt ist die »Weiße Gentechnik« Bei diesen biotechnologischen Verfahren werden durch gentechnisch veränderte Mikroorganismen Stoffe in großen Mengen produziert, die für die Futtermittel- und Lebensmittelindustrie benötigt werden. Dabei handelt es sich um Vitamine, Aromen und Enzyme. Da es für die Käseproduktion nicht mehr genügend *Chymosin,* das Labferment aus Kälbermagen, gibt, wird heute zur Dicklegung der Milch zumeist das auf gentechnischem Wege gewonnene Enzym eingesetzt. Auch der in vielen Fertiggerichten verwendete Geschmacksverstärker *Glutamat,* das Erdbeeraroma im Fruchtjoghurt sowie die Aminosäure *Cystein,* die in Bäckereien hilft, die Struktur von Brot und Brötchen zu verbessern, werden mit Hilfe gentechnisch veränderter Mikroorganismen hergestellt. Als weiteres Beispiel sei die Herstellung von *Traubenzucker, Glukosesirup* und *Sorbit* genannt. Auch hierbei werden gentechnisch veränderte Organismen und pflanzliche Stärke eingesetzt. Bei Lebensmitteln, die mehr als 0,9 % gentechnisch veränderte Bestandteile enthalten, muss folgender Hinweis angebracht sein: »Dieses Produkt enthält genetisch veränderte Organismen«. Dies wäre zum Beispiel der Fall, wenn Gen-Mais in einem Lebensmittel als Zutat verwendet wird. Erzeugnisse mit einer solchen Kennzeichnung sind bei uns praktisch unverkäuflich.

Wenn jedoch am Ende eines Herstellungsprozesses im Lebensmittel oder im Zusatzstoff keine Gene von gentechnisch veränderten Lebensmitteln, Bakterien, Hefen oder Pilzen mehr enthalten sind, muss auf den Packungen auch kein Hinweis auf ein gentechnisches Verfahren aufgedruckt werden. Verwendet ein Hersteller bei seinem Lebensmittel die Angabe »Ohne Gentechnik«, so muss er eine Reihe von Anforderungen erfüllen, die vom Verband Lebensmittel ohne Gentechnik e.V. festgelegt wurden. So dürfen zum Beispiel Bestandteile gentechnisch veränderter Pflanzen auch in

Form von Verunreinigungen nicht enthalten sein. Vitamine, Aromen, Enzyme und andere Lebensmittelzusatzstoffe, die gentechnisch hergestellt wurden, dürfen nicht verwendet werden. Bei Lebensmitteln von Tieren dürfen keine Futtermittel eingesetzt werden, die gentechnisch verändert wurden.

Bio-Lebensmittel aus kontrolliert ökologischem Anbau stammen nicht aus gentechnisch veränderten Pflanzen. Auch dürfen nur Zusatzstoffe verwendet werden, bei denen keine gentechnischen Verfahren angewendet wurden. Da jedoch zu Versuchszwecken und zur Gewinnung von chemischen Rohstoffen in unserem Land gentechnisch veränderte Pflanzen angebaut werden und deren Pollen über weite Strecken fliegen, können sie auch auf Pflanzen aus ökologischem Anbau gelangen. Daher lassen sich in pflanzlichen Bio-Lebensmitteln gelegentlich auch veränderte Gene in geringen Mengen nachweisen.

Was sind Bio-Lebensmittel wirklich?

Anfang der 1970er-Jahre brachten einige Bauern ihre Erzeugnisse aus Kleinbetrieben als Bio-Produkte auf den Markt. Für ihr Obst und das Gemüse hatten sie weder Kunstdünger noch Pestizide eingesetzt. Die Ware war im Vergleich zu konventionell hergestellten Erzeugnissen teuer und ihr Aussehen war oft weniger ansprechend als konventionell hergestellte Erzeugnisse. Verbraucher, die diese Bio-Produkte gleichwohl kauften, wollten Schadstoffe in Lebensmitteln so weit wie möglich meiden und dadurch etwas Gutes für ihre Gesundheit tun.

Andere Produzenten erkannten schnell die Werbewirksamkeit der Angabe »Bio« und verwendeten zunehmend auch Begriffe wie »Natur«, »natürlich« oder »ökologisch« für ihre Ware, ohne jedoch besondere Kriterien einzuhalten. Daher erließ die Europäische Union 1991 eine Verordnung über den ökologischen Landbau und die entsprechende Kennzeichnung der landwirtschaftlichen Erzeugnisse und Lebensmittel. Erzeugnisse, die diesen Vorschriften entsprechend hergestellt sind, dürfen das EU-Bio-Siegel tragen. Auf diese Weise wurde dem Wildwuchs in der Werbung Einhalt geboten. Doch sind die Anforderungen an das neu geschaffene Bio-Siegel der EU weniger streng als diejenigen deutscher landwirtschaftlicher Organisationen wie zum Beispiel Demeter, Bioland und Naturland. Das deutsche Bio-Siegel darf bei Erzeugnissen verwendet werden, wenn sie entsprechend den Bestimmungen der EU-Richtlinie über den ökologischen Landbau hergestellt sind.

Inzwischen ist bei den Bio-Lebensmitteln ein erheblicher Wandel eingetreten: Konventionelle Großbetriebe veränderten ihre Produktionsbedingungen derart, dass ihre Erzeugnisse die EU-Anforderungen für das Bio-Siegel einhalten. Die Preise für diese Bio-Erzeugnisse sind seither oft nicht mehr wesentlich höher als bei handelsüblicher

Ware. Daraufhin mussten sich viele Bio-Bauern mit ökologischer Landwirtschaft ebenfalls der Nachfrage stellen und ihre Betriebe mit Hilfe von Techniken auf Groß-produktionen umstellen. Daher sind heute zum Beispiel Bio-Eier aus Farmen mit bis zu 3000 und mehr Hühnern im Handel erhältlich und nur noch selten solche vom kleinen Hühnerhof, wo die Tiere tiergerechten freien Auslauf mit mehr als 4 m² pro Legehenne haben.

Aufgrund dieser Entwicklung wird heute im Lebensmitteleinzelhandel, in Super-märkten und Discountern eine Vielzahl an Bio-Lebensmitteln angeboten, die sich in ihrer Qualität und, abgesehen von Fleisch, auch im Preis nur noch wenig von konven-tionell hergestellter Ware unterscheidet. Wissenschaftler können bei der Bewertung von Bio-Lebensmitteln hinsichtlich der ernährungsphysiologisch wichtigen Bestand-teile im Vergleich zu konventionell hergestellter Ware keine großen Unterschiede mehr entdecken. Bio-Obst und -Gemüse ist zumeist nicht reicher an Nährstoffen als konventionell hergestellte Produkte, weil die Gehalte an Vitaminen und Mine-ralstoffen in diesen Naturprodukten schwanken und stark vom Standort, der Sorte, dem Reifegrad und der Lagerdauer abhängig sind. Doch weisen Bio-Lebensmittel im Vergleich zu konventionell hergestellten Erzeugnissen keine oder aufgrund der allge-meinen Umweltverschmutzung nur geringe Rückstände an chemisch-synthetischen Pflanzenschutzmitteln und anderen Schadstoffen auf.

In Bio-Fleisch lassen sich keine Reste von Arzneimitteln nachweisen. Bei solchem Fleisch macht sich die bessere Haltung und Fütterung der Tiere auch in Geschmack und Aussehen des Fleisches deutlich bemerkbar. Das Fett in Bio-Rindfleisch und in der Bio-Milch enthält wegen der Fütterung der Rinder mit Gras und Heu etwas mehr gesundheitlich wichtige Omega-3-Fettsäuren als Produkte von konventionell gefütterten Tieren. Für viele Verbraucherinnen und Verbraucher, die Bio-Fleisch und andere von Tieren gewonnene Bio-Erzeugnisse kaufen, steht zunehmend die Frage einer artgerechten Haltung der Nutztiere im Vordergrund. Bei tierischen und pflanzlichen Bio-Lebensmitteln ist ihnen darüber hinaus die Nachhaltigkeit ihrer Herstellung wichtig. Dies bedeutet unter anderem, dass in den landwirtschaftli-chen Bio-Betrieben der natürliche Kreislauf »Futtermittel für die Tiere vom eigenen Acker – Düngemittel aus dem Stall auf die eigenen Felder« sowie ein für den Boden günstiger Wechsel der Fruchtfolge mit unterschiedlichen Pflanzen eingehalten wird. Auf diese Weise werden die Ackerböden nicht ausgezehrt und behalten ihre den Pflanzenwuchs fördernde Struktur.

Die Herstellung von Bio-Produkten macht im Vergleich zu konventionell hergestell-ten Erzeugnissen eine erhöhte Dienstleistung erforderlich. Dies führt zumeist auch zu einer besseren Qualität. Die höhere Wertigkeit von Bio-Lebensmitteln veranlasst viele Konsumenten zum Kauf. Viele Verbraucher stimmen mit den Bio-Bauern über-ein, dass es nicht gerechtfertigt ist, den Menschen in Entwicklungsländern riesige

Ackerflächen für den Anbau von Mais, Getreide und Soja wegzunehmen, um die Erzeugnisse bei uns in Europa als Futtermittel zu verwenden, zumal deren Verwertung durch unsere Nutztiere sehr schlecht ist. Zukünftig könne dem Hunger in der Welt nur begegnet werden, wenn in den Industrieländern der Verzehr von Fleisch und Fleischprodukten erheblich eingeschränkt würde. Tatsächlich ist es für eine gesunde Ernährung ausreichend, nicht mehr als zwei- bis dreimal in der Woche Fleisch oder Fleischerzeugnisse zu essen.

Beim Kauf von Lebensmitteln ist manchen Verbrauchern auch deren Ökobilanz wichtig. Daher weisen Lebensmittelhersteller und Handel heute bei vielen ihrer Produkte darauf hin, dass sie in der Region des Verbrauchers und somit »regional« hergestellt wurden. Ein solcher Hinweis bezieht sich bei manchen Lebensmitteln jedoch oft nur auf ihre Fertigstellung in der angegebenen Region, denn die Rohstoffe können von weit her transportiert worden sein. Als Beispiel sei das Erzeugnis »Schwarzwälder

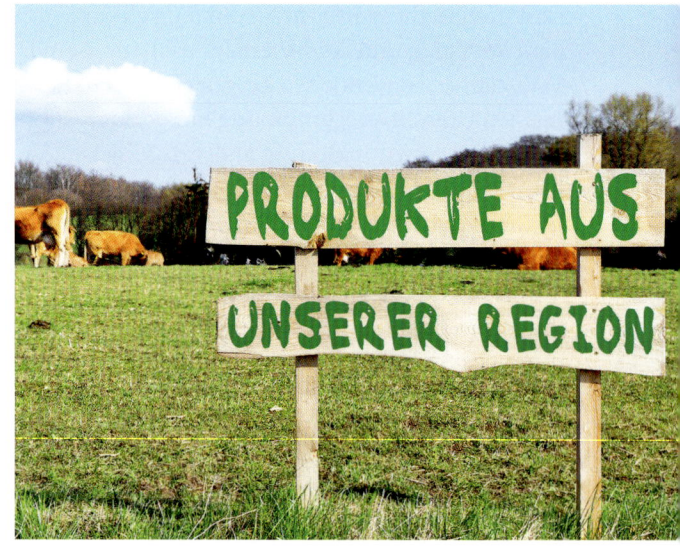

Schinken« genannt, bei dessen Herstellung neben Schweinen aus dem Schwarzwald auch solche aus anderen Ländern verwendet werden dürfen. Der Hinweis auf eine regionale Herstellung deutet auch nicht in jedem Fall darauf hin, dass es sich um ein Bio-Lebensmittel handelt. Umgekehrt müssen Bio-Lebensmittel nicht zugleich in der Region des Käufers hergestellt worden sein. Zu berücksichtigen ist, dass die Ökobilanz eines Lebensmittels von mehreren Faktoren abhängig ist. So kann zum Beispiel im Frühsommer die Ökobilanz eines Apfels aus Übersee im Einkaufszentrum nebenan günstiger sein als diejenige eines Apfels im Bio-Hof, der dort einige Monate im Kühlhaus gelagert wurde und vom Käufer nach einer längeren Fahrt mit dem Auto eingekauft wird.

Nahrungsergänzungsmittel

Nur zu gerne möchte man der Werbung für Nahrungsergänzungsmittel glauben, dass man seine körperlichen und seelischen Befindlichkeiten mit dem Verzehr solcher Produkte erheblich verbessern kann. Nahrungsergänzungsmittel sind

Pulver, Tabletten oder Flüssigkeiten, die den Körper mit wichtigen Stoffen versorgen sollen, um zum Beispiel seine Leistungskraft zu stärken, um das Wohlbefinden zu steigern, um Stress und Alterungsprozessen entgegenwirken, um schlank zu werden oder um den Muskelaufbau zu fördern. Sie enthalten zumeist Vitamine, Mineralstoffe, Spurenelemente, Aminosäuren, Ballaststoffe oder andere Inhaltsstoffe in konzentrierter Form. Jede dritte Frau und jeder vierte Mann nimmt hierzulande solche Präparate ein.

Wenn Sie gesund sind und sich mit einer ausgewogenen Kost ernähren, führen Sie sich alle lebensnotwendigen Stoffe in ausreichendem Maße zu. Sie brauchen dann keine der Gesundheit und dem Wohlbefinden dienenden Nahrungsergänzungsmittel einzunehmen. Gleiches gilt für Lebensmittel, denen bei ihrer Herstellung Vitamine, Mineralstoffe oder andere Nahrungsergänzungsmittel zugefügt werden, um sie als besonders wertvoll und gesundheitsdienlich auszuloben. Kinder und Jugendliche verbessern ihre Leistungen in der Schule nicht, wenn ihnen die Eltern Nahrungsergänzungsmittel geben. In einigen Situationen ist die Einnahme von Nahrungsergänzungsmitteln jedoch sinnvoll, so zum Beispiel bei Schwangerschaft und Stillzeit, bei medizinisch erforderlichen Diäten oder bei Personen, die bestimmte Lebensmittel wegen einer Krankheit oder einer Unverträglichkeit nicht essen dürfen.

Nahrungsergänzungsmittel enthalten auf den Verpackungen eine Angabe über die empfohlene tägliche Verzehrsmenge. Es besteht aber bei einigen dieser Produkte die Gefahr, dass bei falscher Dosierung und bei einer Einnahme über einen längeren Zeitraum gesundheitlich bedenkliche Nebenwirkungen auftreten. So können die *Vitamine A und E* bei unvernünftiger Einnahme die Leber schädigen. Bei Rauchern, die zu große Mengen *Betacarotin* einnehmen, erhöht sich die Gefahr der Bildung von Lungenkrebs. Zu viel *Folsäure* kann die Entstehung von Darmkrebs begünstigen. Auch kann das *Vitamin C* in hoher Dosierung die Bildung von Nierensteinen fördern. Einige *Mineralstoffe* stehen im menschlichen Körper miteinander im Gleichgewicht. Wird es auf Dauer durch die einseitige Einnahme eines einzelnen Mineralstoffes in großen Mengen gestört, können gesundheitliche Beschwerden auftreten.

Vitamine und Mineralstoffe sind in Nahrungsergänzungsmitteln oft in reiner Form enthalten. Einige können im Magen und Darm jedoch nur dann optimal aufgenommen werden, wenn zugleich andere Stoffe, wie sie in Lebensmitteln vorkommen, anwesend sind. Daher wird zum Beispiel Vitamin C sehr viel besser resorbiert, wenn es in Form vitaminreicher Früchte, natürlicher Säfte oder Gemüse eingenommen wird. Vitamin A wird vom Körper wesentlich besser aufgenommen, wenn zugleich etwas Öl verzehrt wird.

Vorsicht ist bei der Einnahme von einigen Nahrungsergänzungsmitteln geboten, wenn zugleich Arzneimittel eingenommen werden. Hierbei können unerwünschte

Nebenwirkungen auftreten. Daher sollte in solchen Fällen zuvor der Apotheker gefragt werden, ob die Produkte sich gegenseitig beeinflussen können.

Auch wird vor zweifelhaften Nahrungsergänzungsmitteln gewarnt, die vornehmlich aus dem Ausland im Internet angeboten werden. Sie entziehen sich weitgehend der amtlichen Lebensmittelüberwachung und können daher Stoffe enthalten, die bei ihrer Einnahme gesundheitliche Schäden hervorrufen. Besondere Vorsicht ist bei Schlankheitsmitteln geboten, die nur über das Internet erhältlich sind. Viele enthalten zum Beispiel den Wirkstoff **Sibutramin**, der wegen seiner starken Nebenwirkungen in Arzneimitteln nicht mehr eingesetzt werden darf.

Lebensmittelunverträglichkeiten

Auf einige Stoffe in Lebensmitteln wie zum Beispiel auf Blausäure in bitteren Mandeln oder Solanin in grünen Tomaten reagieren alle Menschen in gleicher Weise und werden krank, wenn sie davon essen. Es gibt jedoch Bestandteile in Lebensmitteln, auf die nur wenige Verbraucherinnen und Verbraucher mit Krankheitssymptomen reagieren. Bei solchen Unverträglichkeiten wird zwischen einer Lebensmittelallergie, einer Lebensmittelintoleranz und einer Pseudoallergie unterschieden.

Bei Unverträglichkeiten durch Lebensmittelbestandteile muss auf entsprechende Speisen und Getränke weitgehend verzichtet werden. Verbraucherinnen und Verbraucher sollten jedoch, wenn sie den Verdacht haben, auf Lebensmittel mit Unverträglichkeit reagieren, nicht von sich aus solche Erzeugnisse wie zum Beispiel Milchprodukte, Obst oder Brot meiden, da dies zu einer Mangelernährung führen kann. Die Symptome, die bei einer Lebensmittelunverträglichkeit auftreten, können auch bei anderen Krankheiten vorkommen. Daher sollte in solchen Fällen zuerst von ärztlicher Seite untersucht werden, ob tatsächlich eine Unverträglichkeit gegen einen Lebensmittelbestandteil vorliegt. Erst dann ist eine entsprechende Diät erforderlich.

Lebensmittelallergien

Bei einer Lebensmittelallergie reagiert das Immunsystem bereits auf kleinste Mengen eines allergieauslösenden Stoffes heftig.

Lebensmittelallergien werden am häufigsten durch Hühnereier, Kuhmilch und Kuhmilchprodukte, Erdnüsse und andere Nüsse, Sojabohnen, Sellerie, Senf, Fisch, Krebse und Austern und daraus hergestellte Erzeugnisse ausgelöst. Bei betroffenen Personen, die solche Lebensmittel verzehren, reagiert das körpereigene Immunsystem mit der Ausschüttung von **Histamin**, das sich wiederum durch heftige Reaktionen des

Körpers bemerkbar macht. Die Symptome einer Lebensmittelallergie sind vielfältig. Häufig treten Rötungen, Schwellungen, Juckreiz und Ekzeme auf oder wie bei einer Erkältung tränende Augen, laufende Nase sowie Anschwellen in Rachen und Hals. Auch der Magen-Darm-Bereich kann betroffen sein. Der Genuss von Alkohol kann solche Reaktionen noch verstärken. Kommt es in schweren Fällen zu einem anaphylaktischen Schock mit Atemstillstand und Kreislaufversagen, ist sofortige ärztliche Hilfe erforderlich. Es wird geschätzt, dass in Deutschland etwa 5 bis 10 % der Bevölkerung an einer Lebensmittelallergie leiden. Gegen Reis, Kartoffeln und Blattsalate sind Menschen praktisch nicht allergisch.

Personen, die eine Allergie haben, müssen nicht nur das entsprechende Lebensmittel, sondern auch alle Fertigprodukte meiden, bei denen ein solcher Bestandteil enthalten ist. Solche Bestandteile sind in der Liste der Zutaten aufgeführt. Auf den Packungen von Lebensmitteln, denen keine allergieauslösenden Zutaten zugesetzt wurden, ist in manchen Fällen der Hinweis aufgedruckt, dass das Produkt Spuren eines allergieauslösenden Lebensmittelbestandteils enthalten kann. So ist zum Beispiel eine Warnung vor Spuren von Nüssen häufig bei Schokoladen angegeben, die ohne Zusatz von Nüssen hergestellt werden. Da in der Fabrik jedoch auch Nussschokolade verpackt wird, können in der Abfüllanlage noch geringe Reste davon in die nachfolgende Produktion gelangen und kann der Verzehr bei Allergikern Reaktionen auslösen.

Manche Eltern meinen, dass ihre Kinder keine Lebensmittelallergie bekommen, wenn sie bei deren Ernährung auf Lebensmittel verzichten, die Allergiker nicht vertragen. Es ist jedoch ein Irrtum, dass auf diese Weise einer Allergie vorgebeugt werden kann. Eine solche Ernährung würde bei den Kindern wahrscheinlich nur eine Mangelkrankheit bewirken. Wichtig ist in diesem Zusammenhang, dass Säuglinge, die gestillt werden, später seltener an Lebensmittelallergien leiden.

Lebensmittelintoleranzen

Lebensmittelintoleranzen treten bei Personen mit einem Enzymdefekt oder einem Enzymmangel auf. Werden Lebensmittel verzehrt, die Milchzucker (Laktose) enthalten und fehlt das Enzym Laktase, kann der Körper den Bestandteil nicht oder nicht im erforderlichen Umfang abbauen. Dadurch entstehen gesundheitliche Beschwerden. Dies geschieht in gleicher Weise, wenn eine Lebensmittelintoleranz gegen Fruchtzucker (Fruktose), Galaktose, Saccharose, Sorbit, Benzoat oder Histamin besteht. Laktose- und Fruktoseintoleranzen äußern sich durch Verdauungsprobleme wie Völlegefühl, Blähungen, Bauchschmerzen, Übelkeit und Durchfall oder

Bevor Sie einzelne Lebensmittel auf Dauer meiden, weil Sie den Verdacht haben, dass Sie diese nicht vertragen, sollte ein Arzt klären, ob dies tatsächlich zutrifft,

durch Kopfschmerzen. Lebensmittelüberempfindlichkeiten können mit der Zeit zu schwerwiegenden Krankheiten wie zum Beispiel Asthma und Herzrhythmusstörungen führen. Je mehr verzehrt wird, desto stärker treten die unerwünschten Reaktionen auf. Geschätzt wird, dass in Deutschland etwa 1 bis 2 % der Bevölkerung wegen eines Enzymmangels bestimmte Lebensmittelinhaltsstoffe nicht vertragen.

Pseudoallergien

Zu den Lebensmittelüberempfindlichkeiten zählen auch die Pseudoallergien, die nicht durch einen Enzymdefekt oder durch eine Reaktion des Immunsystems ausgelöst werden. Nehmen die betroffenen Personen beim Verzehr von Lebensmitteln Zusatzstoffe wie zum Beispiel *Geschmacksverstärker, Azofarbstoffe* oder *Konservierungsstoffe* auf, so reagiert ihr Körper mit der Ausschüttung von Histamin. Die Krankheitssymptome gleichen daher denjenigen einer Allergie. Da jedoch das Immunsystem daran nicht beteiligt ist, werden solche Unverträglichkeiten Pseudoallergien genannt.

> *Zusatzstoffe, die Pseudoallergien hervorrufen können:*
>
> **Geschmacksverstärker:**
>
> *E 620 bis 625 Glutaminsäure und Glutamate*
>
> **Azofarbstoffe**
>
> *E 102 Tartrazin,*
> *E 110 Gelborange S,*
> *E 122 Azorubin,*
> *E 123 Amaranth,*
> *E 129 Allurarot und*
> *E 155 Braun HAT*
>
> **Konservierungsstoffe**
>
> *E 210 Benzoesäure,*
> *E 211 bis 213 Benzoate und*
> *E 214 bis 219 PHB-Ester*

Eine Besonderheit ist die Unverträglichkeit gegenüber Eiweißbestandteilen in Weizen, Roggen und Gerste, die auch als Gluten bezeichnet werden. Bei einer solchen Krankheit, die Zöliakie genannt wird, wenn sie im Kindesalter entsteht, oder Sprue, wenn die Beschwerden erst im Erwachsenenalter auftreten, wird die Darmschleimhaut schwer geschädigt. Da im Lauf der Krankheit Autoimmunkörper gegen Gluten gebildet werden, wird auch das Immunsystem beteiligt. Personen, die an einer solchen Krankheit leiden, müssen lebenslang eine strikte Gluten-freie Diät einhalten.

Alternative Ernährungsformen und Diäten

Eine ausgewogene und maßvolle Ernährung schützt vor Ernährungsfehlern. So manche Verbraucherinnen und Verbraucher weichen jedoch von einer üblichen vielseitigen Ernährungsform ab. In erster Linie sind es gesundheitliche Gründe, häufig aber auch weltanschauliche Überlegungen, die dazu führen, bestimmte Lebensmittel zu bevorzugen oder andere zu meiden. Als Beispiele seien Diäten zur Gewichtsreduktion genannt oder auch vegetarische, vegane, ayurvedische oder makrobiotische Ernährungsformen. Darüber hinaus werden in den Medien häufig spezielle Diäten empfohlen, die der Entstehung oder Weiterentwicklung von Krankheiten entgegenwirken sollen.

Einige dieser alternativen Ernährungsformen entsprechen den Anforderungen der Ernährungswissenschaft wie zum Beispiel die vegetarische Ernährung. Viele der anderen Diäten haben den Nachteil, dass sie eine ausreichende Versorgung mit allen lebensnotwendigen Nährstoffen nur eingeschränkt oder auch in hohem Maße nicht gewährleisten. Kritisch kann es werden, wenn durch eine Diät zum Beispiel auf Dauer zu wenig Eiweiß, Vitamin B_{12}, Eisen, Calcium oder Jod zugeführt wird. In solchen Fällen müssen die Speisen, die verzehrt werden, mit großer Sorgfalt ausgewählt werden, um Mangelkrankheiten zu vermeiden. Hier ist es sinnvoll, entsprechende Nahrungsergänzungsmittel einzunehmen.

Auch werden Extremdiäten propagiert, die zu einer hohen Zufuhr an Eiweißstoffen, gesättigten Fettsäuren, Cholesterin und Purinen führen. Solche Diäten können bedenkliche Stoffwechselstörungen bewirken, da die richtige Balance bei den Hauptnährstoffen nicht gewährleistet ist. Besonders problematisch können solche Diäten in Lebenssituationen wie Schwangerschaft und Stillzeit sein. Wer längerfristig auf eine extreme Ernährungsform umstellen möchte, sollte sich daher zuvor eingehend über die möglichen Nachteile für seine Gesundheit informieren.

Bei vielen Menschen in den Industrienationen ist die Energieaufnahme durch Lebensmittel höher als der Energieverbrauch durch Grundumsatz und körperliche Aktivität. Zwar ist der üppige Verzehr kalorienreicher Speisen und Getränke bei gleichzeitigem Mangel an Bewegung die wesentliche Ursache von Übergewicht und Fettleibigkeit, jedoch spielen auch andere Faktoren wie zum Beispiel die von den Eltern erhaltenen Erbanlagen sowie Stress, Medikamente, Alter und Lebensweise eine Rolle. Bei Fettleibigen und auch schon bei übergewichtigen Personen setzen bald die bekannten Stoffwechsel- und Herz-Kreislauf-Erkrankungen ein. Hinzu kommen psychische Belastungen, zum Beispiel durch Ablehnung des Erscheinungsbildes im sozialen Umfeld. Als weitere Folge können Depressionen entstehen.

Um eine Gewichtsabnahme zu erreichen, werden in den Medien regelmäßig neue Diäten empfohlen, denen zumeist eine strenge Beschränkung der Kalorienaufnahme zugrunde liegt. Wenn solche Diäten den Verzehr von wichtigen Nährstoffen durch eine einseitige Ernährung einschränken, lassen sie sich oft nur für kurze Zeit einhalten. Auch werden mit solchen Diäten die normalen Essensgewohnheiten, bedingt durch Appetit, Hunger und ein befriedigendes Sättigungsgefühl, abgelegt. Der Stoffwechsel schaltet bei vorübergehenden »Blitzdiäten« auf ein »Sparprogramm« und speichert nach dem Ende der Diät die Kalorien besonders effizient. Dies hat zur Folge, dass nach Beendigung solcher Diäten Essattacken auftreten und das bisherige

Übergewicht durch zu viel Essen wieder erreicht oder sogar noch übertroffen wird. Man spricht dabei von einem »Jo-Jo-Effekt«.

Achten Sie bei einer längerfristigen Diät darauf, dass Sie alle lebenswichtigen Nährstoffe zu sich nehmen.

Auch bedeuten extreme Diäten zur Reduzierung des Gewichtsverlustes wie längeres Fasten, Verzicht auf Mahlzeiten, unnatürliche Vorschläge für Mahlzeiten oder selbst hervorgerufenes Erbrechen Stress für die inneren Organe, der sich bei Wiederholungen in Form von entsprechenden Krankheiten bemerkbar machen kann. Personen, die an schweren Herz- oder Nierenkrankheiten, an Krebs, Gicht oder an Gallenproblemen leiden, sollten nicht unkontrolliert fasten, da sonst die Endprodukte des Stoffwechsels nicht ausreichend über Darm, Nieren, Lunge und Haut ausgeschieden werden.

Wenn Kinder bereits übergewichtig sind, sollten Eltern sie nicht eigenmächtig auf Diät setzen. Es ist Vorsicht geboten, Kinder und Jugendliche im Hinblick darauf, dass

»Blitzdiäten« mit einseitiger Ernährung zur Gewichtsreduktion sind wenig erfolgversprechend.

sie noch wachsen, als übergewichtig einzustufen. Wenn diese Personengruppe während ihrer Wachstumsphase bestimmte Nährstoffe nicht in ausreichender Menge erhält, können möglicherweise zu einem späteren Zeitpunkt gesundheitliche Probleme auftreten. Auch essen diese Kinder und Jugendlichen daraufhin alles, was sie bekommen können, und haben keine Bremse beim Essen mehr.

Wer zu Übergewicht neigt, sollte allmählich und dauerhaft seine Ernährung umstellen. Hierzu sollte der Verzehr von Fleisch und Fleischerzeugnissen sowie von stark zucker- und fetthaltigen Lebensmitteln zugunsten von Vollkornbrot, Kartoffeln, Reis und Nudeln sowie Gemüse und Obst eingeschränkt werden. Viele dieser Lebensmittel haben größere Mengen Ballaststoffe, die im Darm durch Wasserbindung die Stuhlmenge erhöhen und damit zu einer besseren Verdauung beitragen. Ballaststoffe erhöhen nach einer Mahlzeit das Sättigungsgefühl und bewirken, dass die Kohlenhydrate im Speisebrei vom Darm langsamer aufgenommen werden. Dadurch steigt der Blutzuckerspiegel nach dem Essen langsamer an. Darüber hinaus binden die Ballaststoffe Cholesterin und Gallensäuren. Sie reduzieren vermutlich das Risiko, an Darmkrebs zu erkranken oder einen Herzinfarkt zu bekommen. Wer die Möglichkeit hat, die Speisen für das tägliche Hauptgericht selbst zu kochen, kann deren Kaloriengehalt reduzieren, indem weniger Fett und Zucker verwendet wird. Denn besonders bedenklich sind die versteckten Kalorien in Fastfood und vielen Fertiggerichten, denen man auf diese Weise entgehen kann.

In so manchem Haushalt wird fast regelmäßig zu viel gekocht. Bei den Mahlzeiten bleiben daraufhin noch Speisen übrig. Obwohl der Hunger bereits gestillt ist, werden alle am Tisch genötigt, die Reste noch aufzuessen. Eine solche zusätzliche Aufnahme von Kalorien kann auf Dauer ebenfalls zu einer Gewichtszunahme führen. Daher wird empfohlen, bei der Zubereitung von Speisen die Hauptzutaten abzuwiegen und sich die verwendeten Mengen zu merken. Bleibt nach dem Essen von einer Speise noch ein Rest übrig, kann bei den nächsten Gelegenheiten die bisher eingesetzte Menge der Zutaten so lange verringert werden, bis nach einer Mahlzeit keine Reste mehr übrig bleiben. Auf diese Weise wird zugleich vermieden, dass so manches Mal Speisereste sofort entsorgt oder aber im Kühlschrank gelagert und vergessen werden, bis sie verdorben sind und dann mit etwas besserem Gewissen im Abfallbehälter landen.

Um Übergewicht und Fettleibigkeit von vornherein zu vermeiden, sollte darauf geachtet werden, dass die drei Hauptmahlzeiten regelmäßig und in Ruhe, am besten in Gesellschaft mit anderen Personen, eingenommen werden. Zwischen den Hauptmahlzeiten sollte eine mindestens vierstündige Essenspause liegen. In dieser Zeit sollten Zwischenmahlzeiten in Form zuckerhaltiger Lebensmittel wie Müsliriegel, Schokolade, Fruchtsäften und süßen Erfrischungsgetränken vermieden werden, damit der Blutzucker wieder auf seinen normalen Wert sinkt und die Insulinproduktion keiner Dauerbelastung standhalten muss.

Die Speisen sollten langsam und gut gekaut gegessen werden. Auf diese Weise macht sich das Sättigungsgefühl rechtzeitig und nicht erst dann bemerkbar, wenn bereits viel zu viel verzehrt wurde. Das Verschlingen von »Fast Food«, der Verzehr von Speisen zu jeder Tageszeit und das Essen von reichlich fetten oder süßen Lebensmitteln während der Arbeit, vor dem Computer, vor dem Fernseher oder auf dem Weg zum nächsten Termin führt dazu, dass mehr Kalorien aufgenommen als benötigt werden. Stress, Frust und Langeweile dürfen kein Grund sein, nach Süßigkeiten oder Knabbergebäck zu greifen.

Bei Südeuropäern im Mittelmeerraum soll sich die angeblich gesunde Kost, basierend auf Rotwein und Olivenöl, verlängernd auf das Leben auswirken. Vielleicht ist es aber auch die dort häufig anzutreffende Kultur des Kochens, der Freude am gemeinsamen stressfreien Essen und Genießen, die dort im täglichen Leben noch eine wichtige Rolle spielt.

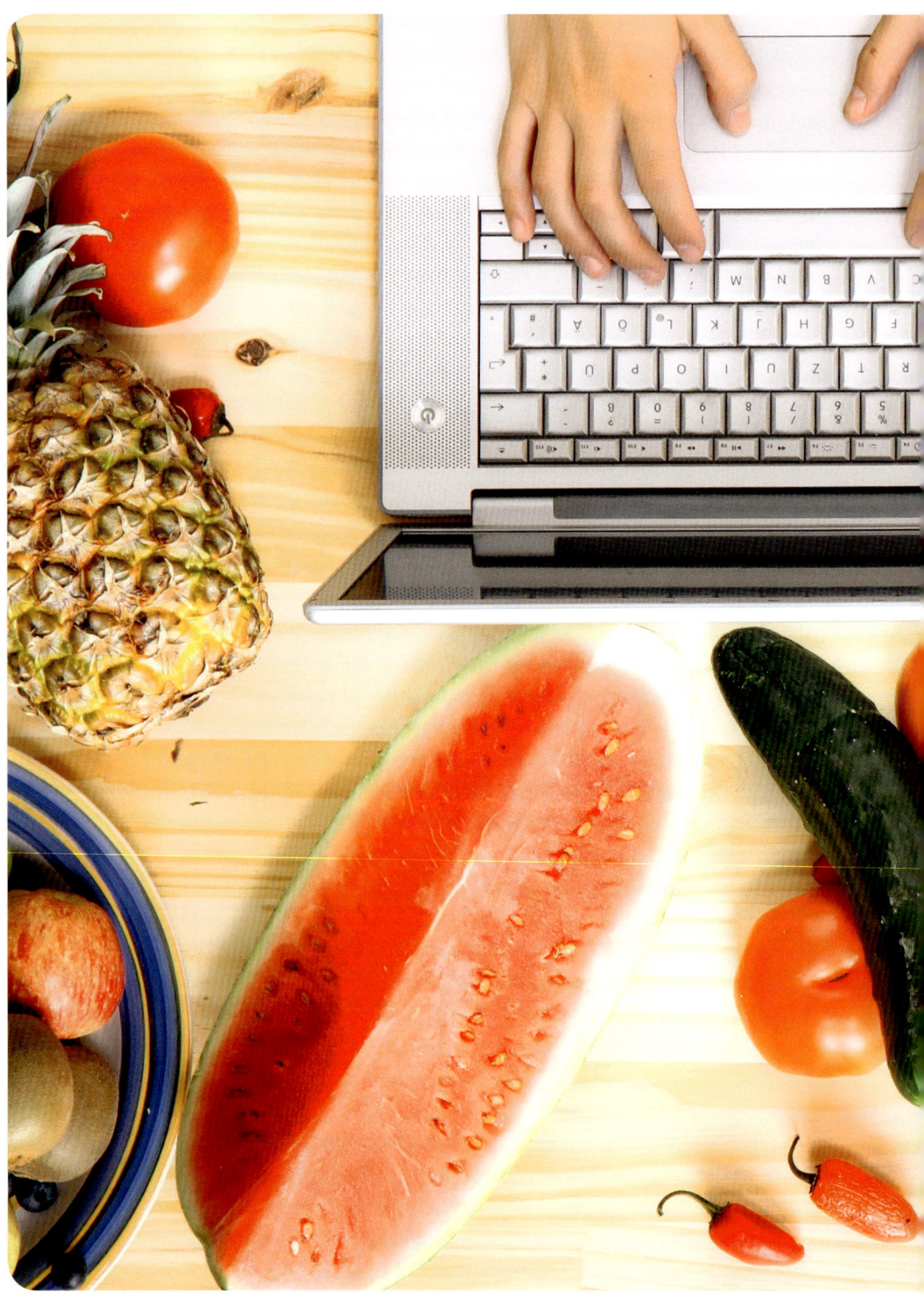

Wenn Sie noch mehr über Lebensmittel wissen wollen

Adressen und Links zu Behörden, Organisationen und Verbänden

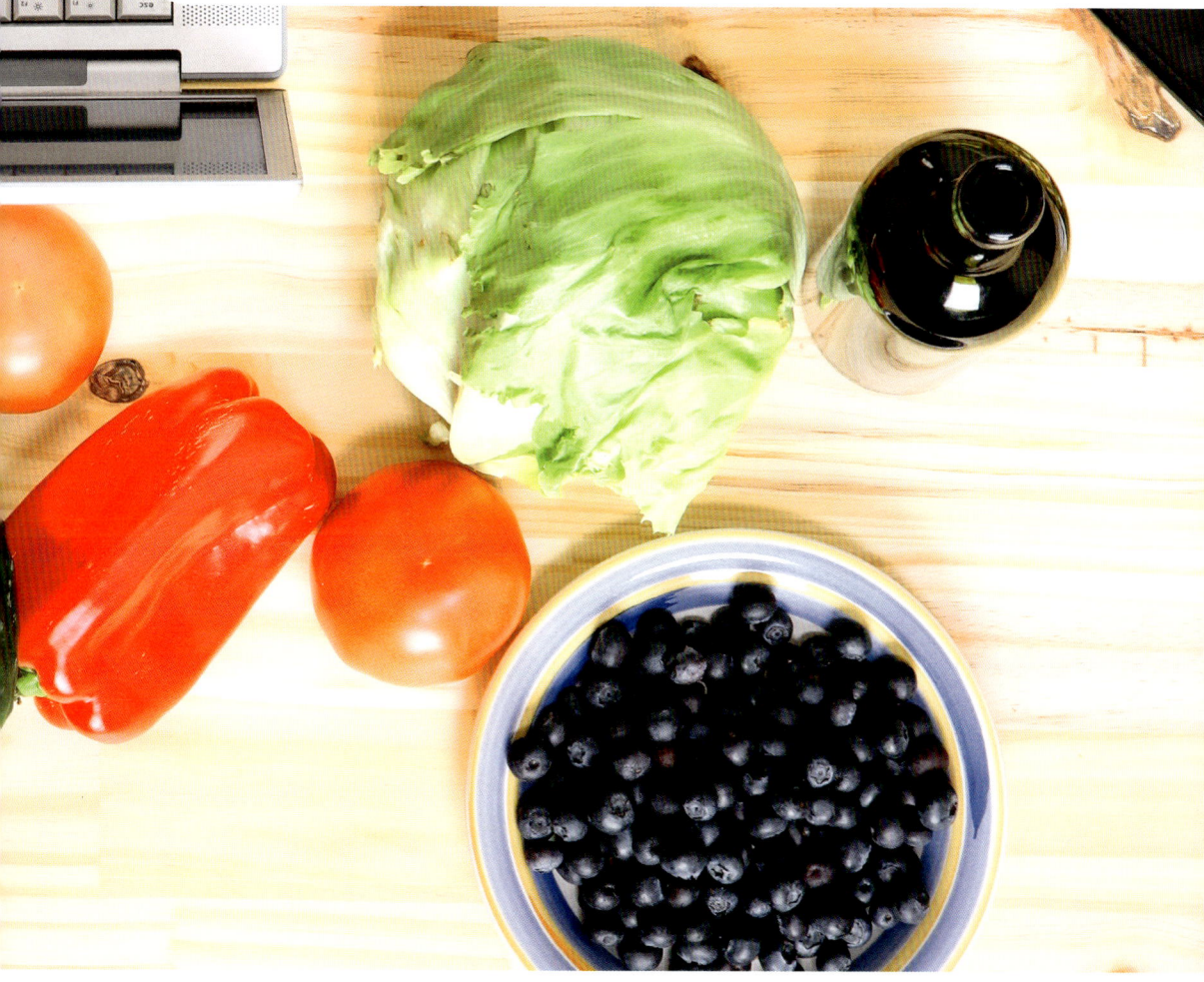

Viele Behörden und Organisationen befassen sich mit gesundheitlichen Fragen zu Lebensmitteln. Sofern Sie zu speziellen Lebensmitteln weitere Informationen wünschen, können Sie sich über folgende Adressen informieren:

Internetportal www.bfr.bund.de. Das Bundesinstitut für Risikobewertung bewertet die Sicherheit von Lebensmitteln. Hier finden Sie zu einer Vielzahl von Lebensmitteln und ihren Inhaltsstoffen die wissenschaftliche Beurteilung über mögliche gesundheitliche Gefahren.

Internetportal www.bvl.bund.de. Das Bundesamt für Verbraucherschutz und Lebensmittelsicherheit, das auch das Internetportal www.lebensmittelwarnung.de gemeinsam mit den für die Lebensmittelüberwachung zuständigen Behörden der Bundesländer betreibt, trägt mit vielfältigen Maßnahmen zur Lebensmittelsicherheit bei. Auf der Homepage des Bundesamtes sind insbesondere Angaben zur Lebensmittelüberwachung zu finden.

Internetportal www.bmel.de. Das Bundesministerium für Ernährung und Landwirtschaft befasst sich mit Fragen und Regelungen, die dem vorbeugenden Gesundheitsschutz der Verbraucher sowie dem Schutz vor Täuschung bei Lebensmitteln dienen. Es informiert über gesunde Ernährung, sichere Lebensmittel und Fragen der Kennzeichnung von Lebensmitteln im Rahmen des Verbraucherschutzes.

Internetportal www.mri.bund.de. Das Max Rubner Institut nimmt als Bundesforschungsinstitut für Ernährung und Lebensmittel zu Fragen der Ernährung und zu Lebensmitteln Stellung.

Internetportal www.rki.de. Das Robert-Koch-Institut informiert über Infektionskrankheiten und Hygienebestimmungen.

Internetportal www.lebensmittelwarnung.de. Hier erhalten Sie aktuelle Informationen über gesundheitsgefährdende Lebensmittel, vor denen die amtliche Lebensmittelüberwachung warnt. Zwar sorgen die Behörden dafür, dass solche Waren sofort aus den Regalen der Lebensmittelhändler genommen werden, manchmal ist aber auch schon ein Teil davon verkauft und liegt in den Schränken der Verbraucher. In einigen Fällen handelt es sich um Ware, die im Internet angeboten wird und daher von der Lebensmittelüberwachung nicht sofort sichergestellt werden konnte. Von den Warnungen betroffen sind zum Beispiel leicht verderbliche Lebensmittel, die von Listerien oder Salmonellen befallen sind, um Glassplitter in verpackter Ware oder auch um gesundheitsbedenkliche Gehalte an Methanol in Billigangeboten an Wodka.

Internetportal www.lebensmittelklarheit.de. Wenn Sie zur Kennzeichnung und Werbung bei Lebensmitteln Fragen haben, können Sie sich hier bei der Verbraucherzentrale informieren. Auch können Sie Angaben auf Lebensmittelverpackungen, die Ihnen unzureichend oder unzutreffend erscheinen, melden.

Internetportal www.was-wir-essen.de. Hier erhalten Sie umfangreiche Informationen über Lebensmittel sowie Ernährungsinformationen des »aid infodienstes Ernährung, Landwirtschaft, Verbraucherschutz e.V.«

Internetportal www.in-form.de. Wollen Sie in Form sein durch bewusste Ernährung und Bewegung? Hierzu gibt die Bundesregierung viele Tipps und Anregungen.

Internetportal www.gesundinsleben.de. Das Netzwerk »Gesund ins Leben« bietet jungen Familien Empfehlungen und Beratungsangebote für die Zeit von der Schwangerschaft bis zum Kleinkindalter. Dabei geht es um eine ausgewogene Ernährung und um die Vermeidung von Allergien.

Internetportal www.ohnegentechnik.org. Hier finden Sie die Liste mit den Lebensmitteln, bei denen die Hersteller garantieren, dass sie ohne gentechnische Verfahren hergestellt wurden. Diese dürfen die Bezeichnung »Ohne Gentechnik« führen.

Folgende Institutionen, Organisationen und Verbände befassen sich ebenfalls mit gesundheitlichen Fragen bei Lebensmitteln:

Verbraucherzentrale Bundesverband e.V.
Markgrafenstr. 66
10969 Berlin
Internet: www.vzbv.de

Die Verbraucherinitiative e.V.
Elsenstr. 106
12435 Berlin
Internet: www.verbraucher.org

Foodwatch e.V.
Brunnenstr. 181
10119 Berlin
Internet: www.foodwatch.de

aid infodienst
Ernährung, Landwirtschaft,
Verbraucherschutz e.V.
Heilsbachstr. 16
53123 Bonn
Internet. www.aid.de

Bund für Umwelt und Naturschutz
Deutschland e.V.
Am Köllnischen Park 1
10179 Berlin
Internet: www.bund.net

Greenpeace e.V.
Große Elbstr. 39
22767 Hamburg
Internet: www.greenpeace.de

Stichwortverzeichnis

Bildquellenverzeichnis

Seiten 21, 24, 35, 40, 50, 54, 60, 63, 65, 66/67, 70/71, 75, 84/85, 86/87, 102, 109, 112, 117, 121, 125, 126/127, 136/137   Karl W. Evers

S. 132/133   © keko64-Fotolia.com
S. 135   © 285940 Clip-Dealer
S. 141   © Friedberg-Fotolia.com
S. 142/143   © ehrenberg-bilder-Fotolia.com
S. 147   © DanDu.Berlin-Fotolia.com
S. 148/149   © rgpilch-Fotolia.com
S. 154   © Svenja98-Fotolia.com
S. 158   © SunyS.-Fotolia.com
S. 164/165   © Quade-Fotolia.com
S. 167   © shootingankauf-Fotolia.com
S. 176/177   © PhotographyByMK-Fotolia.com
S. 180   © Marco2811-Fotolia.com
S. 188/189   © Spectral-Design-Fotolia.com

Anzeige

MEDIEN FÜR DIE APOTHEKE

GOVI

AUF EINEN BLICK

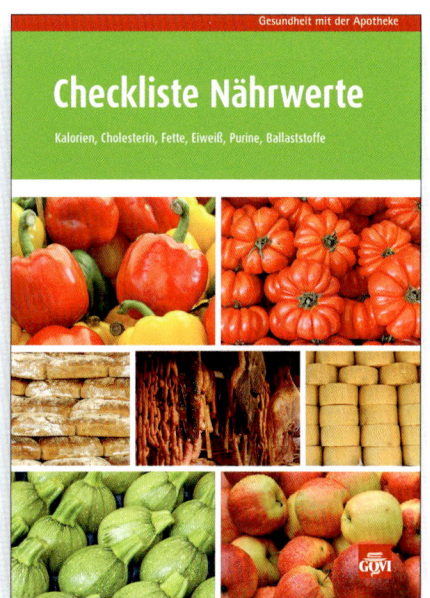

Checkliste Nährwerte

Kalorien, Cholesterin, Fette, Eiweiß,
Purine, Ballaststoffe

€ 11,90

Gesundheit mit der Apotheke,
2. Aufl. 2013, 96 S., kartoniert,
PZN 06130324
ISBN 978-3-7741-1116-5

RATGEBER FÜR € 11,90

Die »Checkliste Nährwerte« listet zu fast 3000 Lebensmitteln die wichtigsten Nährwerte auf. Das Buch zeigt auf einen Blick, welche Inhaltsstoffe in welcher Menge im gewünschten Lebensmittel enthalten sind. Die Angaben umfassen den Kalorien-, Kohlenhydrat-, Cholesterin-, Fett-, Eiweiß-, Purin- und Ballaststoffgehalt. Die Rubrik »Fette« ist nochmals unterteilt in gesättigte, einfach- und mehrfach ungesättigte Fettsäuren.

Mit diesen Informationen gelingt es auch Ungeübten Kalorien zu sparen oder als Diabetiker den Kohlenhydratgehalt von Lebensmitteln zu checken. Darüber hinaus können Menschen mit Gicht durch die Auswahl Purin-armer Lebensmittel schmerzhafte Schübe vermeiden. Wer an einer Herz-Kreislauf-Erkrankung leidet, findet über die Angabe der Fettsäureanteile zu einer Ernährung, die Herz und Blutgefäße schützt.

Diesen Ratgeber können Sie in vielen Apotheken kaufen. Oder direkt beim Govi-Verlag unter **www.govi.de** bestellen (Bücher werden innerhalb Deutschlands versandkostenfrei geliefert).

Mehr Informationen unter www.govi.de

Bestellen Sie jetzt bei: Telefon 06196 928-250 · Fax 06196 928-259 · E-Mail: service@govi.de